颈背疼痛康复手册

［美］文森特·福坦纳斯
大卫·葛金 著
罗伯特·沃特金斯

王正珍 主 译
周 誉 副主译

人民体育出版社

图书在版编目(CIP)数据

颈背疼痛康复手册 / （美）福坦纳斯，（美）葛金，（美）沃特金斯著；王正珍译. -北京：人民体育出版社，2015

书名原文： End Back & Ncek Pain

ISBN 978-7-5009-4849-0

Ⅰ.①颈… Ⅱ.①福… ②葛… ③沃… ④王… Ⅲ.①颈肩部-康复-手册 ②背痛-康复-手册

Ⅳ.①R681.509-62

中国版本图书馆 CIP 数据核字(2015)第 193154 号

*

人民体育出版社出版发行
三河兴达印务有限公司印刷
新　华　书　店　经　销

*

787×1092　16 开本　14.25 印张　260 千字
2016 年 2 月第 1 版　　2016 年 2 月第 1 次印刷
印数：1—5,000 册

*

ISBN 978-7-5009-4849-0
定价：35.00 元

社址：北京市东城区体育馆路 8 号（天坛公园东门）
电话：67151482（发行部）　　邮编：100061
传真：67151483　　邮购：67118491
网址：www.sportspublish.com

译 者 名 录

主　译：

王正珍

副主译：

周　誉

翻译人员（以姓氏笔画为序）：

王正珍	刘　强	李　新
周　誉	赵建宇	潘　妮

致谢

我们想感谢对本书写作做出贡献以及提供宝贵支持的同事们。大卫·张（David Chang），医学博士（MD），毕业于普林斯顿大学，与弗坦兰斯（Fortanasce）博士和沃特金斯（Watkins）博士一起工作，他与沃特金斯博士共同完成脊柱注射章节的写作。同时还要感谢脊柱外科医生小罗伯特·沃特金斯（Robert Watkins Jr.）（医学博士，MD）、莉莲·陈（Lillian Chen）（物理治疗博士，DPT）、迈克·弗坦兰斯（Michael Fortanasce）（物理治疗博士，DPT）的帮助。

我们的教授和同事在诊断和治疗方面给我们很大的影响：韦尔·穆尼（Vert Mooney），瑞秋洛斯阿米格斯医院（Rancho Los Amigos Hospital）（USC）脊柱疼痛中心主任；乔瑟夫·范迪穆勒（Joseph Van Der Mueler）博士；莱塞·维纳（Leshe Weiner），USC神经病学系主任。

感谢帮助我们进行研究和准备本书的人员：罗拉·肯尼迪（Laura Kennedy）、克里斯·福斯（Chris Foss）、安妮·克肖（Annie Kershaw）、杰西卡·伊斯（Jessica Ruiz）、丹达卡（Dandacar）兄弟、塔米·肯普顿（Tammy Kempton）、凯西·威廉姆斯（Kathy Williams）。

感谢我的夫人从心理学角度看待疼痛。感谢朋友们阅读本书并给出建议：迪迪·埃斯特鲁（Didi Astraw）、鲍勃·班克罗夫特（Bob Bancroft）、杰夫·德里耶（Jeff Drier）。感谢我的妹妹琼·唐娜福瑞（Joan Donafrio）和伊莲恩·费洛斯（Elaine Fellows），以及侄子马克·费洛斯（Mark Fellows）（物理治疗博士，DPT）。

特别感谢我们的编辑汤姆·海尼（Tom Heine）和辛西娅·麦恩泰（Cynthia McEntire），以及美国人体运动出版社（Human Kinetics）工作团队的努力工作。

感谢我的家人和父母。

前 言

《颈背疼痛康复手册》集中阐述大部分常见脊柱疼痛问题的性质、自然进程和有效的治疗方法。本书强调教育、诊断、预防和自我护理，使患者能够主动参与到治疗脊柱疼痛和预防复发的过程中。

我们从以下几个方面着手。首先，我们提供您需要了解的关于自身症状的知识，是应该去急诊室还是应该拿冰袋进行冰敷？第二，我们提供大量自我帮助的建议，包括选择药物、运动以及人体力学和工效学适应方面的技巧。我们的目的在于帮助您缓解一般性和反复性脊柱疼痛。第三，我们教您如何评价自己的医疗保健专业人员；他/她能证实自己的资质吗？最后，如果所有治疗方法都无法奏效，我们则探讨脊柱注射和手术的适应症、风险和预期疗效。

一般而言，到患者最终去看脊柱专家时，他/她已经至少看过3位医生，尝试过5种药物，并看过其他非医学专业的专家。患者已经试过整脊治疗、理疗、针灸，以及背部和颈部设备，如枕头和抗阻训练设备。然而，疼痛仍然存在。

《颈背疼痛康复手册》一书由脊柱健康领域中最具声望的3名专家所著，列出不同类型的不适，包括锐痛、刺痛、难以消除的不适、烧灼痛、酸痛、紧张、僵硬和抽痛。通过本书，您会发现令人烦恼的肩胛骨之间的不适、颈部侧面持续存在的僵硬以及挥之不去的腿部疼痛有所缓解。

本书覆盖了约95%非威胁性脊柱不适状况的可能原因和缓解不适的方法。另外，本书还探讨了其余5%急需治疗的情况。对于那些情况复杂、有肠道或膀胱功能损害的患者，以及那些上肢、下肢或四肢突然麻木和肌力下降的患者，《颈背疼痛康复手册》是一本必不可少的指南。在这些情况中，最明智的举动是从您的医生或当地医院中获得直接的医疗照料。

医学界已建立多种方法将脊柱不适的根源进行分类和概念化。医生、治疗师、脊医、针灸治疗师等医疗保健专业人员关注不适的不同方面，从不同角度看待相同的问题。在脊柱健康方面，我们会遇到许多观念，针对同一脊柱疼痛状况有大量不同的方法。在制定治疗方法或诊断过程中，需要考虑许多理论。我们知道对某些情况有效的治疗方法并不能对所有情况都有效。在脊柱疼痛领域，没有一项治疗方法能解决所有问题。不幸的是，很多人都认为某一项治疗方法能解决所有问题。因此，您需要知道针对您自己的问题哪种治疗方法是恰当的。

即便如此，对大多数人而言，掌握不同状况间的共性就能很成功地管理脊柱疼痛。在本书中，我们将探讨各种因素如办公室布置（办公室人体工效学）、提举、搬运、推拉的方式（人体力学）如何影响身体的不适。同样的，饮食、体适能水平、吸烟史、睡眠习惯和压力应对都会影响脊柱疼痛。我们将探讨快速缓解疼痛的急救措施，并提供常见脊柱疾病的牵伸和练习方法。我们还将讨论哪些结构容易导致不适，身体如何感知不适以及为什么这些结构会最先受损伤。在讲述治疗脊柱紊乱药物的章节（第10章）中，您将了解哪些药物有效，哪些药物无效，以及何时药物会使不适加重。

与此同时，我们将揭穿一些关于脊柱疼痛的误解。例如，很多有关节炎的人认为自己不能运动。我们将向您解释能运动的原因，以及您能做哪些运动。有些人认为自己工作中一直在移动，因此运动量是足够的。我们将向您解释这为什么是不正确的。有些人认为柔软、宽大、有扶手的椅子适用于电脑工作，但事实并非如此。有些人可能因为注射、理疗或整脊治疗都无法缓解疼痛，而产生身体不适无法治愈的恐惧感，我们将探讨这些细节。

在本书中，您将学到简单的、着重于脊柱不适常见原因的自我保健概念。当您读完本书后，您应能够做到以下几点：

- 了解脊柱的基本解剖知识和功能。
- 了解脊柱疼痛的起源和症状，了解什么结构是您脊柱疼痛最可能的原因。
- 了解姿势、适应性短缩和紊乱综合征。
- 认识背部和颈部疼痛的心理并发症。
- 能选择最有助于自己的医生。
- 解读疼痛的声音。
- 知道何时需要看医生，能够分辨哪些情况是紧急的而哪些情况不是。
- 了解一名称职的医生在采集病史和进行体格检查时应当做什么。
- 知道在疼痛的原因、治疗和预防方面需要问医生什么问题。
- 了解何时需要药物，什么是最佳和最安全的选择，何时使用药物会弊大于利。
- 了解需要做哪些测试，自己需要做什么准备，消除对未知的恐惧。
- 突发疼痛时能采取自我紧急护理手段。

• 了解如何布置家庭或办公室，从而将重复动作和累积性损伤的影响降到最低。

• 能针对自身问题进行恰当的牵伸、练习。

• 了解手术考虑，以及适合进行手术的情况。

• 知道您期望从外科医生处获得的问题和答案，知道这些干预措施的风险、并发症和疗效。认识到您的外科医生应讨论什么治疗手段是最佳而且风险最低的。

对所有经受每天发作、偶然发作和复发脊柱不适的人群，我们提供帮助您辨别常见原因、进行简单处理和直接开始自我护理活动的信息。您想要了解的，是什么出了问题，该如何弥补。本书能使您了解自身的疼痛，采取缓解疼痛的措施并预防疼痛复发。这是本书的独特之处。我们希望通过阅读本书，能有助于您保持快乐健康的生活方式。

目 录

第 1 部分

为什么会发生疼痛？

第1章
了解颈背部疼痛

早晨醒来想起床，但背部一阵尖锐的、刀割样的疼痛让你无法动弹。热水澡能稍微缓解疼痛，但这一天你都感到背部隐隐作痛。你开始担心自己是否已经衰老，担心自己的情况可能严重到需要手术的地步，担心这是生命将要结束的开端。你并不是一个人。

脊柱不适和疼痛是人生经历的一部分。即使是我们——颈背部疼痛方面的专家，也经历过颈背部疼痛。据估计，95%的人群在一生中至少经历过一次剧烈的脊柱疼痛，84%的人群经历过多次。在后者中，33%将承受慢性疼痛，7%的人群的工作能力会显著受限。

在美国，在就诊原因中脊柱疼痛排第二位，在急诊咨询中脊柱疼痛排第一位，大约每年600万人次。脊柱疼痛每年花费约1100亿美元。

根据职业和性别的不同，脊柱疼痛的发病率和部位有所区别。在所有脊柱疼痛中，腰痛占70%，颈痛占22%，躯干中部疼痛占8%。男性患反复性疼痛的概率是女性的两倍，其中重体力劳动者发病率为50%。白领女性（如秘书、律师、教师）更易患肩颈部疼痛，其中约50%还有其他问题，如慢性头痛、腕管综合征和胸廓出口综合征。这些案例需要脊柱专家和神经学方面的支持。否则可能会误诊。发生脊柱疼痛的人数约为600万，约400万患有慢性脊柱疼痛。

颈背部解剖

脊柱像一列房子，每个椎体是一个小房子。一共有7节颈椎（颈部）、12节胸椎、5节腰椎、5节尾椎和4节尾椎（图1.1）。

触摸颈部和腰部后面的骨头，这是棘突，就像是房子的尖顶。棘突从椎板延伸而来。椎板切除术是切除椎板的手术。脊柱并不是固定的骨头，它是可以活动的。在每节椎骨的椎板上附有韧带。每间房子的墙壁由椎弓根构成。

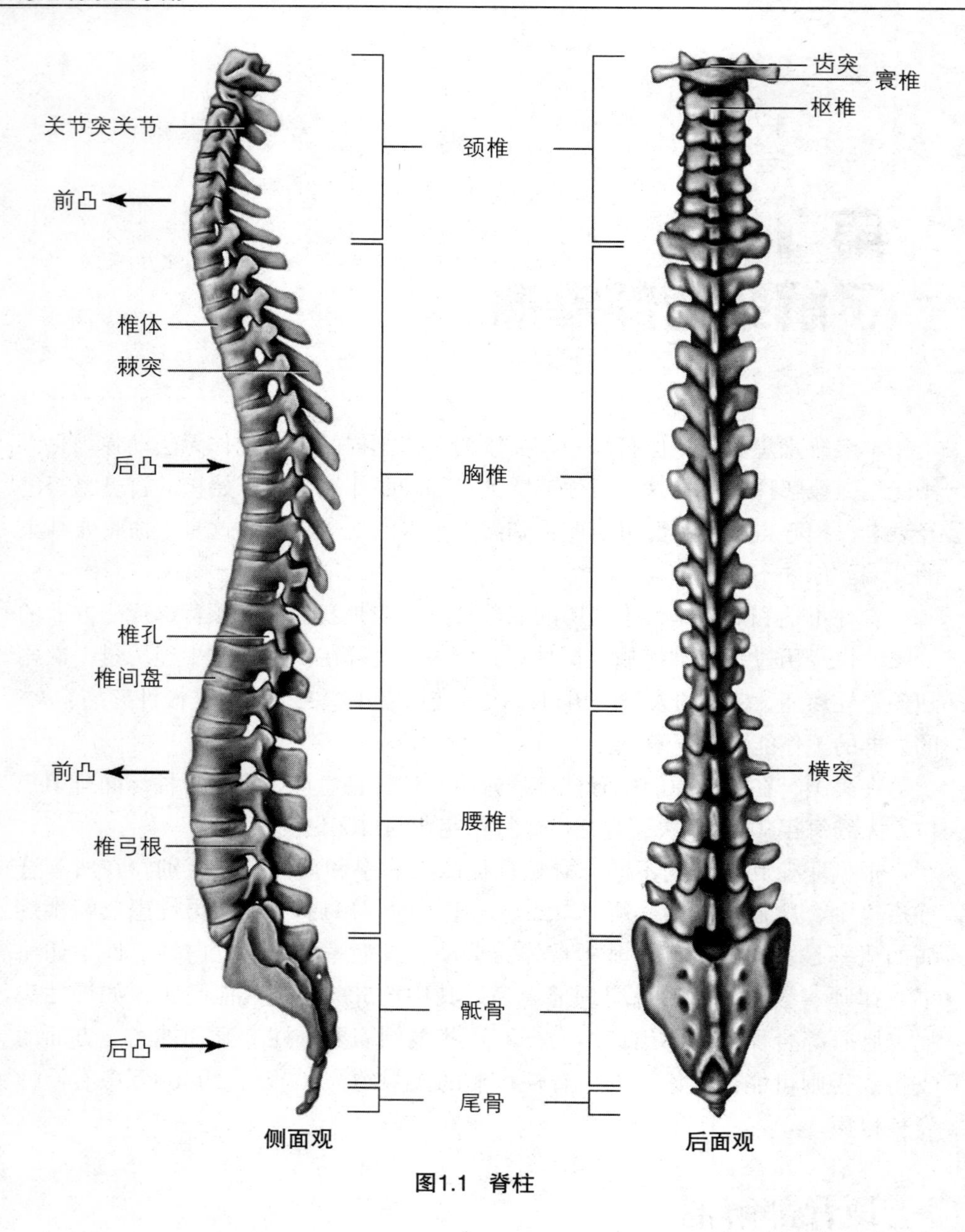

图1.1　脊柱

椎间孔就像是房子的窗户。从脊髓发出的神经穿过椎间孔分布到上肢或下肢。开窗解压手术是在椎间孔上进行的消除神经疼痛的手术。小关节将椎骨彼此联系起来。每一节椎体都有编号：C1～C7是颈椎，L1～L5是腰椎。椎骨之间有关节、椎间盘和韧带。由于小关节和韧带的原因，每节脊椎都有一定的活动性。椎弓根与椎体相连，椎体与椎间盘相连。椎间盘由多层韧带构成，看起来像编织篮。它由很多层层叠起来，就像卡车轮胎上的皮带。椎间盘位于椎体的上方和下方，使椎体间有一定的活动度。椎间盘后方的两个小关节面组成了一个关节。例如，L4与L5之间有1个椎间盘、2个小关节和神经。如果L4 ~ L5受到损伤，其关节像其他关节一样，也会肿胀和发炎。椎管贯穿每节椎骨。脊髓经过颈部，以马尾止于腰部。位于椎骨上下方的韧带使椎骨有一定的活动度，并为脊柱提供结构力量和保护。

如果椎间盘纤维环和髓核之间发生撕裂，髓核膨出，则发生椎间盘突出。如果椎间盘的碎片伸入颈部脊髓中是非常危险的，可能导致瘫痪。椎间盘膨出、韧带失稳和关节炎结合会使椎管显著狭窄，而椎管是脊髓和马尾的生活空间。其结果可能是肌力、膀胱控制和感觉的逐渐或突然下降。这种情况称为椎管狭窄。

神经贯穿身体，始于大脑，延伸到脚趾。基于病史和临床检查，神经帮助医生查明问题发生在哪个节段的脊椎，辨别涉及的神经，并确定问题。

脊柱的运动

脊柱能够屈曲、伸展、侧屈和旋转。这是一个美妙的工程学壮举。这些运动改变了脊柱解剖的关系。有颈背部疼痛的人都知道，某些运动会激发或加重疼痛。在临床检查诊断疼痛原因时会利用这些生物力学功能——屈曲、伸展、侧屈和旋转。身体前屈时（屈曲），椎管和椎间孔打开。颈部或背部后伸（伸展）时，椎管和椎间孔关闭。患者有基于脊柱运动的症状时，需考虑这些生物力学因素。

为什么会发生疼痛?

疼痛的传输涉及到神经系统3个主要部分的化学改变：周围神经、脊髓和大脑。

解剖学术语起源

不要被书中的医学解剖术语吓倒，如马尾、坐骨神经痛、狭窄、小脑和延髓等。这些词汇是由解剖学的早期创始人创造的。当这些伟大的创始人在发明这些拗口的多音节单词时，他们是如何考虑的呢?

例如，大脑由三个部分组成：一个大块；一个小的、精巧、错综复杂的部分，位于大块之下；一个像中间杆的中心横贯大脑。那个大块表面是淡黄、闪亮偏灰色的，就像蜡烛。蜡烛在意大利语中是cere，意思是“蜡”。Brum意思是“大”，因此cerebrum意思是“大蜡烛”。那个较小、精巧、闪亮的部分是cerebellum（小脑），这个词汇由表示蜡的cere和意思是“美丽”的bellum而来，因此cerebellum的意思是“美丽的蜡烛”。

在不同阶段，这三部分激发、传输和接受神经电脉冲，我们感觉为不适。激发疼痛的三种刺激是化学刺激（肿胀）、温度（热/冷）和直接机械压力。疼痛传输神经纤维直径极小。它们几乎发自身体的每个结构，最终汇入脊髓并传入大脑。

疼痛脉冲即刻传入丘脑。丘脑是大脑的转换和整合中心。信息从这里迅速传递到大脑的三个特定区域中。疼痛脉冲从丘脑传入躯体感觉皮质，这个区域使你知道不适感来自身体何处——脚趾、腰部或胸腔深处。这种对位置的理解很重要。一般来说，相比于浅层的症状，我们会更看重深层的症状。当你向医师或治疗师描述疼痛时，确定发生不适的部位尤其重要。在第2章中你将学到，每个发生疼痛的结构都有自己的“声音”，若你能准确地描述病史和疼痛，将有助于医生或治疗师了解什么结构正在试图向你传递信息。

大脑皮质能分析症状的紧急程度或严重程度，并让你采取一系列措施。疼痛脉冲还会传入额叶皮质。该区域使你对感觉做出判断，如“这不好”“这真疼”“这很快就过去了”和“这需要引起重视”等。这个反应进而引发是否去看病的决定。是旷工、去医院还是仅仅在生活中更加谨慎小心？不同的人所做的决定也有所不同。你在过去可能由于一些相似的不适已看过相关专业人员，并且知道一些自我帮助会让疼痛消失。你也可能第一次经历颈部疼痛，根据你周围的影响如你叔叔不好的经历或邻居的建议，从而决定去看急诊。你对脊柱疼痛的关注程度在很大程度上决定了你的应对措施。在本书中，我们会提供一些指南，告诉读者哪些情况是紧急的而哪些情况不是。

疼痛脉冲还会传递到大脑顶部边缘系统。这一区域为脉冲加入情绪，如苦楚、挫折感、焦虑或恐惧。由于情绪反应是疼痛感知的一部分，相似的疼痛刺激造成的反应因人而异。例如，第一次看牙医的人听见电钻声或看见清洗探头时，他的焦虑会强化不适感。又如担心失去工作或竞技运动能力的压力和恐惧可能会使本可得到良好治疗的脊柱疼痛复杂化。相反的，有些人如运动员，通过求胜的情绪来忍受更多的不适感。

在大脑内，化学物质会影响疼痛信号传入，从而降低或放大疼痛感。这些化学物质由脑细胞释放，后面章节中介绍的自我帮助方法能影响这些化学物质。遵从我们提供的指南有助于提高疼痛抑制因子的释放，减少疼痛放大因子的释放。

恐惧、焦虑、情绪和理解会打开或关闭这些化学因子的控制阀，从而对疼痛感知产生有益或有害的影响。很多因素，尤其是患者的经验会造成有些患者的抑制机制较好。这一特征有助于他们更快地恢复。

炎症也会影响对疼痛的感知。一方面，炎症过程导致的慢性疼痛增加了神经系统的敏感性，从而使发放疼痛脉冲的神经纤维会更容易、更频繁、更强烈地被激发。这一过程会发生在疼痛通路的所有中心，可能解释了为什么在那些正在经历慢性脊柱疼痛的部位，小小的动作都会产生显著影响。本书第5章介绍的通过运动、饮食、睡眠和放松手段调节炎症的方法是慢性脊柱疼痛管理全过程的关键。

评价疼痛

患者的态度已经发生改变。在过去，患者只是说“医生，请帮助我”，但现在他们会问“我有什么问题，我能为此做哪些事情？”本书能帮助你了解你为何疼痛，以及你能做些什么，成为你的指南。让我们从辨别你的脊柱疼痛传递的信息开始，完成这个脊柱疼痛测试。

脊柱疼痛测试

1. 你的脊柱疼痛是严重的锐痛和刺痛吗？是或否。
2. 你的胳膊疼痛或腿部疼痛胜于脊柱疼痛吗？是或否。
3. 你的疼痛从脊柱放射到手臂或腿部吗？是或否。
4. 你的疼痛常与刺痛、麻木或烧灼感联合在一起吗？是或否。
5. 抬头看天花板会加重颈部或手臂疼痛吗？是或否。
6. 弯腰、提举或旋转会加重背部疼痛吗？是或否。
7. 疼痛肢体有肌力减弱的现象吗？是或否。
8. 以某一姿势站立会加重疼痛吗？是或否。
9. 步行一定距离如一个小时后，腿会变得无力吗？是或否。
10. 休息能缓解疼痛吗？是或否。
11. 休息会加重疼痛吗？是或否。
12. 早晨疼痛会加重吗？是或否。
13. 运动后，疼痛主要是僵硬，会缓解吗？是或否。
14. 疼痛持续超过3个月而且没有缓解吗？是或否。
15. 工作中遇到困难，因为没人能理解你有多疼？是或否。
16. 你认为自己服用太多药物了吗？是或否。
17. 睡眠质量不好，大多数时候感觉压力大吗？是或否。
18. 步行一定距离如一个小时后，小腿会严重抽筋吗？是或否。
19. 夜里你会起床并在屋里走一会儿，因为你的腿部安静不下来？是或否。
20. 夜里你经常会抽筋吗？是或否。

对1～10题，如果有5题或5题以上答“是”，你可能有神经相关疼痛并需要看医生。

如果对第2、4、7或9题答“是”，你需要去看脊柱科医生。

如果对第11、12或13题答“是”，你可能是背部关节疼痛，需要进行治疗。

如果对第14、15、16或17题答“是”，你可能有脊柱慢性疼痛综合征，应由一名疼痛科医生或神经科医生对你进行评估。

如果对第18题答“是”，应让医生检查动脉是否有周围性血管疾病，而这种情况较为严重。

如果对第19题答“是”，你可能有不宁腿综合征，这通常是遗传性的或由其他药物导致，这种情况比较容易处理。

如果对第20题答“是”，你可能有良性抽筋，原因有很多，如缺乏维生素D。你需要与医生讨论。

脊柱疼痛的常见原因

我们从讨论脊柱疼痛的常见原因开始，并学习如何运用这一知识来帮助治疗。我们采用物理治疗师罗宾·麦肯基（Robin McKenzie）的分类系统。我们将使用这个分类系统来描述脊柱不适的根源和机制。颈椎、胸椎和腰椎不适的原因相似。

脊柱不适最常发生于30～40岁人群，常与人们在本应活动量最大的时期缺乏体力活动有关。麦肯基发现人们在大学毕业后专注于工作、事业和家庭需求，导致体适能下降，偏于屈曲的生活方式增加。罗宾·麦肯基的分类系统基于这两个因素：体适能下降和偏于屈曲的生活方式。

在判断哪种类型与你的脊柱症状最接近后，你就可以确定治疗计划如何开始，如进行临床检查、改变用药、注射、开始治疗程序或家庭治疗活动。这三种类型使解释、理解和处理脊柱不适变得更加容易。正如每个解剖结构都有“声音”，病史和症状可以讲述一个“故事”，通过了解这个“故事”，医疗团队就可开始制定恰当的治疗方案。

在对脊柱不适进行归类时，可以有许多不同的观点，这取决于个人的视角。在阅读以下内容时，试着分析自己的不适来确定哪个类别最符合自己的症状和体征。有些医生可能认为使用这种方法对症状进行分类会出错，但我们很多人都成功地使用了这个方法。关键点是我们并未假设这三个类别能囊括所有的脊柱疼痛情况。但它们对于辨别大多数脊柱疼痛情况是非常好的切入点，通过这些类别我们可选择恰当的治疗手段。当你确定哪个类别最符合自己的不适后，你就能使用第3～7章提供的知识让自己更舒适。

什么是偏于屈曲的生活方式

现代技术发展使很多人每天有大量时间处于坐位。坐位时，中下段颈椎和腰椎趋于屈曲（前屈）位置，使椎间盘处于相对不水平的位置，前面承受的压力大而后面承受的压力小。有些关节持续处于被压缩的位置，有些肌肉一直处于短缩状态。有些肌肉工作过多，而其他肌肉工作很少。

很多人的一天从花费长时间去往办公室开始，然后对着电脑进行案头工作，坐着吃午餐，再回到电脑前，工作结束后再花很长时间回家。在家里，他们坐着吃晚餐、看电视和玩电脑。周末的活动可能包括玩电脑、看球赛、看电影、参加活动或阅读。这种生活方式中缺乏能够抵消持续、反复脊柱屈曲的活动和运动。这种脊柱持续保持屈曲的姿势——工作、家庭和休闲活动时的姿势——形成了偏于屈曲的生活方式。这种生活方式是发生脊柱不适的两个主要原因之一。

这三个主要的类别是姿势综合征、脊柱紊乱综合征和适应性短缩。

姿势综合征

如同弯曲手指综合征，姿势综合征描述了正常组织发生应力形变，最终发生疼痛和不适。应力形变指持续应力作用在组织上，导致活动范围末端压缩或结构处于拉长位置而紧张。由于单纯姿势原因造成的脊柱疼痛通常发生在30多岁之前。这种疼痛通常很局限，没有放射性疼痛，不持久，而且动作不会引起疼痛发生。这种疼痛断断续续，通常一次疼痛会持续一段时间。当人体处于错误的姿势（通常人们不会意识到自己处于错误的姿势）时会引发姿势综合征的症状，这与静坐少动的工作、缺乏运动或持续不改变姿势有关。通常人们甚至不会认识到姿势是导致这些症状出现的原因。

为了阐述姿势综合征，现在请你后伸食指直到开始疼痛。注意疼痛的部位，以及当你放松手指时不适会发生什么变化。不适位于食指关节处（不放射），当持续的张力作用于关节活动范围末端位置时（在关节活动范围末端位置存在应力形变）不适发生，当压力解除时不适缓解（断断续续的不适）。这种不适符合姿势综合征中疼痛的定义，因为不适随着手指移动到或离开应力形变导致疼痛的位置而发生或消失。

现在再次后伸食指，但这次手指的肌肉用力进行抗阻。用另一只手推手指，手指肌肉用力来对抗阻力，保持手指在中立位置。你感觉不适吗？关节感到压缩、紧张、挤压吗？很可能不会。关节和周围组织处于中间位置，远离导致神经纤维发出疼痛信号的张力或压力。通过肌肉用力对抗导致症状的力，你已找到了治疗脊柱问题的关键。

学龄儿童，通常是站立时膝过伸（完全锁住）的女孩会发生姿势综合征。这种情况导致膝关节周围组织疼痛，通常延伸至腰部、中段胸椎和颈椎。再加上背包的重量，脊柱很容易发生不适。

在阅读或使用电脑时，数小时滑坐在椅子上使成年人的中段胸椎区域很容易发生姿势相关疼痛。椎旁肌——跨过从颈部到尾骨很多脊柱节段的长、薄状肌肉——逐渐屈服于重力，并丧失维持脊柱直立的能力，尤其是在数小时处于错误姿势后。当你没精打采地站着时，某些肌肉被拉伸（应力形变），和其他脊柱结构一起逐渐导致不适。过度牵伸的肌肉疲劳后，肩胛骨之间或颈部可能会出现硬结，产生痛感较小、沉闷的疼痛。肌肉中的条索通过减少血流量和局部氧气运输来对神经末梢产生化学刺激。这些条索和随之而来的症状就是姿势综合征导致的二级结果。它们是造成疼痛的原因。

其他可能导致姿势综合征的情况包括用肩膀和耳朵夹住电话；驾驶运货卡车或长时间驾驶；长时间站立做饭、打扫或购物；打字或阅读；进行案头工作。在以上这些情况中，患者完全可以远离诱发症状的姿势，但大多数情况下他/她根本没有意识到这样的姿势会导致脊柱不适。

涉及到姿势综合征的脊柱常见诊断包括颈椎、胸椎或腰椎劳损，姿势性腰痛，头痛和肌肉劳损。鉴于症状的发生机制，很显然姿势综合征的治疗方法是运动，尤其是加强那些将人体保持在正确的、不诱发症状的姿势下的肌肉的力量练习，而不是骑自行车、慢跑或垒球，这些运动是没有帮助的。

这是姿势综合征吗?

为了明确姿势综合征的治疗方法是否合适你，问自己下列问题：

- 你每天会长时间保持同一姿势进行相同的工作吗？
- 你的工作是静坐少动的吗？你的生活方式是静坐少动的吗？
- 你的年龄在30岁以上还是以下？
- 你的不适时来时去，而且强度和频率都不同吗？你变换姿势或者锻炼后不适有所缓解吗？
- 你的不适是否局限在背部？是否不适虽然令人烦恼但并不紧急或强烈？不适是非放射性的吗（即疼痛不会向下移动至手臂或腿部）？

对于颈椎不适的人们，姿势综合征通常涉及到颈部中段和肩胛骨周围的肌肉（图1.2）和颈部前方的短屈肌。对于腰部不适的人们，加强下腹肌、臀肌和髋关节外侧肌肉是最主要的。正如当你向后推手指时肌肉用力来缓解不适一样，姿势综合征的治疗方法应是加强支持脊柱的肌肉，并纠正导致不适的错误姿势。第4章讲述了一些具体练习方法。

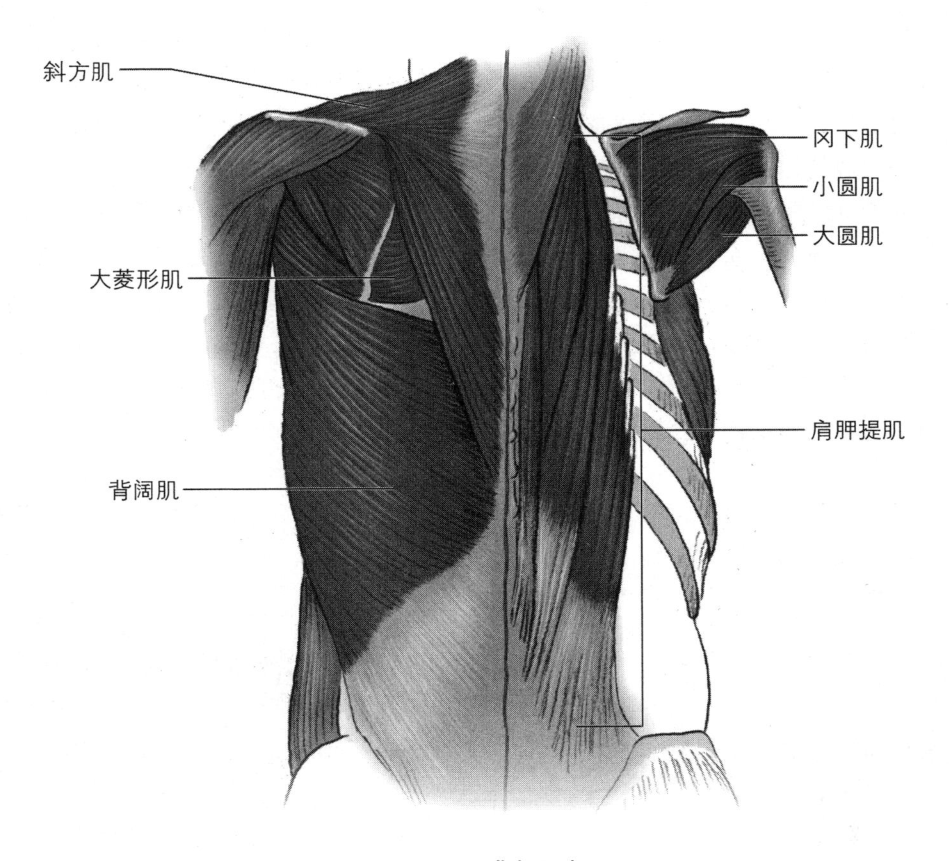

图1.2　背部肌肉

为了认识到不适的激发因素，在日常生活中注意自己的姿势并试着将姿势与不适的发生联系起来。当你认识到可能的原因后，你可以试着改变这个姿势并开始加强能够纠正这个姿势的肌肉力量的练习。

脊柱紊乱综合征

麦肯基所称的“脊柱紊乱综合征”并不是你从字面上理解的意思，这个术语是指椎间盘的一种状态。椎间盘突出、纤维环撕裂是影响椎间盘的常见状况。一般来讲，椎间盘的问题大约1/3发生在颈椎，大约2/3发生在腰椎，只有一小部分（约2%）发生在胸椎。男性发病率高于女性，椎间盘功能障碍常发生于25～50岁人群，且与偏于屈曲的生活方式有关。大多数椎间盘状况的发生都是非创伤性的，随着时间的推移逐渐发生，而不是由于一次创伤性事件如跌倒或车祸导致的。导致椎间盘问题的事件已经有很多报道，如周末在院子里劳动、从摇篮里抱起婴儿或工作中整理文件时重复弯腰，问题的根源很可能已经酝酿了好几个月，甚至几年。椎间盘相关的症状表现很典型。它们的声音清晰，很少混乱。椎间盘导致的症状是阶段性出现的，随着时间推移反复发作，每次发作的时间逐渐延长，疼痛逐渐加剧。通常开始时的症状是轻微僵硬和疼痛，很快就能缓解并且没有持续的功能障碍。随着症状出现次数的增多，不适变得越来越严重直到需要治疗。

颈部的症状常包括转头时痛苦的僵硬感。不适有可能会也有可能不会放射到手臂。其中一个常见的症状是克罗德（Cloward）征，指两侧肩胛骨之间深层、拳头大小的疼痛。通常，患者低头加旋转头部的活动范围受限。震动性的活动如在崎岖不平的路上驾车行驶会让人感到疼痛。

如果疼痛发生在腰椎，坐和弯腰会加重疼痛，而步行一般会缓解疼痛。通常侧卧或仰卧同时抬起双脚也会缓解疼痛，因为这些姿势对椎间盘的压力最小。

注意了，周末勇士

拉斐尔（Raphael）刚过50岁。他在某个周末打网球时扭了腰部，他并没有感到腰部有特别的砰砰的声音或拉扯感，但在比赛中腰部的僵硬感逐渐变得强烈。较短的时间后他无法继续比赛，数小时后，他几乎无法移动。

拉斐尔过去有过这样的感觉，但这次最严重。他的左侧腰部到臀部都有不适，但腿部没有疼痛、麻木或刺麻感。早晨疼痛加重，坐、从坐到站以及上身屈曲来穿鞋都非常困难。他在弯腰刷牙、洗盘子或拾物体（即使是很轻的物体）时都遇到了困难。当他站直时，他可以行走且没有疼痛。当他仰卧同时双脚抬起或侧卧时也没有疼痛。他能够用双肘支撑做几个背部后伸动作，这是他的自我帮助项目的开始内容。

对于你们这些周末勇士，这听起来很熟悉吧？拉斐尔的经历是典型的：不适反复发作，每一次都比前一次严重；不能完成前屈的动作，因为这会增加椎间盘压力；单侧不适，通常不会超过膝关节；早晨疼痛较严重，中午有好转；步行或侧卧能缓解疼痛。拉斐尔的典型症状的诊断是小关节关节炎，治疗方法很容易辨认：对腰部进行冰敷，告诉患者在活动时能使屈曲应力最小化的正确人体力学，和背部后伸动作。两天后，拉斐尔开始有所好转，大约10天后他基本恢复正常。

弯腰会诱发症状，通常是最难完成的动作。咳嗽和打喷嚏通常也会疼，从坐位站起时疼痛加重。通常，早晨症状加重，随着一天中时间的推移而减轻，晚上时再次加重。

症状可能出现在脊柱的中间或一侧，可能会放射到手臂或腿部（周围性或牵涉性）。一般来讲，如果不适从脊柱进一步扩展到手臂或腿部，则表明情况加重。如果症状更加集中到脊柱，则是情况好转的象征。事实上，当手臂或腿部的症状减轻时，你会感到脊柱的疼痛更加严重和明显。尽管在这种症状集中化的情况下，某一点的不适会加重，但这却是恢复进程中积极的一方面。

对于有脊柱紊乱综合征的人们来说，增加屈曲压力的活动会加重症状，减轻屈曲压力的活动会缓解症状。侧卧能降低椎间盘压力，一般来说能缓解疼痛。坐位、上身前屈和俯身都会增加椎间盘压力，一般来说不太容易耐受。

为了理解椎间盘病理学的机制，想象一个果冻甜甜圈，这与椎间盘有很多相似之处。在这两种物体中，都有一个黏性的、胶状的中心被坚固但可移动的外层所包围。如果你从上面和下面水平地压甜甜圈，甜甜圈并不会变形太多。如果你压甜甜圈的前面，中间的果冻可能会被推向甜甜圈的后面。如果甜甜圈上有一个小洞或裂缝，果冻最终可能会被挤出裂缝，可能沿着侧面溢出。果冻只是压向甜甜圈的外缘就类似于医生所说的椎间盘膨出。果冻已经溢出甜甜圈外就类似于医生所说的椎间盘突出。

髓核承受作用于椎间盘上的不对称的压力。弯腰时，作用于髓核上的压力将其向后推。当上身后仰时，作用于髓核上的压力将其向前推。后部疼痛纤维分布最多。因此，伴随重复和持续的前屈，椎间盘上的压力持续将髓核推向后方。由于纤维环中出现裂缝，髓核向椎间盘后部移动，而这正是更多疼痛敏感结构所在的部位。这些结构包括后纵韧带、神经根和脊髓。由于髓核溢出，椎间盘的高度可能会逐渐降低，造成椎管狭窄、退行性椎间盘疾病和关节病变等情况。这些情况继发于椎间盘紊乱，发生时间较晚，一般在50岁以后。

MRI（核磁共振成像）结果显示椎间盘膨出说明纤维环完好无损，这是好现象，因为这表明椎间盘内的静液压机制（压力梯度）是完好无损的。就像水气球一样，当承受压力时它会变形，但水并不会洒出来。椎间盘问题的治疗措施包括在合适的人体力学下进行使前屈压力最小化的练习，以及能抵消前屈压力的反复背伸动作。脊柱运动和位置对于髓核而言，既可以造成损害，也可以成为一种治疗方法。

MRI结果显示椎间盘突出或破裂说明纤维环已受到破坏，髓核向外溢出。静液压机制不再完好无损。改善椎间盘压力的干预方法不会像椎间盘膨出时一样奏效。幸运的是，还有其他有效的治疗方法，如运动、牵伸以及对有炎症的部位进行局部冰敷。

这是脊柱紊乱综合征吗?

- 为了明确脊柱紊乱综合征的治疗方法是否合适，你问自己下列问题：
- 你的年龄在25～50岁之间吗?
- 你一周中大部分时间处于坐位或上身前屈的姿势吗?
- 你的疼痛间歇性发生，越来越强烈，活动越来越受限，后一次比前一次持续时间更久吗?
- 随着一天中时间的推移疼痛是否有所好转，但清晨和晚上较严重吗?
- 颈部和腰部后伸会感觉好些，而低头或弯腰时疼痛吗?
- 咳嗽或打喷嚏时疼痛会加重吗？从坐位站起时疼痛会加重吗？弯腰刷牙、洗脸、穿袜子和鞋或坐进车里时疼痛会加重吗?
- 椎间盘问题导致的症状一般对以上大多数问题的回答都是“是”。

适应性短缩

不同于姿势综合征，发生适应性短缩的人不能主动运动离开诱发疼痛的姿势。长时间、反复保持某一姿势而没有充分牵伸的结果就是，久而久之结缔组织和肌肉变得紧张和短缩。适应性短缩的关键特征是运动功能的丧失——一些短缩的组织阻碍身体变换到更舒适的姿势。当然，你不会注意到这一点，因为身体非常善于找到代偿动作来完成你想要的动作。短缩的组织会导致身体局部的不平衡，久而久之则会引发疼痛。

颈椎、胸椎和腰椎相似，适应性短缩导致的疼痛一般发生在30岁之后，50岁以上人群的发病率最高。静坐少动生活方式的人们和经常大多数时间保持同一个姿势的人们较易患适应性短缩，尤其是当他们年龄渐长时。症状可能是局部的或者放射性的，有时候疼痛强烈，看起来情况很紧急，尤其是伴有确诊的神经根病或坐骨神经痛时。

通常症状并不持续，变换姿势能够得到缓解。患者对病痛的描述可能是恼人的、功能性受限，尤其是步行或抬起手脚时。这些患者常常存在椎管狭窄、颈部/腰部神经根病、坐骨神经痛、退行性关节病或颈/腰痛。随年龄而产生的组织僵硬和由于偏于屈曲的生活方式导致的组织短缩常常是问题的根源所在。

一种常见的生活方式的特征是，有大量时间进行某项活动（如坐），而牺牲其他活动的时间（如运动）。例如，会计、秘书、卡车司机和飞行员，这些职业都需要有大量时间处于坐位。如果没有牵伸来抵消长期处于坐位的影响，那么最后髋关节屈肌群、小腿、腰部结缔组织、上胸部、位于枕骨之下的组织和某些颈部前方的肌肉会短缩。头部和肩胛骨有前伸的趋势，背部中段也会变圆，腰部变得过度前凸。紧张的小腿肌肉会限制髋关节和踝关节的活动，这样步行时骨盆前倾，脊柱变得过度前凸。尤其是步行时，肌肉长度短缩会对脊柱增加额外的剪切力和扭转力，久而久之则会导致退行性关节病。

而例如邮递员、航空机械师、仓库管理员和汽车销售员，这些职业都需要大量的站立或步行。如果没有牵伸来抵消长期站立或步行的影响，久而久之这些人们会同长期处于坐位的人们一样发生相似的活动受限，只不过受限方向相反。这就是适应性短缩的发生过程。

如果没有措施来抵消工作中持续或过度采用的某种姿势的影响，身体会为了适应该姿势而将这种短缩当作正常的模式。当人们离开常用姿势进行其他对短缩结构产生张力的活动时，不适就发生了。对于那些经常坐着的人们，要求身体伸展的活动如站立、行走、购物、做饭、打扫卫生和诸如高尔夫和网球之类的娱乐活动都可能会引发症状。对于那些经常站着或行走的人们，要求身体屈曲的活动如读书、画画、园艺或使用电脑可能会引发症状。一旦牵伸到发生适应性短缩的组织，不适就发生了。

对于姿势综合征，加强力量最重要；对于适应性短缩，牵伸是解决办法。拉长短缩的组织能缓解症状的发生原因。这样，你能采取更自然的动作模式，使用更正常的动作，进行更多不引发不适的日常活动。

适应性短缩的患者年龄大于姿势综合征的患者。结缔组织中含有蛋白质，这些蛋白质中包含弹性蛋白。弹性蛋白使组织具有弹性，可以被拉长并恢复到初始形状。弹性蛋白使皮肤具有反弹的特性，当推或拉皮肤时你能看见这种特性。当我们年龄渐长，弹性蛋白逐渐被一种更厚、含有更多纤维的组织代替，而这种组织的韧性较差。这些新组织不易被牵伸。当这些新组织反复处于短缩的位置时，如你整天坐着或向右倾斜站立时，这些组织更容易适应。反复处于短缩位置，加上年老后弹性更差、更加纤维化的组织是适应性短缩发生的基础。适应性短缩通过以上这个过程发生。

通过分析你一天中的常见姿势和位置，你可以试着辨别哪些组织可能持续处于短缩位置，从而了解需要牵伸哪些组织。第4章中讲述的牵伸方法在缓解不适方面需要花费很长一段时间。关键是要坚持牵伸，因为通常一天中你的其他活动并不会有显著的改变。以牵伸为主的治疗计划的优点是牵伸很容易进行，它不需要专门去健身房，而且在一天中可分为若干小节完成，常常可以在你做其他事情的时候进行。你不需要每天挤出15 ~ 20分钟的时间进行练习。例如，你在站着和朋友打电话时可以很容易地牵伸小腿后部，在等水烧开或微波炉铃响时在门框上牵伸胸前部。

这是适应性短缩吗?

为了明确适应性短缩的治疗方法是否适合你，问自己下列问题:

• 你是否每天长时间处于一个姿势做相同的工作?

• 你的工作是静坐少动的吗? 生活方式是静坐少动的吗?

• 你年龄超过50岁了吗? 尽管适应性短缩可发生于30岁以上人群，但在50岁以上人群中更常见。

• 疼痛剧烈程度是否各不相同? 是否在某些姿势下疼痛缓解，但改变姿势时疼痛加重?

• 向下看或转头是否导致颈部疼痛? 你的肩胛骨前伸，上背部向前弯曲吗?

• 一天中大多数时候你的脊柱是否常常过度前凸?

• 步行时，你是否注意到你的骨盆旋转幅度比其他人更大?

• 当你弯腰用手碰触地面时，是否当你膝关节伸直时腰部的活动范围较小，而膝关节稍微屈曲时活动范围较大?

• 疼痛是否局限在颈部或腰部，还是会放射到手臂或腿部?

• 是否牵伸能缓解疼痛，但体育运动或工作会加重症状?

看他人步行然后评价自己的步态。如果你有适应性短缩，你可能会注意到自己的骨盆旋转幅度比其他人大。这是由于你的髋关节前方和小腿后方的组织可能很紧张所导致的。当你在某一平面缺乏运动时，身体通过增加其他平面的活动来代偿。当你试着向前运动时，紧张的组织形成一个力矩，使骨盆和腰部旋转，从而导致第6章中所讨论的扭转力。这些力量导致了本书中讨论的很多症状。

如果你患有适应性短缩，当你弯腰用手碰触地面时，膝关节伸直时腰部活动范围较小，而膝关节稍微弯曲时活动范围较大。在这两种情况中，你会发现脊柱的运动幅度似乎并不大。大部分的运动幅度是由你的臀部或上背部引起的，而不是腰部。

行动起来

如果你在寻找一些快速的帮助，你可能想直接跳到第3章，其中阐述了急救的方法。接下来关于自我帮助、练习和人体力学的章节将向你展示遇到姿势综合征、紊乱综合征和适应性短缩相关问题时该做什么。坚持读下去。现在你了解了疼痛是如何传导和调节的，你知道了导致脊柱不适的一些基本因素，让我们一起来看看基本解剖和疼痛的“声音”。这个话题有助于解释本书中稍后提供的干预方法为什么有效，以及是如何有效的。

第 2 章
倾听疼痛的“声音”

对于神经科医生、骨科医生和其他疼痛治疗师而言，疼痛解剖意味着了解脊柱的哪部分发生损伤以及疼痛告诉了我们什么。你必须倾听疼痛试图向你传达什么讯息，因为每个解剖结构都有自己的声音。诸如刺痛、无力和泌尿问题等症状也有助于辨别疼痛的声音。

每一位经历过严重急性脊柱疼痛的人都会告诉你脊柱疼痛就像很多声音在一起尖叫。你如何分辨每一个疼痛的声音？脊柱疼痛就像一出交响乐，训练有素的耳朵能从中分辨出每一个乐器——从钢琴中发出的音符——因为熟知每种乐器独特的声音。在脊柱疼痛中，每一个解剖结构拥有独特的定位、特征、放射性和相关症状，如无力、麻木和大便或膀胱小便等。每一个结构都有自己的语言。医生通过疼痛解剖来对疼痛的原因或根源进行诊断。有效的治疗计划建立在正确的诊断之上。

腰骶椎（L、S）和颈椎（C）具有相同的解剖结构，除了腰骶椎有马尾而颈椎有脊髓。图2.1显示了三种类型的椎骨：颈椎、胸椎和腰椎。颈椎和胸腰椎的形状不同。颈椎较小较圆，这样你才能轻易地屈伸和旋转头部。腰椎较大较方，因此能承担整个人的体重。

每个解剖结构都有特别的症状或疼痛，都有自己的语言（表2.1）。倾听你的疼痛在告诉你什么。

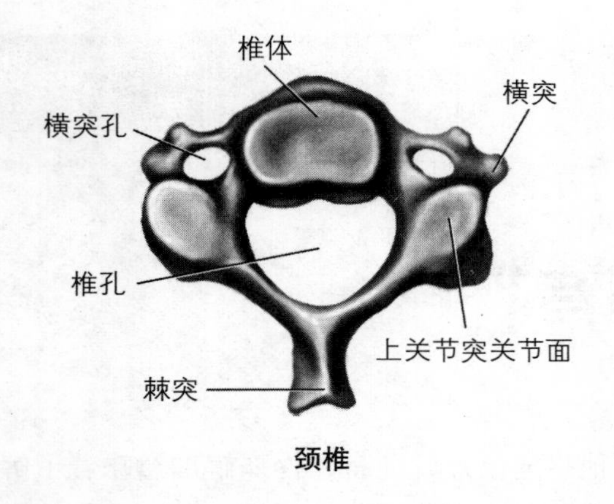

颈椎

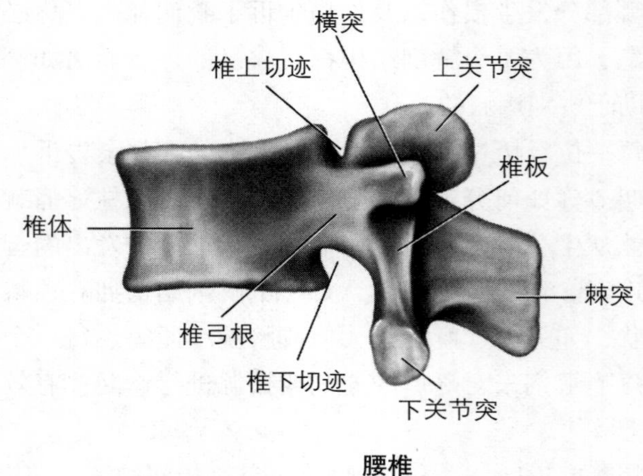

腰椎

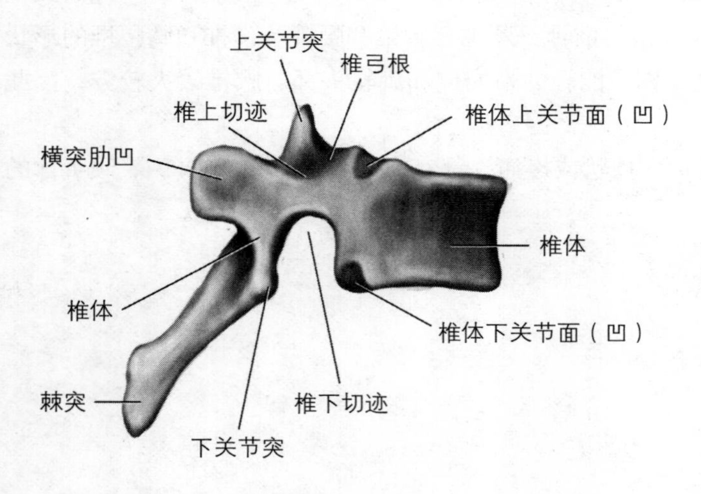

胸椎

图2.1　颈椎、胸椎、腰椎椎体

表2.1　颈背痛的常见类型

	发病	疼痛的严重程度（疼痛评分1～10分）	疼痛定位	疼痛的放射性	诱发或加重疼痛的动作	缓解疼痛的动作	相关症状
神经根痛（p21）	常突发	针刺感、电击感、深部的疼痛，最严重的疼痛，疼痛评分为10分	颈部或腰部的疼痛通常位于肩部或臀部以下，呈细带状，四肢疼痛可能比脊柱疼痛更严重	随着神经走行（例如向手臂或腿部放射），通常与刺痛相伴，沿着一特定、明确的路径走行	提举或旋转；颈部或背部伸展；突然的运动或活动	休息，侧卧同时双腿屈曲，冰敷和消炎药	经常感觉像针扎，较少导致无力，在有些病例中会导致肠道和膀胱问题。可能导致严重的颈部或背部疼痛
关节或关节突疼痛（p23）	虽然可突发，但通常在数月内逐渐变严重	颈部或背部深层的钝痛，偶尔有锋利的抓挠感。长时间步行或坐后僵硬。刚开始，疼痛评分5～8分，然后逐渐变成2～4分	常定位于颈部或腰部，90%～100%是背痛	可能放射到斜方肌或肩部。在腰部可能放射到臀部。不会放射到肩部或臀部以下	颈部或背部伸展或旋转，上身前屈。活动后休息时会出现疼痛	运动锻炼能缓解，尤其是牵伸	通常没有症状
椎管狭窄（p29）	数月或数年中缓慢发作	颈部或背部的钝痛或严重的深部疼痛。站立或步行时后腿部刺痛（假性跛行）、沉重感或无力；上肢活动笨拙。刚开始一般疼痛评分2～5分，然后加重到9～10分	位于颈部或背部。颈部或背部疼痛和手臂或腿部疼痛的百分比取决于疼痛发生原因。随着病情进展肢体疼痛加重	通常双侧放射到手臂或腿部	颈部或背部伸展，如抬头看、站立和行走	上身前屈、坐位或骑功率车能缓解	双侧手臂或腿部麻木和无力。由于生殖器和肛门麻木导致的肠道和膀胱问题
肌肉撕裂（p25）	损伤后即刻发生	局部锐痛或深层疼痛。开始非常严重，疼痛评分6～8分，随后缓解到3～5分	定位于受伤肌肉，100%位于脊柱周围肌肉，0%位于四肢	疼痛局限于受伤部位	使用受伤肌肉，或需要受伤肌肉收缩的动作	冰敷、休息能缓解	受伤肌肉无力、肿胀或挫伤，但无感觉缺失

（续表2.1）

	发病	疼痛的严重程度（疼痛评分1～10分）	疼痛定位	疼痛的放射性	诱发或加重疼痛的动作	缓解疼痛的动作	相关症状
椎间盘疼痛（p26）	虽然可突发，但通常逐渐发作	钝痛，疼痛评分2～5分	脊柱或肢体	可能停留在脊柱局部或放射到手臂或腿部	屈曲、提举、旋转或低头向下看	休息和伸展动作能缓解	没有相关症状但常发展成关节或神经症状
脊髓损伤（p29）	突发或逐渐发作	原因不同疼痛严重程度不同（如椎管狭窄、椎骨骨折、椎间盘突出）。刚开始可能没有疼痛	原因不同疼痛定位不同（如椎骨骨折、椎管狭窄）	混合性	屈曲（前屈）或伸展（后伸）	休息能缓解	损伤水平以下瘫痪或感觉丧失，随时间推移会发生肠道和膀胱症状
韧带疼痛（p28）	逐渐发作	钝痛，疼痛评分2～4分	位于首先损伤的部位，100%位于脊柱	不放射	增加韧带张力的动作或关节活动末端位置	情况各异	常与关节症状相联系
椎骨疼痛（p29）	突发	非常明确的位于棘突，100%位于脊柱	疼痛停留在局部，但常引起肌痉挛	疼痛停留在局部，但常引起肌痉挛	躺下会加重疼痛。弯腰或旋转会引起剧烈疼痛	情况各异	可导致脊髓或神经根的神经痛症状。女性有骨质疏松或外伤史
心理疼痛（p30）	可突发或逐渐发作	伴随恐惧感或厄运即将到来的疼痛；疼痛在夜间会加重的焦虑感；疼痛焦虑可使心理疼痛放大10倍；疼痛评分为10分并不罕见；偶尔手脚刺痛和气短	根据疼痛的根源，分布在整个颈部或背部	情况各异，有时被描述成“到处都疼”	压力、工作、人际关系、婚姻、经济问题。站立、步行或坐位时加重	睡眠和抗抑郁药物能缓解	焦虑、失眠、早醒、恐惧、有自杀的想法

神经根痛

神经（图2.2）拥有最复杂的解剖及最特殊的声音和症状。你必须重视神经痛，因为这个声音意味着可能永远存在或导致残疾或瘫痪的危险。有研究对100名由于神经原因导致的严重急性腰痛的患者进行调查，结果显示90%的患者能够清楚地描述疼痛感觉是神经痛，而不是关节、肌肉或椎间盘痛，尽管也有可能涉及这些结构。

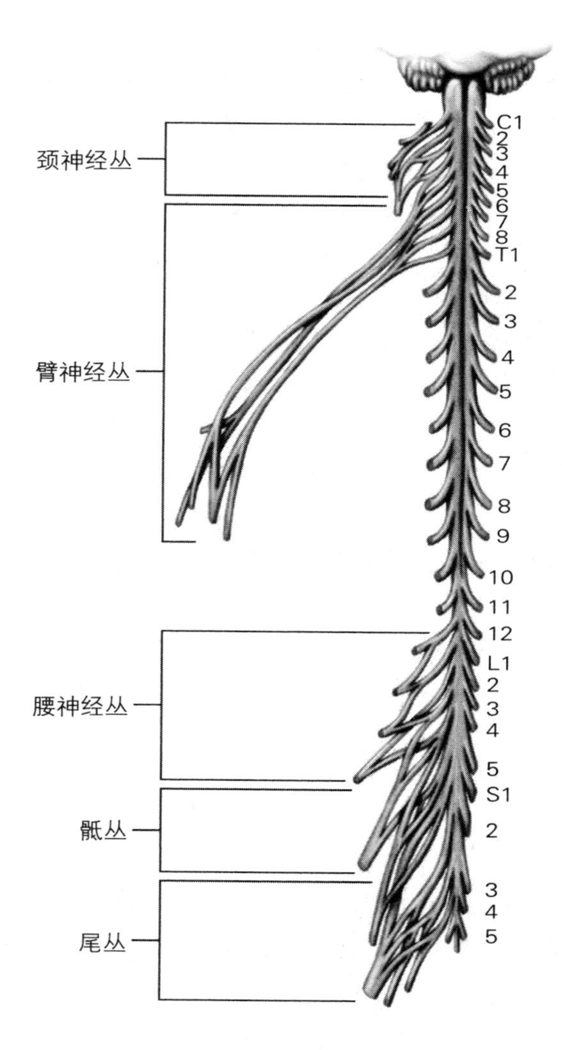

图2.2　从脊柱中发出的神经

神经痛有以下几个要素：疼痛强度、次数、位置、是否放射以及相关症状。这些相关症状包括感觉方面、肌肉方面和末梢器官，如是否涉及到肠道和膀胱的神经。让我们来倾听神经——这个脊柱中最重要的结构之一的声音。

疼痛强度、次数、位置和放射性

当神经被激惹或挤压时身体会有很大面积感到刺痛或刀割样疼痛。患者将这种疼痛描述为他们所经历过的最严重的疼痛，像有一把刀割在背部或颈部，或像牙疼，还有可能像电击感。神经痛通常很严重，如果以1～10分来评价疼痛，1分是几乎不疼，10分是非常疼痛，神经痛的评分通常是5～10分。

神经痛有特定的位置和放射性。神经就像一根电话线，将不同的结构联系起来。例如，手部的疼痛可能起源于3尺（90厘米）以外的颈部。因此，疼痛可始于颈部，并沿着手臂放射到手。放射到肩部以下直到手的颈部疼痛和放射到膝关节以下直到足的腰痛通常都源于神经根。神经根从椎间孔中发出。

神经痛的一个特点是手臂或腿部的疼痛多于颈部或腰部的疼痛。在一些研究中，让患者描述自己的疼痛分布，神经根痛的患者报告四肢的疼痛重于脊柱的疼痛。例如，他们认为70%的疼痛在四肢，30%的疼痛在背部。神经痛和其他结构如骨、肌肉或椎间盘的疼痛明显不同，这些结构的疼痛常位于脊柱或只从颈部放射到肩部或从腰部放射到臀部。

神经痛的调节

神经痛的一个重要体征是加重症状和缓解症状的动作。辨别哪些动作会激发疼痛是很重要的。直腿抬高可能会诱发神经痛。活动会加重神经痛，尤其是弯腰、旋转和提举。休息能缓解疼痛，尤其是仰卧或侧卧并将双腿屈曲的姿势。其他结构如关节突关节导致的疼痛可能会因休息而加重，因活动而缓解。

神经痛的独特声音

神经皮支和肌支的疼痛类似于乐器的名称（皮支指神经的感觉部分，肌支指神经的运动部分）。在弦乐器上，每根弦发出独特的声音，音乐家知道这声音对应的是哪根弦。神经痛的皮支和肌支告诉医生具体是什么神经导致了疼痛。

损伤后，感觉神经纤维产生刺麻感，就像针刺感，有时候也像烧灼感。这些就是最常见的感觉症状，一定不能与疼痛相混淆。疼痛是一种不愉快的感受，感觉强烈、有疼痛或抽痛。脊柱的大多数结构都可发生疼痛，因此疼痛本身并不能说明神经受损。而有刺麻感的疼痛则能说明神经受损。如果神经完全断裂，你将不会有任何感觉。

一名训练有素的音乐家听交响乐时能分辨出小号和打击乐器发出的音符。检查神经痛时，医生可判断出疼痛的强度、是否放射、诱发或缓解疼痛的动作以及加重疼痛的动作。仅与神经损伤相关的特殊因素有特殊感觉、运动以及肠道和膀胱体征。

例如，第一骶椎（S1）神经损伤导致疼痛从背部向下放射到腿部，到膝关节外侧，一直到踝关节和足，特别是足外侧靠近第五趾骨处。第五腰椎（L5）神经根损伤导致足大拇指的刺麻感和感觉改变。每一神经都有自己的声音。幸运的是，这些声音在每个人身上都是相同的，这让诊断过程变得较容易。你的医生应告诉你根据他 / 她对你的疼痛评估推测是什么神经受损。正确的诊断学检查（EMG（肌电图）或MRI（核磁共振）和体格检查能确诊。

肌支神经支配它所走行的肌肉。第一骶椎（S1）神经所支配的肌肉是腓肠肌，这一肌肉使人体能踮起脚尖，对跑步也是非常重要的。第三腰椎（L3）或第四腰椎（L4）神经支配股四头肌。就像钢琴家能从音符中知道弹奏的琴键，医生也能从独特的肌支和皮支的声音中知道具体的受损神经。

注意。神经受损是医疗紧急状况。如果你的医生不能为你看病，应考虑前往急诊室，尤其是当你有肠道或膀胱症状或进行性无力时。一定不要耽误时间!

如果整束脊神经根（马尾）受损，则支配肠道和膀胱的神经受损。你将难以控制泌尿和排便过程。直肠和生殖器周围区域将可能存在麻木感。一定不能忽略这些重要的声音。

关节或关节突疼痛

关节突关节有上下两个部分，包括了相邻椎骨的关节突（图2.3）。关节突关节上有一层膜，其中有很多小血管和液体，因此关节突关节可以平滑地运动，使人体能进行上身前屈、旋转和伸展等运动，这些运动对于高尔夫球挥杆、弯腰刷牙或身体后仰换天花板上的灯泡都是至关重要的。

关节突同样受神经支配，有感觉神经分布在关节中并将其与脊柱的其他部分相

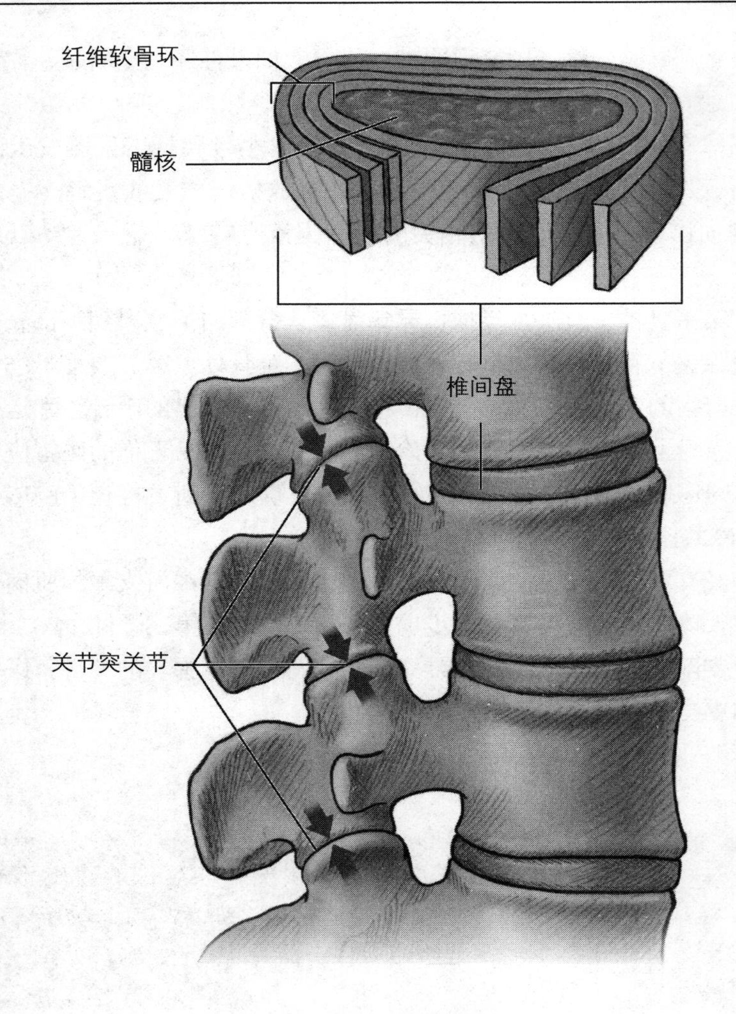

图2.3 椎骨结构

联系，通常与该关节上方的一个椎骨和下方的两个椎骨相联系。关节突的感觉可输入多个脊柱水平。

疼痛强度、次数、位置和放射性

这种疼痛可以是急性的或尖利的，但更多时候患者的描述是隐隐作痛或僵硬。关节突疼痛的放射性不同于神经痛。背部关节突疼痛从不放射到膝关节以下，很少放射到臀部。颈部关节突疼痛从不放射到斜方肌或肩部以下。关节突疼痛的疼痛评分常为2～4分，但急性疼痛可达到8分。

使腰部和颈部关节突疼痛加重的因素是诸如卧位或坐位超过15分钟的活动。通常关节突疼痛在早晨加重，常常是僵硬、酸痛感，随着运动和牵伸而有所改善，这不同于神经痛。背部伸展可能会加重疼痛，因为这个动作将关节突挤压在一起，对关节造成了刺激。

关节突常在打高尔夫或其他需要旋转身体的活动中受到损伤。在高尔夫球手挥杆时，关节突的疼痛常不易感觉到，但几分钟甚至几小时后就会感觉到。如果关节突损伤发生在你伏案工作时、园艺劳动时或做家务时情况也是一样的。当时你可能只有轻微的感觉，但半小时后开始背痛。这种疼痛可突然发生，如在你刷牙时突然发生。

通常关节突疼痛被称为长期积累的磨损和破裂。对秘书而言，关节突疼痛是由于持续弯腰整理文件导致；对电工或牙医而言，关节突疼痛是由于以颈部旋转来修理电路或牙齿导致。这是适应性短缩综合征的疼痛。

关节突退行性变

久而久之，平常的磨损、破裂和出血导致炎症或形成骨刺，伸入神经走行的椎间孔中。最终，这些骨刺会刺入神经，导致刺麻感和肌力丧失。这种骨性关节炎是关节内发生的炎症。炎症还可使颈椎和腰椎的椎管变窄。当这种情况发生时，你就有大麻烦了（参见本章后面关于椎管狭窄的内容）。在某种程度上说，这种炎症是身体通过各种物质如肿瘤坏死因子（TNF）攻击自身。使用抗炎药如阿司匹林、布洛芬等能阻止这些物质的影响。抗炎药能缓解关节突疼痛。关节突退行性变常发生在神经痛之前，但并不总是这样。

在进行会加重关节突疼痛的活动之前应服用抗炎药。例如，在打高尔夫球前1小时服用布洛芬或萘普生。在运动之后服用药物的效果并不如之前服用好。

肌肉、韧带和肌腱疼痛

肌肉、韧带和肌腱的损伤属于软组织损伤。肌肉损伤可能是最痛的，但韧带和肌腱损伤则是最持久并且造成受限最多的。幸运地是，韧带和肌腱损伤较少发生。肌肉损伤是最常见的，多发生于打网球、垒球、篮球和其他体育项目的周末勇士。

肌肉中有丰富的血管分布，并受到从脊柱发出的神经的支配。由于上胸部、上背部、肩部和骨盆，包括臀部和大腿的肌肉体积大而且肌肉力量强，因此它们使颈部和腰部稳定且易于运动。发生损伤时，这些肌肉痉挛，限制了颈部或腰部的活动从而防止进一步疼痛。在所有损伤中，包括骨骼、神经、关节突或肌腱损伤，神经系统使肌肉痉挛来保护整个脊柱，就像一个开关短路。肌肉痉挛限制了脊柱活动。当一块肌肉发生痉挛时，这块肌肉的血液供应会被切断，从而对肌肉造成进一步损伤。

一次暴力动作可导致肌肉撕裂。但即使是肌肉还未撕裂时，保护关节的反射性肌痉挛也会导致肌肉损伤。肌痉挛使肌肉收缩，使肌肉体积降低一倍并对血液供应造成挤压。肌肉不能获得充分的营养和氧气，从而导致肌肉损伤并且不利于毒素的清除。肌肉受损并发生炎症，导致其他的问题，这就是间接损伤。肌肉不自觉地痉挛，身体开始用细胞因子攻击自身。细胞因子是人体用来攻击自身的工具，可破坏所有它们释放到的组织，连正常的肌肉也不能幸免于难。在大多数脊柱的神经、小关节面和骨损伤中，肌肉都会发生间接损伤。

肌肉损伤的疼痛刚开始可能会很尖锐，然后变成位于损伤局部的深层酸痛。当你试着使用这块肌肉时，你将感到敏感和疼痛。当医生触诊这块肌肉时，会感到有硬结存在。硬结是炎症导致的肿胀，有时候这种肿胀也可由于出血或其他体液渗入受伤部位造成。

在损伤或肌痉挛的急性阶段，冰敷有助于缓解损伤，热敷使损伤加重。热敷会使损伤部位血流增加，从而进一步加大间接损伤。冰敷能减缓炎症过程。记住，小关节和软组织与神经的特性并不相同。小关节和软组织的损伤并不会导致感觉丧失或无力。在软组织损伤中的肌肉无力仅仅局限于受损的肌肉或肌腱。

作为一名专业保健人员应在神经解剖学方面有丰富的知识。不幸的是，其他很多人并没有接受过这方面的知识。每一根神经都分布到特定的肌肉上。专业的脊柱治疗师能够辨别出损伤的根源。

运动会加重肌肉疼痛，但疼痛局限于受伤肌肉（记住，运动使神经疼痛向下放射到手臂或腿，且常常伴有感觉或运动能力的改变）。休息与冰敷、抗炎药同样能缓解肌肉疼痛。

椎间盘疼痛

椎间盘（图2.4）由两部分构成。纤维软骨环由致密纤维和软骨组成，包绕着髓核（NP）——一个软但是致密的液态物质。髓核就像垫子，起到吸收脊柱受到的冲击力的作用，这样当你跌倒臀部着地时，脊柱并不会骨折。髓核吸收冲击力并改变形状，使脊柱具有弹性。

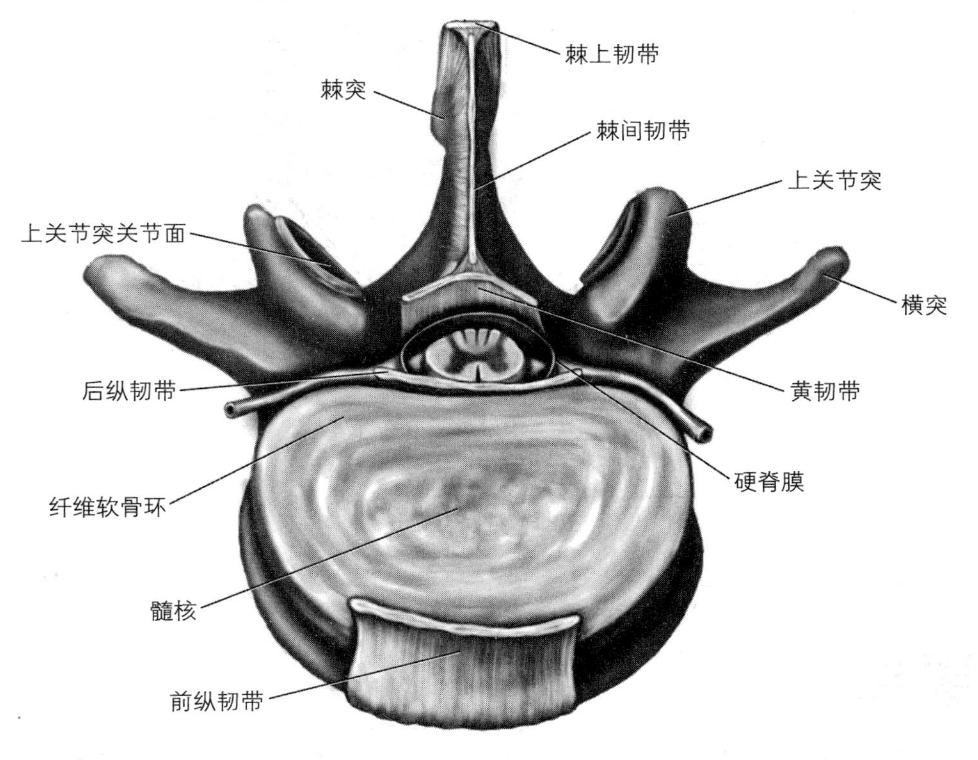

图2.4　椎间盘

将纤维软骨环（AF）和髓核想象成硬橡胶轮胎（AF）和内胎（NP）。有时候轮胎裂开，内胎突出来。这种情况称为椎间盘突出（图2.5）。纤维环上分布的神经纤维产生位于受伤椎间盘的钝痛。椎间盘造影是将造影剂注入椎间盘，通过纤维环的神经纤维判断椎间盘是否存在异常。如果注射造影剂会导致疼痛，说明椎间盘异常。在椎间盘突出中，突出的髓核可能会压迫神经根，这会导致放射痛或神经根病变。神经根病变的英文是radiculopathy。其中radice指“根”，pathy指“受苦”，因此神经根病变的意思是“受苦的神经根”。

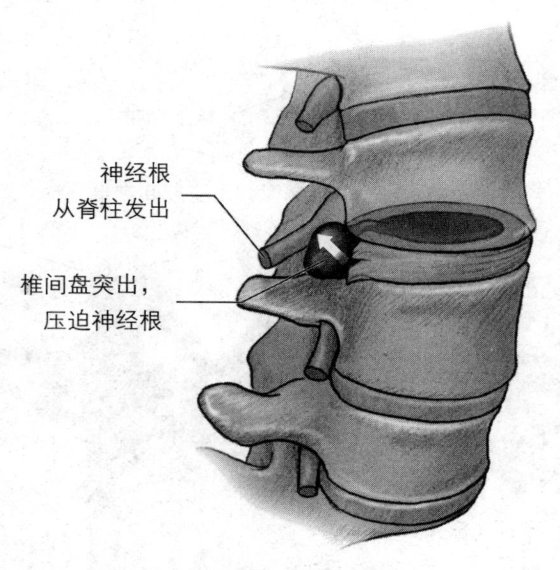

图2.5 椎间盘突出

误区

MRI（核磁共振成像）显示的椎间盘膨出一定是我问题的根源

科技发展改变了我们的生活方式。就像手机淘汰了电报和电话亭，新技术让一些医生改变了他们检查患者的方法。这些先进的技术也给我们出了一些难题——有用但常让人容易混淆。

由于科技创造出更好的成像工具，医生变得更依赖它们来进行初步诊断，在较短的时间里可以接待更多的患者。结果就是对成像工具的过度依赖。依赖这些新技术可能导致我们走上歧途，混淆诊断结果，而不是使诊断结果更加清晰。

1982年的一项研究报道，MRI并不如之前想象的那么有效。MRI常降低特异性诊断的准确性。该研究显示，在没有报告过疼痛但诊断有明显脊柱疾病的50岁以上患者中，50%是通过MRI确诊的。在该研究调查的病例中，20%的患者仅仅25岁即被诊断有明显的脊柱改变。

目前，更多的研究报道了所有人群中不论有无症状的各种颈椎和腰椎椎间盘膨出的共同本质。椎间盘膨出是常见发现，MRI只是诊断的一部分。如果MRI结果不支持你的病史和临床检查，那么MRI诊断正确的可能性很小。

韧带疼痛

脊柱有数条韧带（图2.6）。前纵韧带和后纵韧带主要起支持作用。这些韧带的神经分布很少，这意味着它们痛感很少，但有重要的解剖学作用。当椎间盘形态正常时，这些韧带处于伸展状态。但当25岁后椎间盘开始脱水时，椎间盘缩小，降低了韧带的紧张度，造成韧带弯曲，椎管尺寸减小。

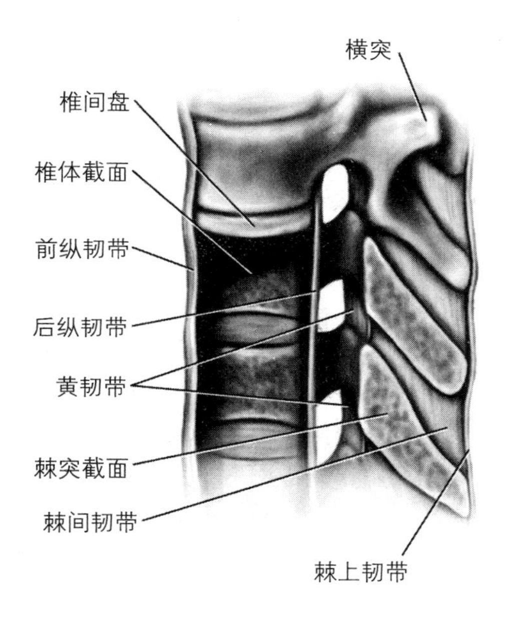

图2.6 脊柱的韧带

当我们年龄渐长后，由于髓核脱水和椎间盘压缩，我们的身高会有所下降。屈曲的韧带进入椎管，可导致椎管狭窄（图2.7）。在颈部，椎管狭窄压迫脊髓，可导致颈部以下节段瘫痪或无力，这是临床急症。如果椎管狭窄发生在腰部，你的双腿可能会出现肌力下降的情况。

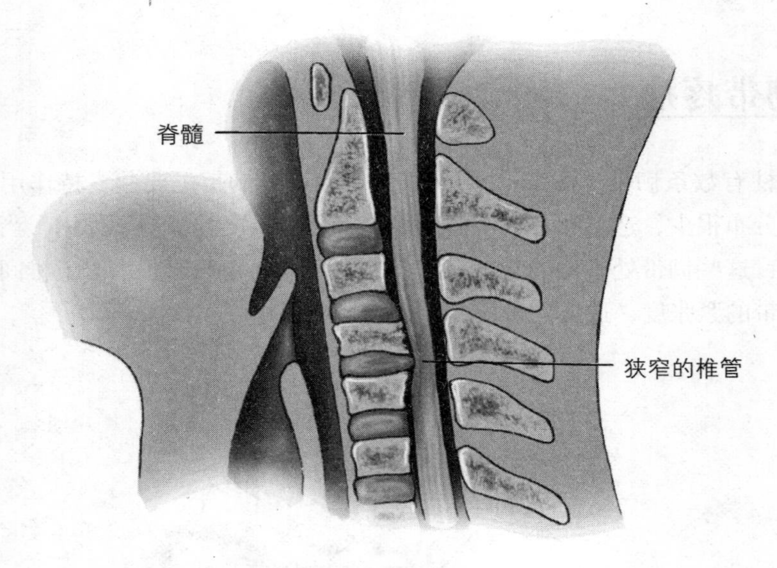

图2.7 椎管狭窄

脊髓损伤

脊髓拥有全身的感觉、运动和协调神经纤维，但却没有自身的痛觉感受器。脊髓通过运动和感觉来表达无法用疼痛传达出来的信息。在脊髓损伤中，感觉、肌力和肠道、膀胱功能丧失或严重受损。颈椎水平损伤会导致四肢麻痹、无力或瘫痪。脊髓损伤是临床急症。

脊髓损伤可在数月或数年间缓慢发生。刚开始只有节段性感觉或运动损失。这表明感觉丢失的部位在损伤平面之下。曾有一名患者报告她在淋浴时腰部以下突然感觉不到水流。片刻后她的双腿无力并尿失禁。诸如此类的症状构成了临床急症。如果你有这些症状的任何一项，都必须立刻去急诊室。

椎骨疼痛

椎骨外覆有一层骨膜，其上有丰富的痛觉神经纤维。椎骨内部是致密骨小梁构成的网状骨质。网状骨质内部是营养骨质的结构，保持骨骼健康。网状骨质中没有神经分布，因此损伤时不会产生痛觉。

骨质疏松症和骨量减少

骨量减少指骨量过少的状态，骨质疏松症则是骨质中出现空洞的情况。骨质疏松症使骨硬度下降，容易发生压缩性骨折，因此大多数骨折是由意外或骨质疏松症所导致的。每年大约发生750000例脊柱骨折和250000例髋骨骨折，80%的患者是绝经后女性。

椎骨疼痛严重、尖锐并局限于受伤的椎骨。症状通常突然发生，疼痛评分为7～10分。仰卧、弯腰和旋转会加重疼痛。疼痛不会放射到手臂或腿部，除非骨折压迫到神经。

椎骨疼痛是位于骨折部位的急性刺骨痛；60%的骨折发生在第十二胸椎（T12）或第一腰椎（L1），疼痛多位于棘突。仰卧会加重疼痛，而坐起来会缓解疼痛。弯腰、提举或旋转会引起急性疼痛。椎骨损伤通常会导致损伤局部肌痉挛。椎骨疼痛常是可能存在严重脊柱疾病的危险征兆，如严重的骨质疏松或较罕见的脊柱肿瘤。

发生椎骨疼痛后应立刻拍X线片并进行临床诊断。椎骨疼痛不会引起感觉功能、运动功能和肠道、膀胱功能变化，除非椎骨的问题导致了椎管狭窄并压迫到脊髓。对于骨质疏松的人来说，骨折可在没有任何急性创伤（如跌倒、意外）的情况下发生。

心理疼痛

通常大脑并不包含在脊柱解剖中，但它对于所有疼痛而言都是一个重要因素，尤其是持续超过6周的慢性疼痛。大脑向下延伸，进入脊柱。所有医生都知道，如果没有大脑就不会有任何疼痛。所以，在手术前医生都需要麻醉患者，让大脑休眠就感觉不到疼痛了。大脑对增加疼痛感觉的影响是巨大的。

医生会告诉你大脑能调节疼痛的强度。在背部隐隐作痛和僵硬感是一回事，但如果你的大脑认为这是由于背部有恶性肿瘤引起的，那么隐隐作痛就发展到了一个新的程度，包括恐惧、焦虑甚至恐慌。多数医生和护士从自身的经验中可证实这一点。

如果对4个或4个以上问题回答“是”，那么你有慢性疼痛或抑郁。你应去看专业的疼痛治疗师。

精神常受神经递质抑制，如多巴胺、5-羟色胺、谷氨酰胺、去甲肾上腺素、

心理疼痛测试

1. 你是否每时每刻都感到疼痛？
2. 在大多数夜里，疼痛会让你醒来吗？
3. 疼痛毁了你的生活吗？
4. 工作是否消耗了你大量的时间？
5. 你是否认为没有人能帮助自己？
6. 你是否认为你的家人并不理解你究竟有多疼？
7. 你的医生是否向你提出你的疼痛是想象出来的？

gabamine[①] 和细胞激肽类等。细胞激肽类并非善类，这些激素可导致严重疼痛。激肽、前列腺素、白三烯和其他因子如P物质会刺激皮肤及其他部位的痛觉感受器，显著增加疼痛。疼痛的突然发作就好像炸弹爆炸，激肽的释放就相当于爆炸之后的辐射或火灾。控制疼痛应把这两者和心理因素都纳入考虑范畴。

我们提示疼痛存在于大脑中，但这并不是说疼痛是想象出来的或假的。大脑尤其是脑干和脊髓通路能调节对疼痛的感知。记住，疼痛是一种意识知觉。昏迷的人即使受到严重损伤也感受不到疼痛，没有意识的人是感受不到疼痛的。这就是患者手术前需要麻醉的原因。被催眠或施以针灸的人在手术中也可能没有痛觉，因为神经递质被激活而激素活性被抑制了。

失眠和痛觉

所有经历疼痛的人都会说经过一夜高质量的睡眠后疼痛减轻，而夜里睡眠不好则疼痛加重。这是为什么呢？

5-羟色胺等神经递质能阻断丘脑和脊髓上行通路的痛觉感受。与吗啡不同，5-羟色胺确实能减少大脑中接收到的疼痛信号，就像阀门能调节水流的大小一样。吗啡使意识变得迟钝，而5-羟色胺增强意识和幸福感。去甲肾上腺素也是一种神经递质，同样显示出能够降低痛觉的作用。

研究显示，痛觉可降低或提高10倍，这在一定程度上依赖于5-羟色胺的增加或减少。学生们服用乙胺（这种物质能消耗5-羟色胺）后，在步行去教室时感受到严

①尚无中文名称

重的疼痛。

药剂对人体中复杂的神经递质和激素系统的作用决定了其有效性。5-羟色胺和去甲肾上腺素能够降低或提高痛觉，就像痛觉的自动调温器。

尤其在夜晚，你会希望疼痛减轻。不幸的是，在自然状态下，夜晚通常是疼痛加重的时期。抗抑郁剂和选择性5-羟色胺再摄取抑制剂（SSRIs）最开始都用于治疗抑郁，但由于它们能提高5-羟色胺和去甲肾上腺素水平从而降低痛觉，现在它们被用于慢性疼痛的一线防御。这些药物的优点是不会造成人体的依赖性（更多治疗脊柱疼痛的用药知识，见第10章）。

在美国，失眠的流行率很高。虽然很多失眠的人都有睡眠障碍如睡眠呼吸暂停，但失眠常是自身诱导的问题。睡眠呼吸暂停扰乱了人体补充5-羟色胺、去甲肾上腺素和其他神经递质的睡眠阶段。阻塞性睡眠呼吸暂停是引起慢性疼痛和纤维肌痛的一个重要原因。如果你睡觉时打呼噜、早晨醒来时感到疲惫或头疼、在白天很容易打瞌睡、血压高或超重，那么你应该去看医生检查自己是否有睡眠呼吸暂停。

7 ~ 8小时的正常睡眠对于控制疼痛和维持神经递质水平很关键。这些神经递质决定了痛阈的高低。我们通过握手就可判断出患者是否会对针刺产生过度反应。如果患者的手潮湿冰凉，这意味着患者肾上腺素水平高，这会增加人体对疼痛的敏感性。肾上腺素能增强人体对所有刺激的感知觉，因此当肾上腺素升高时，人体痛阈降低。

睡眠质量好且5-羟色胺水平高的人对疼痛的耐受性好。事实上，由于5-羟色胺等神经递质阻断了疼痛信号，大脑几乎接收不到疼痛信号。有慢性疼痛的人睡眠质量通常不好，因此5-羟色胺水平低。5-羟色胺水平低与抑郁和肾上腺素水平低相关，这就导致了痛阈低和对疼痛的敏感性高，尤其是慢性疼痛持续超过6周的患者更是如此。

人们平均需要7小时的睡眠，而不仅仅是躺在床上7小时。由于疼痛通常在夜间会加重，因此很多疼痛患者开始畏惧就寝。这种情况可由睡眠障碍方面的专科医生进行治疗，也可采用认知疗法。

睡眠测试

1. 因为疼痛，我害怕夜晚。
2. 我打呼噜。
3. 我醒来时比入睡前更疲惫。
4. 我每晚睡眠时间少于6小时。

5. 我常常在看电视时或饭后睡着。

6. 女性腰围不少于35英寸（88.9厘米），男性腰围不少于40英寸（101.6厘米）。

7. 发生疼痛后，我的体重增长了不少于15磅。

在以上问题中，如果你有不少于两题回答“是”，或者对第二题回答“是”，你都急需进行睡眠检查。

第 2 部分

自我帮助

第 3 章
使用急救措施来快速缓解疼痛

当你的手指被锤子砸到或脚趾被门挤到时，你会感到疼痛。你可能会大叫一声，口中蹦出一两个词，或晃动手/脚。逐渐地，疼痛开始消失。不需要用冰敷、热敷、包扎、浸泡等措施，疼痛就会好转。2分钟后，你就好像已经忘记了这整个过程。

为什么颈腰部疼痛不能遵循这个过程呢？为什么这些部位的不适常常难以解决，疼痛一直绵延不去？为什么不能像被砸到的手指和被挤到的脚趾的疼痛一样只持续很短的时间呢？

如果大多数颈腰部疼痛都是由于单纯的挫伤导致，那么可能这些疼痛也很容易快速解决。但事实上，大部分脊柱不适都不是挫伤或撞击的结果，常由于反复磨损和撕裂（长期暴露于过度应力下）导致。当创伤如跌倒、运动或车祸导致脊柱不适时，还有很多其他因素影响愈合进程。在这些情况下，我们需要将关节、肌肉、椎间盘、神经和韧带作为一个整体来考虑，每个结构被拉伸或压缩、旋转或撕裂的程度各不相同。这与单纯的挫伤是非常不同的。

试图将疼痛摇掉对于颈腰部疼痛是不可行的，那么你能做些什么来缓解持续存在的不适呢？继续阅读来寻找答案。本章分为两部分，在第一部分中我们关注特定事件如跌倒、重复劳动、过度活动或周末体育运动导致的急性疼痛；在第二部分中我们阐述逐渐发生且没有明显原因的、已经持续一段时间的慢性疼痛，这种疼痛常常更让人烦恼和沮丧。

表3.1总结了本章所探讨的自我护理方法。

表3.1　急慢性脊柱疼痛的自我护理方法

	急性疼痛	慢性疼痛或僵硬
冷敷	是	是，缓解疼痛
热敷	否	是，缓解僵硬
活动	避免或尽可能少卧床休息。在可耐受范围内保持活动	纠正动作，将加重疼痛的因素最小化。评估人体力学、办公室设置和现有的运动锻炼

续表3.1

	急性疼痛	慢性疼痛或僵硬
颈托或护腰	只能短期用于缓解症状，避免全天使用	在大多数情况下不推荐
用药	非处方抗炎药和缓解疼痛的药物	根据医生建议用药。在任何长期用药前都需评价健康风险
颈椎枕或腰椎辊	有用	有用
运动锻炼	直到你开始感觉疼痛有所改善才能开始运动，保守地运动	为了长期的健康，推荐进行运动锻炼。运动锻炼能降低废用性肌萎缩，并刺激内啡肽生成，有助于缓解疼痛

急性疼痛的自我治疗

这种类型的疼痛一般会限制活动和功能。你可能会发觉难以完成起床、系鞋带、刷牙或开车去上班等活动。你可能不能轻松地站立、步行、抬起手臂穿衣服以及转头向后看等。

何时冰敷

不论何时发生疼痛或活动受限，你的第一反应应是进行冰敷。急性疼痛常导致炎症反应，炎症会导致进一步疼痛、僵硬和活动受限。冰敷能降低局部新陈代谢，从而延缓炎症反应。通过减少白细胞的进入和致炎因子的释放，你就能将整个炎症进程最小化。这样可降低损伤的影响同时还没有过度肿胀的不良影响。简而言之，你将更快恢复。

损伤发生后的72小时内应坚持冰敷。72小时后，只要疼痛和运动受限存在，就应继续间断地冰敷。刚开始，你会持续冰敷来缓解损伤部位的症状、最小化出血、

> ！如有以下情况，不可使用冰袋来治疗脊柱疼痛：损伤后48小时内有开放性或感染伤口（如还没开始愈合的开放性切口或擦伤，已缝合的手术伤口不包含在内）；皮肤过敏，但脊柱问题中这种情况罕见；有危害到血管系统或导致皮肤感觉缺失的神经问题。

肿胀和组织损伤。当情况好转后，你很可能会减少冰敷的次数。商店出售的可重复使用的胶袋适用于脊柱，因为它们能根据身体的轮廓轻易地改变形状。

冰敷需平衡两方面的问题，一方面，你希望冰敷的时间尽可能长，以对损伤局部降温并延缓炎症进程；另一方面，冰敷时间过长会导致皮肤过敏。通常情况下，使用可重复使用的胶袋冰敷的时间在15～20分钟最好。胶袋的优点是它的温度会缓慢升高，最终会失去冷却性，降低了皮肤过敏的可能性。冰块持续时间更久，在整个冰敷过程中温度都很低，因此需要更加注意避免发生皮肤问题。为了将皮肤过敏的可能性降到最低，最好的方法是将冰袋用枕套包住或与皮肤之间隔一层衣服（图3.1），而不要直接将冰袋贴在皮肤上。

一般来说，一天中冰敷次数不能过多。如果你很疼而且难以移动，应尽可能频繁地使用冰袋。只要冰敷后皮肤恢复到正常颜色，就能进行下一次冰敷，两次冰敷间隔时间不少于45分钟，冰敷时间为15～20分钟。

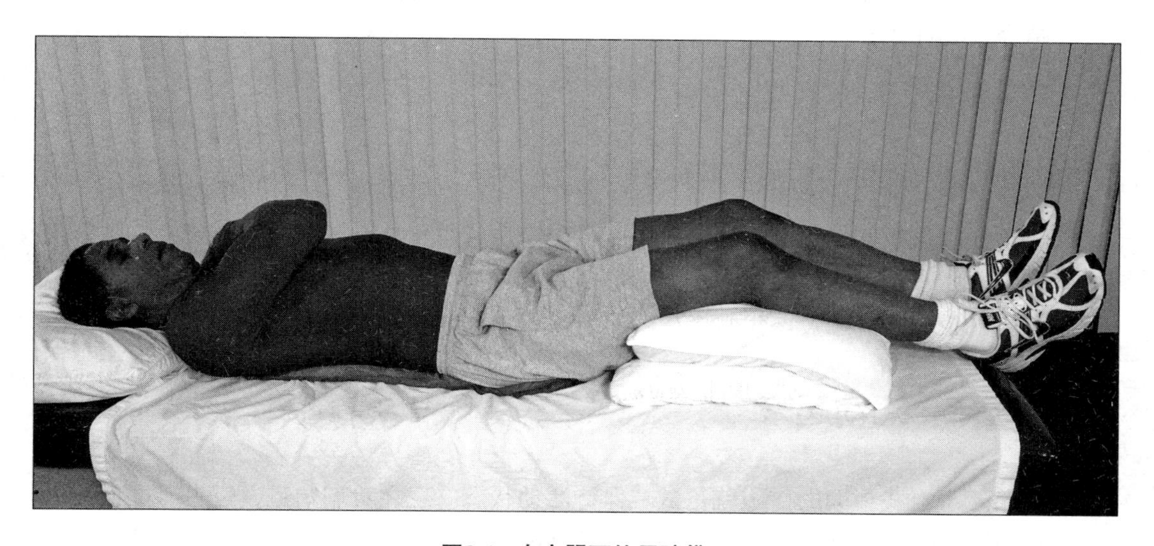

图3.1 在衣服下使用胶袋

为什么不能热敷

患者常常询问能否热敷或冷热交替，我们的建议是急性期内（约3周）应坚持冰敷。在损伤的最初阶段，冰敷能提供你所需要的一切益处，如缓解疼痛和降低肿胀，从而有助于改善活动能力和功能。

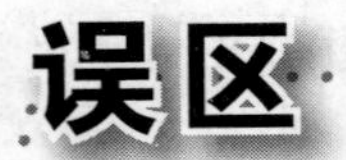

冷热交替是有效的急救措施

这是一个急需解决的问题。为了缓解不适，你选择冰敷、热敷还是两者结合？基本原则是根据具体情况选择冰敷或热敷，两者结合既没必要而且繁琐。

例如，如果你有急性疼痛和肿胀，应选择冰敷，热敷起到相反的作用。如果你有持续的肌肉僵硬或网球比赛前需放松肌肉，应选择热敷，而冰敷起到相反的作用。如果你有持续疼痛和肌肉酸痛，应使用冰敷。如果你有僵硬，需要松解硬结，应使用热敷。

冷热交替是不实际的。当你试图放松享受冰敷或热敷带来的益处时，你最不想做的事情就是时刻留意计时表，提醒自己10分钟后要更换敷料。等到你觉得舒适的时候又该更换敷料了。在你经受疼痛时，这个过程并不实际。

保持简单是最好的治疗，因此，根据自己的情况选择冰敷或热敷，将两者结合并没有必要。

冷热交替是浪费时间的选择。对于急性损伤和疼痛而言，热敷几乎没有帮助，而且更换冷热敷并且保持冷热敷的温度对于损伤后需要躺下休息的患者来说工作量太大。这并不是说热水澡不会让人感觉良好，热水澡确实有这样的效果。但从恢复的角度来说应坚持冰敷。我们将在后面的章节中探讨热敷的作用。

起床，活动起来

第二个自我帮助的措施就是试着保持活动状态。现在我们知道，过去所推荐的服用2片阿司匹林并卧床休息1周并不是最好的方法。医学文献指出，长期制动对愈合有不良影响。通常来说，你越快重新开始日常活动或保持日常活动的时间越久，你恢复的速度就越快。例如快递员和家庭主妇，尽管在受伤的最初几天他们的活动量可能不如平时，但他们还是会进行一些其他活动，这已被证实是有用的。将活动与你将在第6章中学习到的正确的人体力学相结合后，保持活动能使肌卫现象最小化、避免肌肉萎缩，一般来说能缩短恢复时间。

当然，戴颈托或休息1～2天不工作有时也是有好处的。给予受伤部位短暂的休息是有利的，但尽量多试着保持正常的日常活动。在一段时间内，你可能需要放弃体育运动、周末打网球、割草或遛狗，但你应尽可能多的保持日常活动，这样才能确保自己能快速恢复上述这些活动。

很多研究报道了损伤或疼痛发作的恢复期保持活动的优点。恢复期受到很多因素的影响。当然，避免卧床休息是肯定的，但可以允许自己短暂地休息一段时间，必要时休息半天或一天是可以的。不要等到不适完全减轻后再开始自己的生活。

何时能使用设备和配件

尽管颈托有时是有用的，但我们不会把颈托推荐给所有人，除了某些特殊情况如急性骨折。颈托能提供一定的稳定性和舒适度，尤其是在创伤后，如车祸或跌倒后。但是，久而久之，颈托会导致颈椎姿势不良、颈部肌肉无力并限制活动度。如果颈托能缓解你的症状，那么可以使用颈托，但只能短期使用。长期而言，应进行治疗或采取其他健康干预方法来避免对颈托的依赖性。不管使用何种材料做支撑，颈托都无法取代肌肉给予颈部自然支撑的好处，因此长期使用颈托有不良作用。我们将在第4章中讲述加强肌肉力量的方法。

与颈托相似，一般推荐在损伤刚发生时或已有疼痛突然发作时短期使用护腰。护腰同样不适合长期使用。护腰可让你感觉好受一些，这在短期内是有利的，但没有研究显示护腰本身能提供额外的功能性支持或防止额外损伤。仓库工人和送货员经常使用护腰，但他们在这些情况下使用护腰也带来了一些问题。护腰确实有助于提醒自己有脊柱问题，可能会促进你使用正确搬运动作并提高警惕性，但实际上护腰并不能让你更安全或更强壮。如果使用护腰能让你好受一些，可以短期使用，但在你症状有所缓解后，不能依赖于护腰来提供额外的力学帮助。腰背部肌肉的任务是为脊柱提供力学支撑，我们将在第4章中讲述加强腰背肌力量的方法。

要推荐特定类型的颈椎枕或腰椎辊并不容易，因为选择太多了，而且大多数都有良好的效果。试着找到最适合自己的颈椎枕或腰椎辊，其他的可能也有一定的效果，但效果不如最适合自己的好。挑选颈椎枕或腰椎辊的一般指南可能对你有所帮助。一般来说，并不是越贵的东西就越适合自己。因为在找到最适合自己的颈椎枕

米歇尔（Micheli）的例子

米歇尔工作很努力，当她在轮班前6个小时出现在公司的医务室时，医生就知道不妙了。两天前米歇尔在抱孩子的时候伤到了背部。她说自己现在还无法活动，旋转和弯腰穿鞋时都很疼，而且不能很容易地起床。现在她不要求能抱孩子，但她希望下午能去上班并知道可以做什么。经过背部屈曲的治疗和冰敷后，医生同意米歇尔下午试着上班。她在上班期间一直做自己力所能及的活动，晚上她报告自己的情况有了稳固的进展。周末时，米歇尔已经恢复了正常的家庭活动和工作。

或腰椎辊的过程中可能会走一些弯路或犯一些错误，可能20美元和120美元的颈椎枕给你的感受是一样的。第二点，要有逻辑地思考。如果你在床上头放平睡觉会加重不适，那么购买一个中间凹陷放置头部的枕头可能不是明智的选择。如果你在阅读时睡着第二天醒来觉得颈部疼痛，那么高、厚的枕头可能不适合你。这对背部也是一样的。工作时放一个靠枕在背后可能有用，但很可能你的椅子经过调整也能达到同样的效果。可能在旅行中、看电影时和运动时，20美元的腰椎辊用起来要比昂贵的垫子方便得多。选择时，方便是第一位的。

颈椎枕和腰椎辊有用，因为它们帮助身体处于正确的姿势。姿势的改变能纠正导致不适的原因，如姿态松懈、紧张或偏向一边等。在多数情况下，只需使用不太昂贵的物品就能达到改善姿态的效果。

何时用药

第三个自我帮助的方法是非处方药物。对乙酰氨基酚（泰诺林）是一种退烧止痛药。布洛芬和萘普生是抗炎药，也用于退烧止痛。阿司匹林是抗炎药，用于缓解疼痛。

我们建议根据药物说明书上规定的剂量服用阿司匹林、布洛芬或萘普生，用于缓解急性损伤后的疼痛和肿胀。

另一药物选择是肌肉松弛剂。尽管不是非处方药物，但肌肉松弛剂有助于缓解肌痉挛和恢复活动。肌肉松弛剂没有抗炎作用。医生会建议你使用他们认为最适合你的药物。为了达到最好的效果，应遵循医生的建议，因为他/她熟悉你的病史和你目前的用药情况。

自我治疗慢性疼痛

脊柱的慢性疼痛令人烦恼，并可能严重限制脊柱活动。如果你目前的情况是慢性疼痛的急性发作，请参考前文中所阐述的急性疼痛处理方法。如果你有慢性脊柱疼痛且目前没有加重，这里有一些基本的自我干预方法能有助于缓解症状。

根据定义，如果你的症状持续超过3个月则称为慢性疼痛。慢性疼痛患者需要从动力学方面加以改善。很多慢性疼痛患者与急性损伤或急性发作的患者不同，他们没有突然的活动受限。通常慢性不适被描述为恼人的僵硬、深层的疼痛或强烈的沮丧感，它可能是持续性或间歇性的，通常不被形容为剧烈、严重或切割感。

这是疼痛还是僵硬?

如果患者主述为疼痛，那么我们的建议是冰敷。然而更多时候，患者的主述是持续的僵硬或紧张感。在这种情况下，热水袋或暖宝宝可能更合适，能有效缓解肌肉僵硬。当患者抱怨僵硬和肌肉酸痛时，应选择热敷。

热敷的优点是能促进局部血液循环，有助于清除肌肉中由于长期痉挛而堆积的代谢产物，这对于恢复进程有重要影响。虽然冰敷也能达到同样的效果，但有些人在冰敷时并不能完全放松，从而不利于缓解肌痉挛。因此热敷是合适的选择。

一般热敷的时间是20分钟，在舒适的前提下可频繁使用。只要热敷后皮肤恢复到正常颜色，就能进行下一次热敷，两次热敷间隔时间不少于45分钟。很显然，热敷的副作用是烫伤，如果你不小心的话烫伤可能会很深。因此，避免在睡觉时热敷，在热敷时定闹钟提醒自己20分钟后应停止热敷。热敷能缓解疼痛，在热敷时打瞌睡的现象并不少见。不幸的是，这正是烫伤发生的原因。

分析自己的活动

发生急性疼痛后，应保持自己能忍受的活动水平。对于慢性疼痛，应分析自己家庭和工作环境来确定哪些活动和姿势会加重疼痛（见第6章中阐述的人体力学和第7章中阐述的办公室人体工效学）。不良姿势或活动习惯可能会加重导致不适的机制并使不适持续存在。为了缓解慢性疼痛，你需要纠正行为习惯，尽量减少加重症状的活动。在后面的章节中我们将简述如何纠正行为习惯。

运动锻炼

世界上没有灵丹妙药，但坚持正确的锻炼有近似于灵丹妙药的效果。记住并非所有运动适合于所有情况。一点点常识加上专业指导就对建立治疗计划大有助益。下一章我们将探讨牵伸和运动锻炼。在多数慢性疼痛情况中，牵伸和运动锻炼至少能缓解不适。一个规律的计划能帮助你缓解症状，并增强工作中的耐受性。开始运动锻炼的最好方式可能是选择能增强全身体适能水平的活动。步行、游泳和动感单车是三种能改善体适能水平及缓解不适的简单活动。

良好的睡眠

第5章中我们将探讨睡眠对机体恢复过程的影响。大多数慢性疼痛患者有一些不同形式的睡眠减少，这会导致他们的痛觉提高。5-羟色胺能缓解疼痛，在深度睡眠阶段分泌。皮质醇与5-羟色胺相反，能增强人体对疼痛的感知觉。慢性疼痛患者常会焦虑、疲惫或生气，而皮质醇会在这三种情况下分泌。这是巧合吗？很可能不是。

提高夜间睡眠质量的一个方法是在每天稍晚的时候避免服用兴奋性物质，如咖啡因或巧克力等。在晚上食用火鸡、牛奶和奶酪等会有助于睡眠。

牵伸是能帮助人体进入休息模式的另一种方法。正如我们将在第4章中讲到的，长时间的柔和牵伸对神经系统起到镇静作用，减少神经输入从而有助于缓解肌痉挛和肌肉疼痛。每个牵伸动作应至少持续60秒，重复2～3次，用力应稳定谨慎，不能诱发症状。在多数情况下，牵伸是慢性疼痛患者的最好自我干预方法。你既可以根据一天中的情况完成整套牵伸练习，也可以选择1～2个针对自己背部或腰部疼痛的牵伸动作反复练习。不管你选用哪种方式，你将会为这些简单的牵伸练习给你带来的巨大改善而惊讶。

不管是服用非处方药物、改变人体力学、纠正动作习惯、短期使用护腰或颈托、开始进行一些牵伸练习还是大量使用冰敷，通过自己的努力，你的症状都会立刻有所缓解。

本章并不是说消除不适是很简单的。很明显，事实并不是这样。你应使用我们在本章中所提供的信息来开始恢复计划，朝着恢复身体功能能力且没有活动限制的方向努力。

第 4 章
牵伸和运动

牵伸和运动是缓解与预防脊柱疼痛最有效的方法。对于解决根本问题，这一章所提到的建议和方法尽管不一定能一招奏效，但最起码可以缓解一定的疼痛和不适。这些牵伸和练习动作节奏缓慢、阻力较小，发生损伤的可能性较小，同时这些过程并不需要多么昂贵复杂的器械，所以你可以选择在家里进行练习。本章建议的牵伸和其他练习动作已经过不同年龄阶段与不同身体状况人群的有效测试。

这一章介绍的专门性练习主要包括两方面，第一部分是躯干稳定性练习和胸部姿势的矫正练习；第二部分主要是静力收缩的练习方法。每一章节的最后都有练习时的注意事项。

躯干稳定性

躯干稳定性练习的技巧大同小异，关键点在于根据个体差异选择不同的姿势和难度进行锻炼。在练习过程中可以通过移动上下肢增加练习难度，而且一般由易到难逐级进行练习，但不论哪一个难度水平的练习，最基础的肌肉收缩原理都是一样的。

所有练习的目标都是找到最舒适或最少疼痛的脊柱位置，在这一位置上脊柱既不是完全屈曲也不是完全伸展，称为中立位。通过在脊柱中立位下的练习，锻炼肌肉来支撑脊柱并保持让人舒适的姿势。

稳定性练习还可以有效增强躯干肌肉的协调性。通过锻炼，躯干肌群会按照优化的顺序完成特定的动作，协调性好的肌群完成动作的效率也会更高。良好的协调性可以使人们在日常的休闲运动或竞技比赛中有效避免损伤和不适。

练习的关键是掌握正确的技术。同健身房中的力量练习有所不同，躯干稳定性的练习并不需要突然的爆发力，而是先通过低难度水平的练习掌握技巧再逐级增加难度。当可以完成较高难度水平的动作时，你的肌群就达到你所希望达到的水平了。

躯干稳定性要求躯干肌肉的协同收缩，主要是要求利用腹肌和椎旁肌（半棘肌、髂肋肌、多裂肌——颈背伸肌群）将脊柱固定在相对舒适的位置。可以通过腰部反复屈伸来确定自己最舒适的位置，这样的方法适用于颈、胸、腰椎的各个节段。

你可以通过感受打喷嚏时腹部肌肉的收缩来寻找收缩的感觉。女性在用力向前推一件很沉的物品时的感觉和男士在承受即将到来的击打时腹部紧绷的感觉都是这样的。标记出下肋缘的活动范围。不要刻意吸气或挺肚子，而要用力去展现自己的六块腹肌。它们就在那里，只是有时候需要一些诱导才会显现出来。

无论你是仰卧位、俯卧位、手膝位还是站立位，在练习过程中都应确保脊柱处于舒适的位置。同时，在躯干肌肉收缩时脊柱切忌拱起或松弛。在找到相对舒适的位置后，通过下移肋骨并保持来收缩这些肌肉。有个很好的刺激方法就是打一个喷嚏去感受肌肉的收缩。

在进行肌肉收缩练习时可以将指尖放于小腹两侧略高于腰带的位置（图4.1）。如果动作正确，你可以用指尖感受到腹肌由放松到紧张的硬度变化。

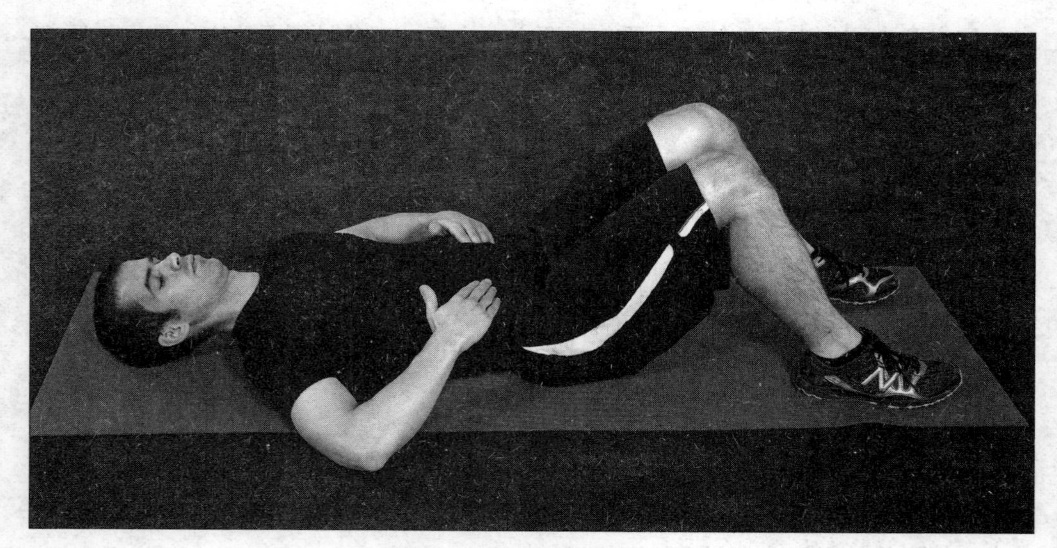

图4.1　感受躯干肌肉的收缩

肌肉激活后，在练习过程中要始终保持收缩的紧张感。目标就是保持躯干肌肉的协同收缩，尤其是在进行移动上下肢这样提高难度的动作时应该更加注意。试着尽量每次动作保持2分钟。以后可以通过延长保持时间或进行下一级动作来增加训练难度。在每一级动作保证正确并可连续坚持2分钟后可以进行下一级动作练习。

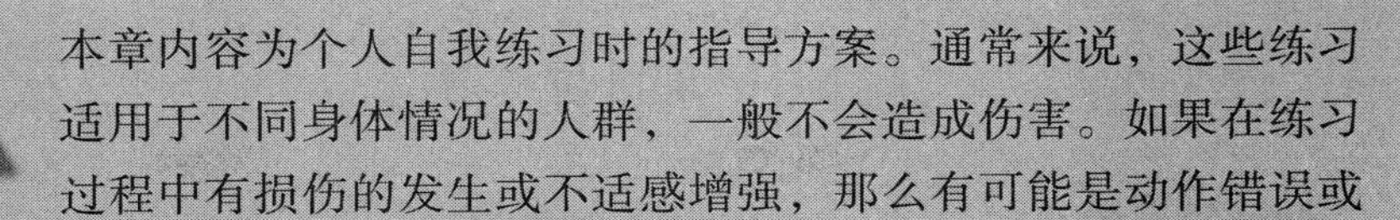

本章内容为个人自我练习时的指导方案。通常来说，这些练习适用于不同身体情况的人群，一般不会造成伤害。如果在练习过程中有损伤的发生或不适感增强，那么有可能是动作错误或这个难度的动作并不适合你。如果出现这种状况，建议在接下来的两三天继续坚持练习以掌握动作技术。如果不适感仍然存在或增强就停止这样的练习。在练习时还要注意区分由新动作带来的疼痛和脊柱周围软组织本来就存在的疼痛。

这些简单直观的练习包含了很多治疗理念，可适用于很多患者。在这里，我们每一动作只先介绍前两级的方法。随着动作难度的增加，错误出现的几率也会随之增加，这样有百害而无一益。一般来说，延长保持时间的练习取得的效果往往要好于选择难度系数稍大的动作的练习效果。按照这个思路锻炼，可以在保证安全的情况下满足增加难度的要求。

姿势综合征患者的注意事项

该部分内容主要介绍针对姿势综合征患者的练习。造成姿势综合征的原因通常是由结构异常引起的间断性不适。一般不会很严重或导致肌力减退，常见的描述是恼人的、使人不得安宁和令人痛苦的，但不会是强烈的或紧急的。正确的锻炼是解决由姿势造成这些症状的首选方法。从定义上来讲，患者的柔韧性并不受限。

姿势综合征往往还会导致头痛、颈痛、颈部劳损、肩胛骨间疼痛、胸椎劳损、腰痛和腰肌劳损等。通常来说这些症状的感觉都是很模糊的，很难通过临床医学诊断或病理学来识别。

姿势练习

选择一组动作或5～6个动作进行练习。每个动作连续坚持2分钟。每周可进行3～4次训练，条件允许的话每天一次效果更佳。在你感觉到这些练习可以明显改善不适时应多多练习。为了好的开始，每周应坚持3～4次。在以下介绍的练习动作中，用“*”标注的属于较高难度级别。

仰卧位练习

仰卧屈臂练习

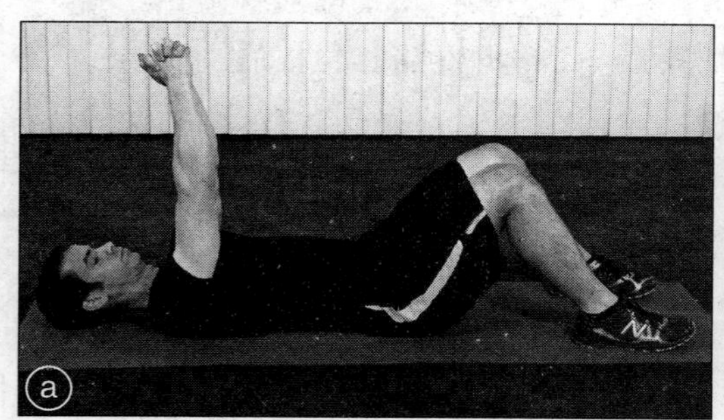

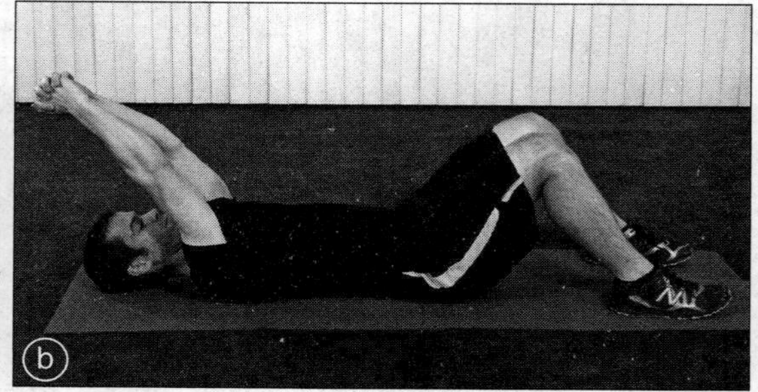

仰卧位，采取46页介绍的方法保持躯干肌肉紧张，在找到最舒适的体位后如图a所示，双手紧握，在舒服的范围内来回摆动手臂，如图b所示。进行此项练习时要避免腰背呈拱状，连续进行2分钟。可以手持5～10磅（2.3～4.5公斤）重物以增加难度。

仰卧伸腿练习

仰卧位，同手臂屈曲练习一样采取46页所介绍的方法保持躯干肌肉收缩，找到最舒适的体位，如图a所示；缓慢抬起一侧下肢，如图b所示。两侧练习交替进行，坚持2分钟，在练习过程中要避免腰部屈曲。

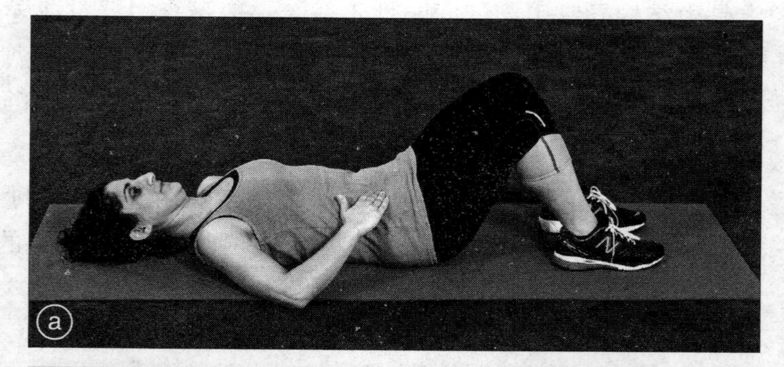

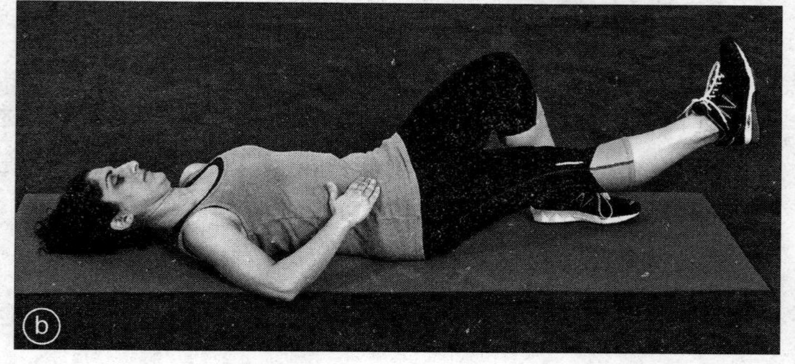

仰卧交替举腿*

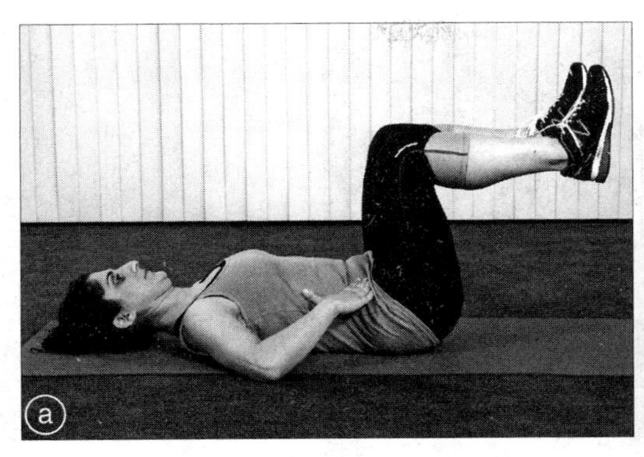
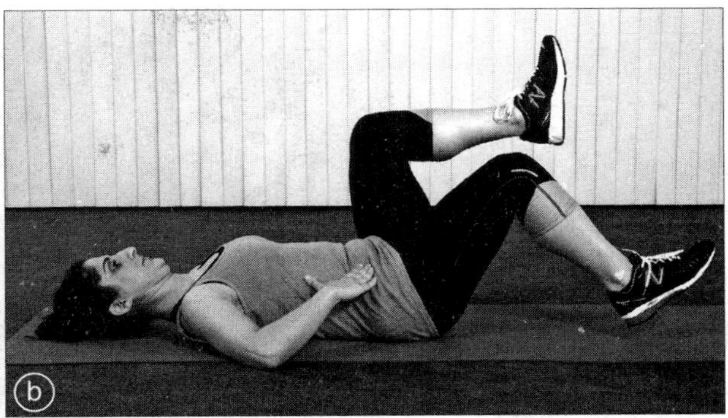

仰卧位，平躺于练习垫上，同手臂屈曲练习一样采取46页介绍的方法保持躯干肌肉收缩。起始动作如图a所示，大腿与地面垂直，小腿与地面平行。练习时将一侧下肢轻轻放下，脚后跟轻触地面，如图b所示，两侧交替进行，避免腰部屈曲，练习坚持2分钟。

仰卧半卷腹

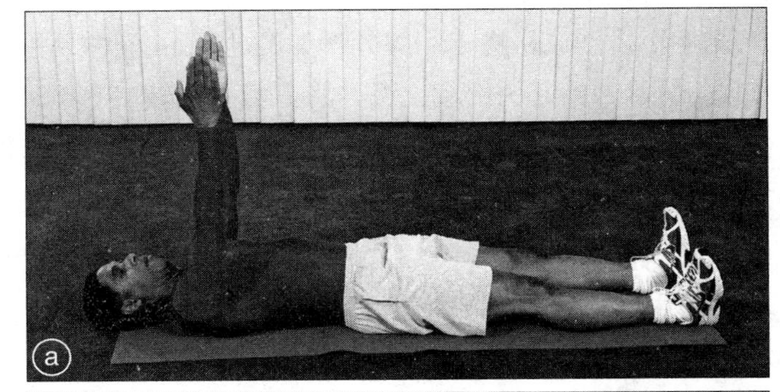
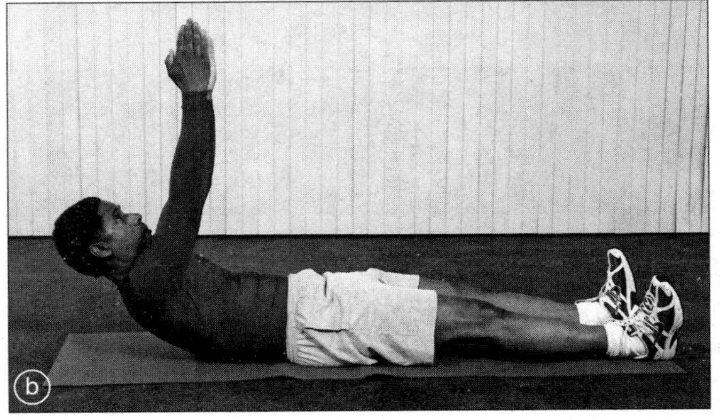

仰卧位，双腿伸直，双臂屈曲与地面垂直，指尖指向天花板，如图a所示，采用46页介绍的方法收缩肌肉使身体处于最舒适的位置。收下颌，头部、胸部和手臂向天花板方向运动，如图b所示。缓慢回到起始位置。重复该练习直到不能正确完成为止，建议重复次数每组为5～15次。注意进行该练习时要时刻保持脊柱周围肌肉的紧张感。

仰卧旋转半卷腹*

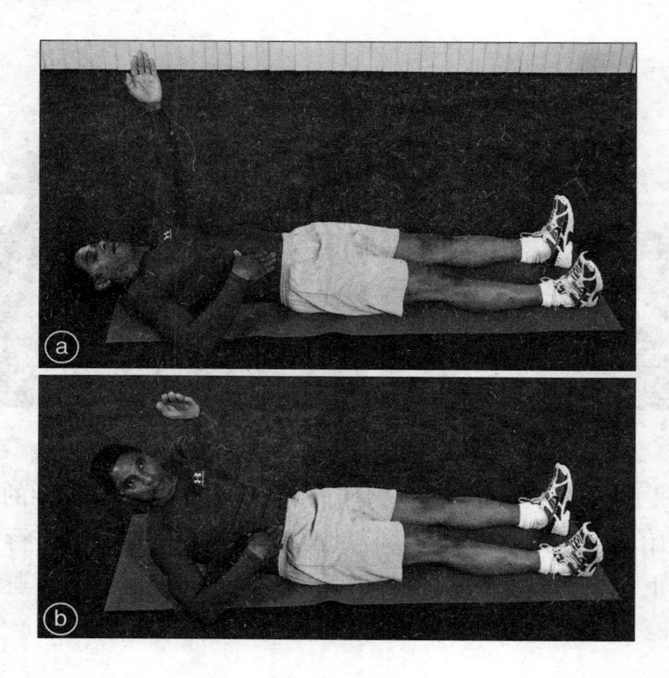

仰卧位下肢平放于练习垫上，抬起左侧手臂垂直于地面，指尖指向天花板，右侧手臂自然放松搭于小腹处，如图a所示；脊柱周围肌肉收缩，确定最佳体位。如图b所示，抬起头部和上身并将上身缓慢转向右侧，达到最高点时恢复原位，动作重复5～10次，交换手臂进行对侧练习，在进行练习时要时刻保持腹部肌肉的紧张感。

背桥练习

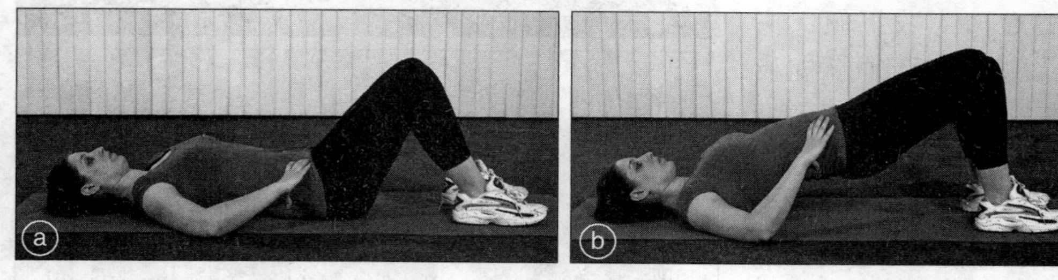

仰卧于练习垫上，双腿屈曲，双脚平放于地面上，双手放于两侧髂前上棘，如图a所示，确定最舒适的体位。脚后跟向下用力，髋关节向上顶起。在练习该动作时要确保肋骨与髋关节同时向上顶起，切忌腰椎过屈或过伸。尽力达到最高点后回到起始位置并重复该动作，练习要持续2分钟。

下肢伸展背桥练习*

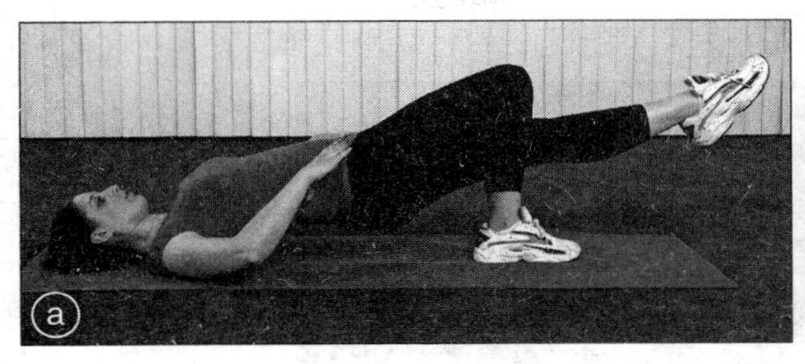

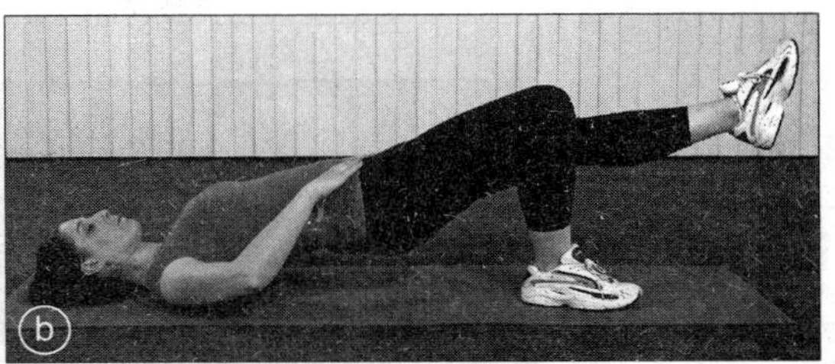

仰卧于练习垫上，膝关节屈曲，双足平放，起始姿势同背桥练习，将手放于两侧髂前上棘处。在腰部和髋关节顶起来后，缓慢抬起一侧下肢，如图a所示；两侧交替进行练习，如图b。进行双侧交换练习时，支撑侧用力向下蹬踩地面，对侧抬起，练习连续进行2分钟。

如果认为某个练习动作例如背桥不太适合你，那么暂时不做这一练习，并分析自己的感受。等自己身体条件允许后再尝试这个练习。

膝手支撑练习

四点支撑腹横肌练习

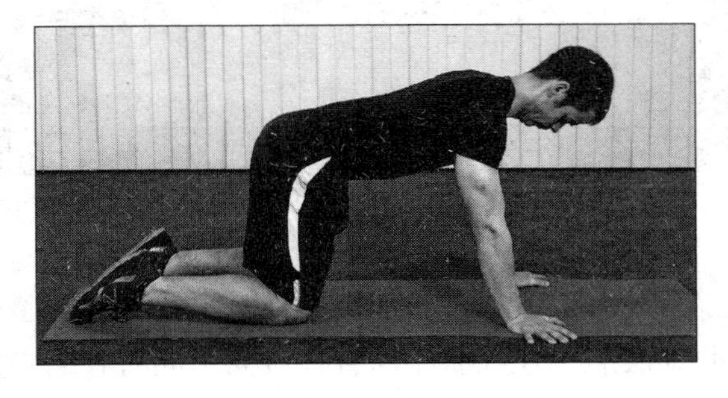

手膝位，确定最舒适的体位。收小腹，即肚脐下方的区域，向脊柱贴近，但不要产生运动，注意不要弓背。感觉小腹下部的收缩紧张，集中注意力收缩腹肌，让肚脐贴向脊柱方向。同时收缩骨盆底部肌肉以帮助找到正确的用力方式。练习时保持心情平静，收缩10 ~ 20秒后放松，重复练习。建议累计收缩时间要达到2分钟，如果每次收缩坚持10秒，则进行12次重复；若每次坚持20秒，重复练习6次即可。

改良腹桥练习

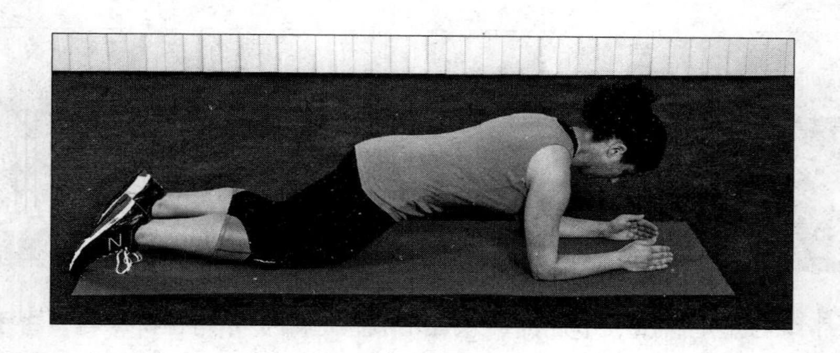

如图所示，用肘关节和膝关节支撑。确定最舒适的体位。收小腹，注意不要弓背。感觉小腹下部的收缩紧张，集中注意力收缩腹肌，让肚脐贴向脊柱方向。同时收缩骨盆底部肌肉以帮助找到正确的用力方式。练习时保持心情平静，收缩10～20秒后放松，重复练习。建议累计收缩时间要达到2分钟，如果每次收缩坚持10秒，则进行12次重复；若每次坚持20秒，重复练习6次即可。

腹桥练习*

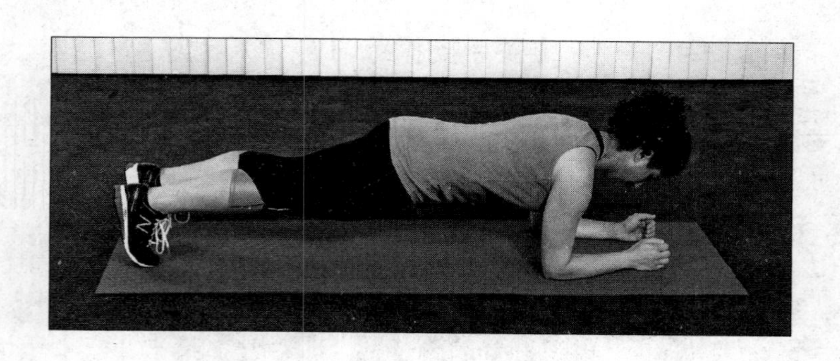

如上图所示，前臂与脚尖支撑，收小腹，注意不要弓背。感觉小腹下部的收缩紧张，集中注意力收缩腹肌，让肚脐贴向脊柱方向。同时收缩骨盆底部肌肉以帮助找到正确的用力方式。该动作颇具难度，并且对脊柱的压力较大，所以刚开始练习时要少重复几次，根据自我感觉决定是否继续采取该训练方法。

俯卧位练习

俯卧位腹横肌练习

俯卧位于练习垫上，可以在髋关节下面放一个枕头，确定自己最舒适的位置后轻收小腹，保持髋关节和脊柱中段固定。同时收缩骨盆底部肌肉以帮助找到正确的用力方式。保持情绪稳定，收缩保持10 ~ 20秒后放松，重复练习，确保累计收缩时间达到2分钟，如果每次收缩坚持10秒，则重复12次；每次坚持20秒，练习重复6次即可。

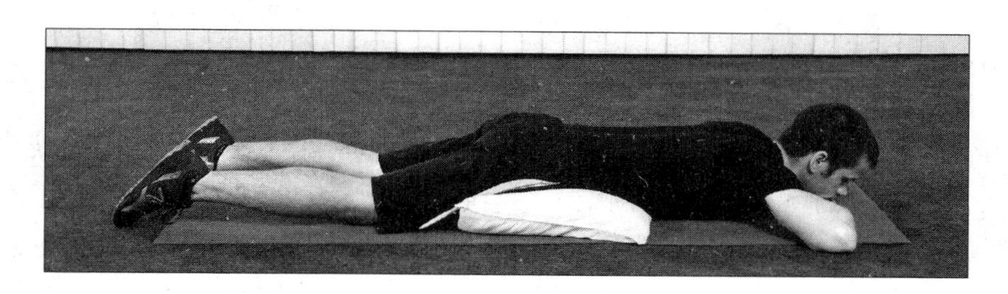

俯卧位腹横肌练习伴抬腿

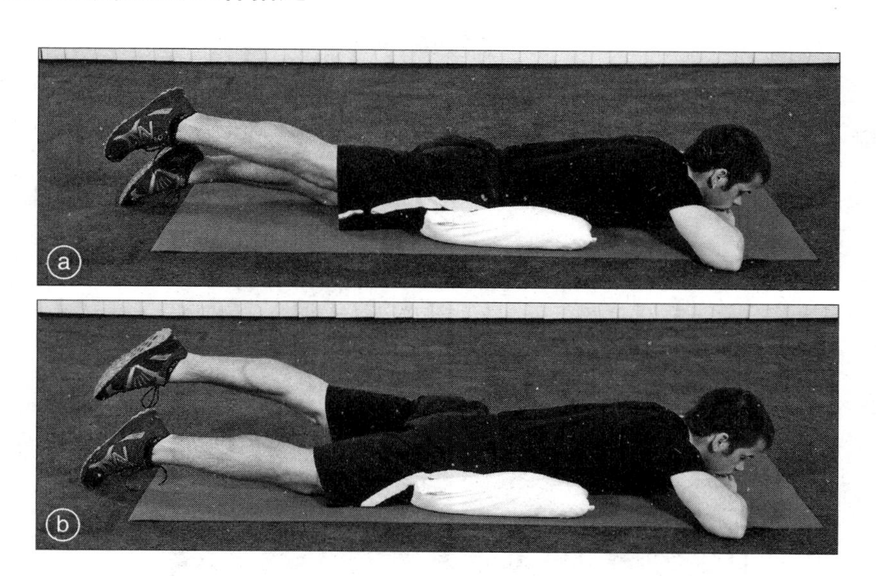

俯卧位于练习垫上，髋关节下垫一个枕头以确保身体处于最舒适的位置。收缩肚脐以下腹肌，保持髋关节和脊柱中段固定。同时收缩骨盆底部肌肉以帮助找到正确的用力方式。切忌腰背弓起，轻轻缓慢向上抬起一侧下肢，臀肌用力，并保持膝关节伸直，如图a所示。坚持一段时间后缓慢回到起始位，双侧交替重复进行，如图b所示。练习时间应连续达到2分钟。

俯卧位腹横肌练习伴上肢抬举*

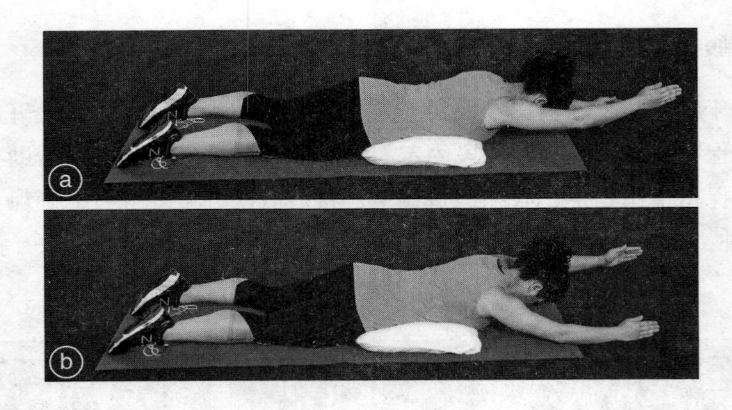

俯卧位于练习垫上，髋关节下垫一枕头以确保身体最舒适的位置。收缩肚脐以下腹肌，保持髋关节和脊柱中段固定。同时收缩骨盆底部肌肉以帮助找到正确的用力方式。切忌腰背弓起，缓慢向上抬起一侧上肢，如图a所示，保持头部在初始位置。坚持一段时间后回到起始位，双侧交替重复进行，如图b所示。练习时间应连续达到2分钟。

坐位练习

坐位抬上肢练习

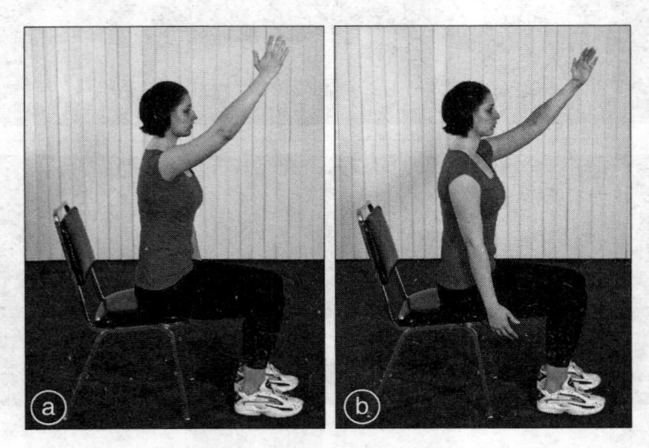

端坐于椅子上，双臂自然下垂放于身体两侧，找到自己最舒适的体位，并按照46页所介绍的方法收缩躯干肌肉。如图a所示，慢慢向上抬起一侧手臂，手指指向天花板，完成动作后放下手臂恢复起始姿势，另一侧手臂重复刚才的练习，如图b所示。练习过程中避免腰背部屈曲或倾斜，手臂尽量达到最高点，练习的目标是能持续该练习达2分钟。

坐位抬上下肢练习*

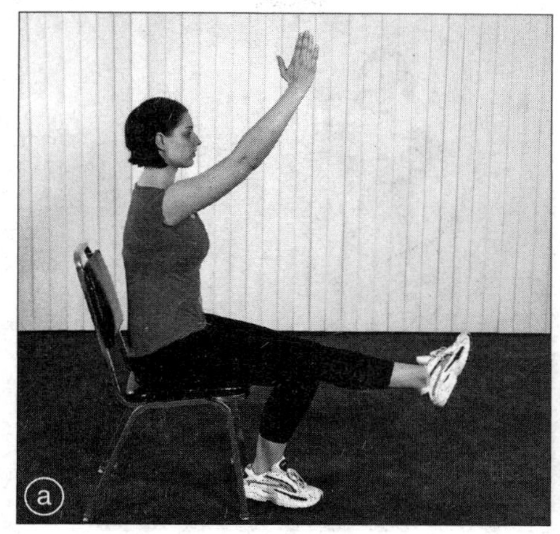

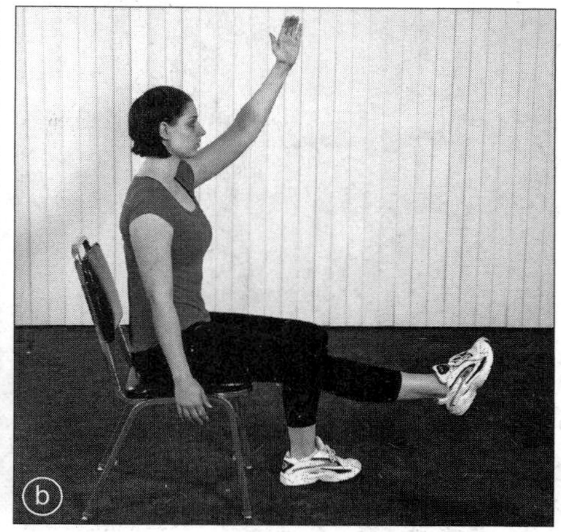

端坐于椅子上，手臂自然下垂放于身体两侧。采用46页介绍的方法收缩躯干肌肉，确定最舒适的体位。缓慢向上抬起一侧手臂，手指指向天花板，此时如图a所示抬起对侧下肢。完成动作后回到初始姿势，换另一侧继续重复该动作，如图b所示。进行练习时注意避免躯干倾斜、屈曲或后伸。每侧肢体都要尽量达到最高点。缓慢抬起上下肢可以有效避免躯干的晃动。练习的目标是能持续该练习达2分钟。

站立位练习

相扑位抬上臂练习

两脚分开略宽于髋，脚尖朝前，膝关节微屈，重心落于后脚跟上，两眼平视前方。保持该姿势拇指向上抬起一侧上肢，如图a所示，两侧交替进行，如图b所示。进行该练习时要确保活动的一侧手臂是全身唯一活动的部分，其他部位保持不动，持续练习2分钟，可以通过增加手臂负重来增加难度。

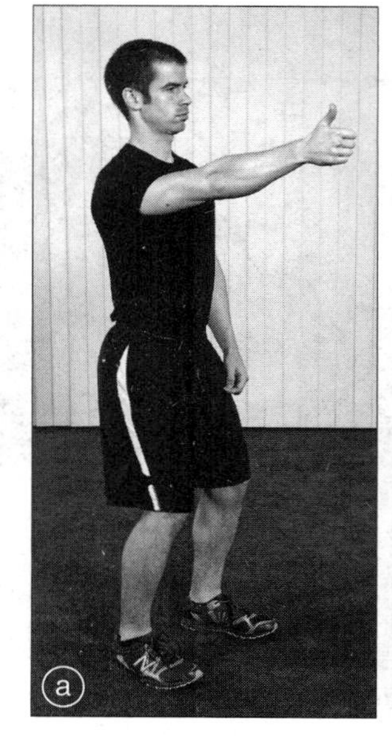

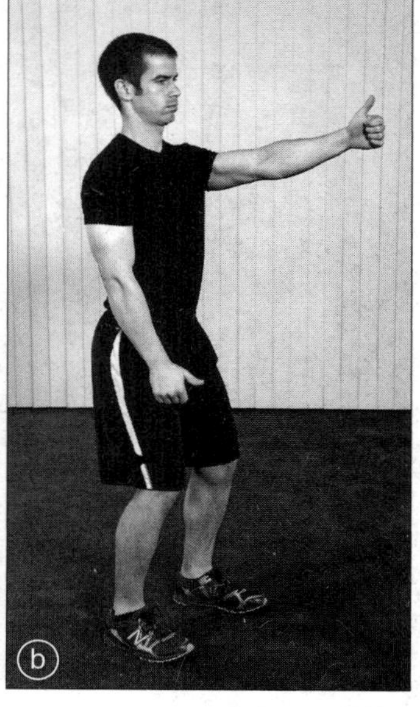

相扑位侧平举练习

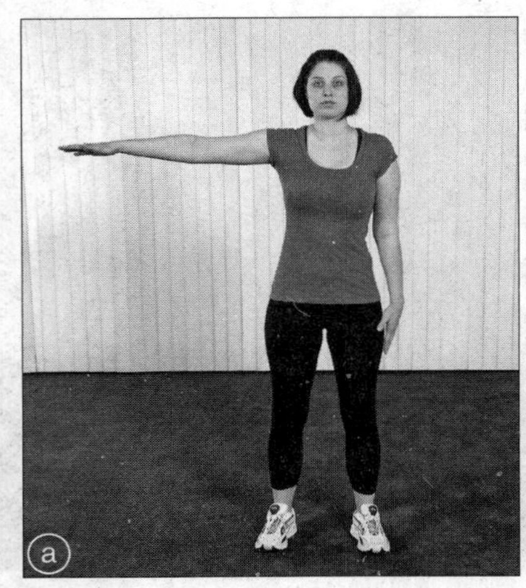
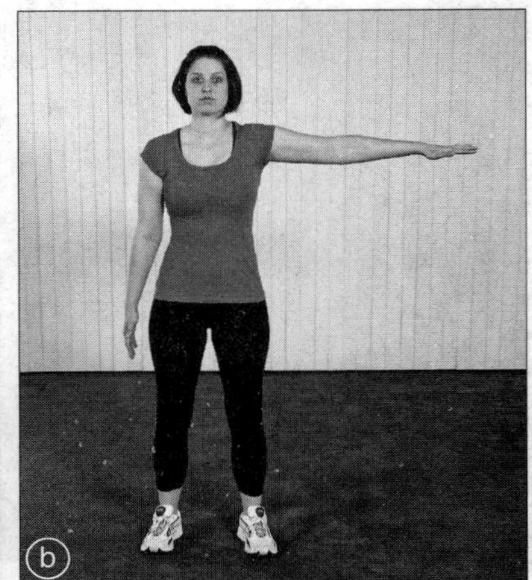

站立位，双脚分开略宽于髋，脚尖向前，膝关节微屈，重心落于脚后跟，两眼平视前方。保持该姿势侧平举一侧手臂，如图a所示，缓慢放下回到初始位置，换另一侧重复该动作，如图b所示。两侧动作交替进行，连续练习2分钟，可以通过增加重量来增大动作难度。

瑞士球练习

仰卧背桥半卷腹练习*

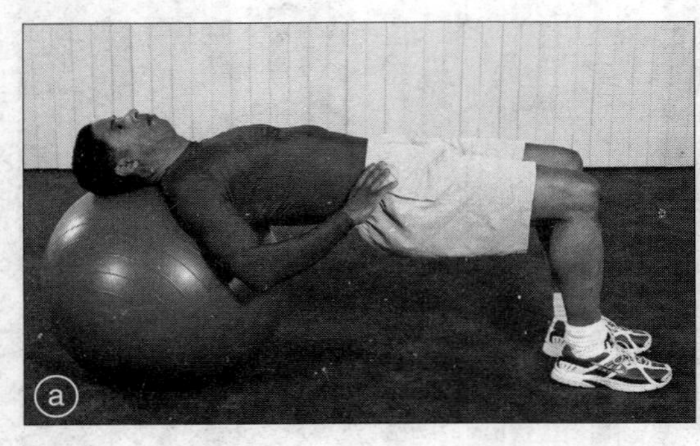
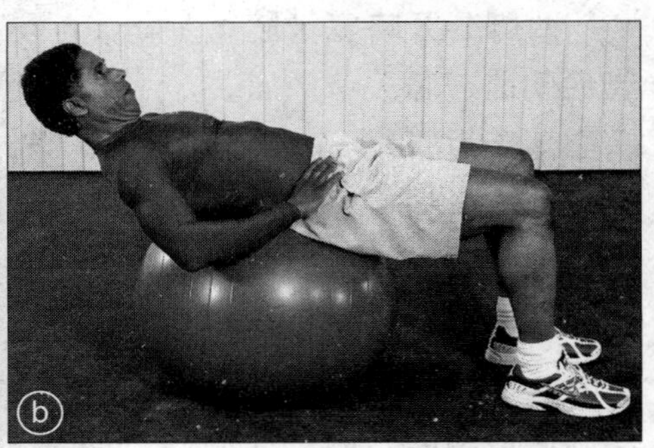

用瑞士球支撑，面部向上，摆出背桥姿势。身体由图a所示的背桥改变成图b所示的半卷腹动作。双手置于两侧髂前上棘处完成该动作。a、b两图姿势各保持15～20秒，每个练习的时间应达到2分钟。

俯卧位腹桥练习*

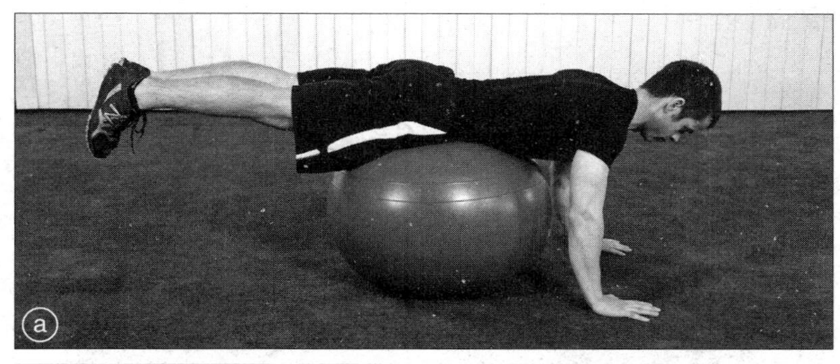

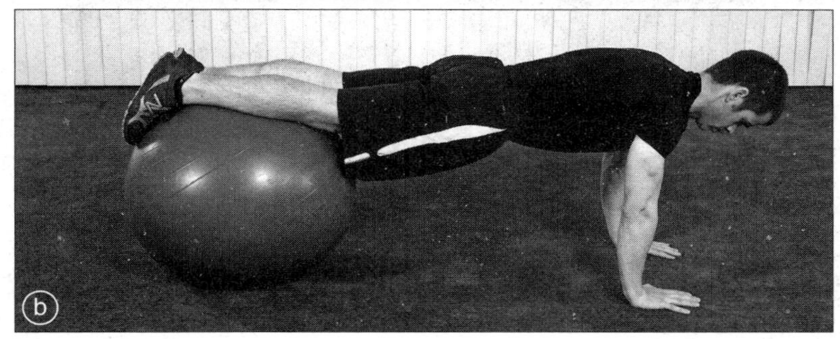

面部向下，双手支撑腹桥姿势于瑞士球上，如图a所示，将瑞士球放于髋关节下，保持躯干挺直向前移动，达到图b所示的位置。双腿全部放到瑞士球上，注意避免下肢滑落，在向前移动的过程中要时刻保持腰背挺直。a、b两图姿势各保持15～20秒，每个练习的时间应达到2分钟。

治疗肩胛骨间和颈部疼痛的扩胸练习

治疗颈部和上部胸椎疼痛的锻炼方法除了上一章节的练习外也包括本章介绍的几个方法。一套完整有效的躯干健康保健法包括不同姿势下的各种练习。

很容易理解扩胸运动是如何影响颈部健康的。懒散地站在镜子前面，两手下垂，故意驼背，两侧肩膀向前环绕，此时颈部压力较大。然后再自然站立，将胸部打开，两侧肩部也会随之向后打开，观察一下现在颈部的位置和感觉变化，是不是感到瞬间压力变小了呢？没错，扩胸的姿势可以使我们的颈部和头部处于正确的力线上，所以当你处于懒散的姿势时，颈部的压力随之而来，然后就会出现一系列不舒服的症状。

站立位练习

划船练习

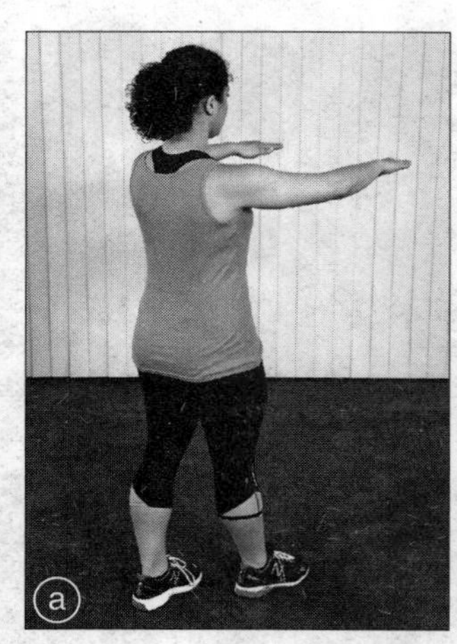

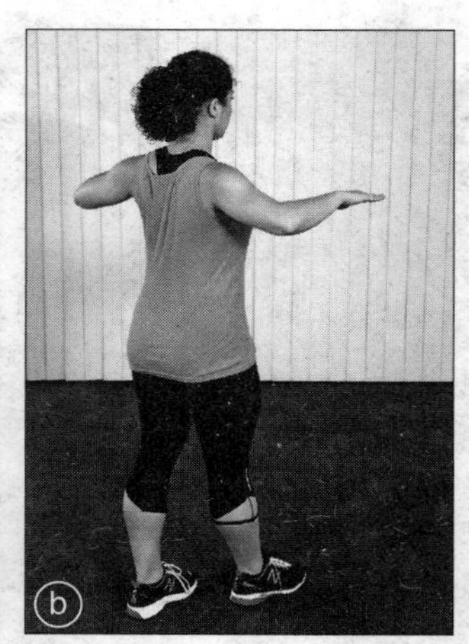

双脚稍分开前后站立，膝关节微屈，上身直立，如同头上顶了一本书一样，两眼平视前方，如图a所示。前臂同地面平行，掌心向下，向后屈肘，犹如划船动作。保持向后打开姿势默数“1～5”，回到初始姿势后重复练习，练习时间应达到2分钟。

前臂外旋练习

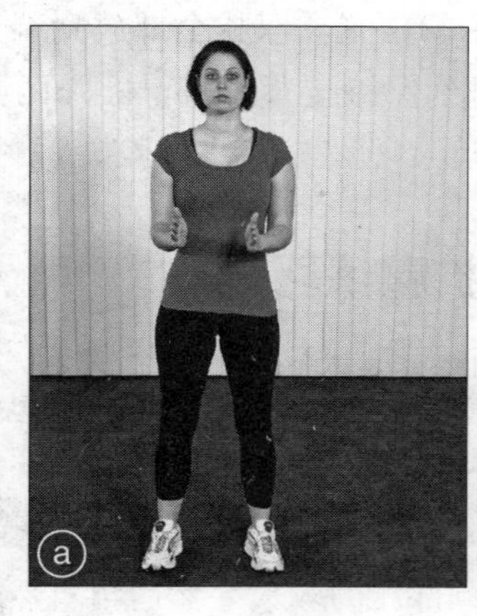

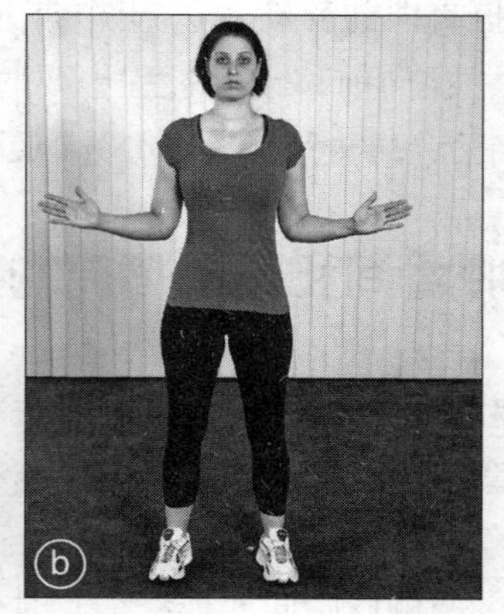

双脚稍分开与肩同宽，膝关节微屈，上身直立保持平衡，如同在头上顶着一本书，如图a所示。上臂位于身体两侧，肘关节屈曲90°，拇指向上，前臂向两侧打开，如图b所示，肩关节自然放松并保持前臂打开的姿势。默数“1～5”，恢复初始姿势后重复练习，练习时间应达到2分钟。

俯卧位练习

颈部伸缩练习

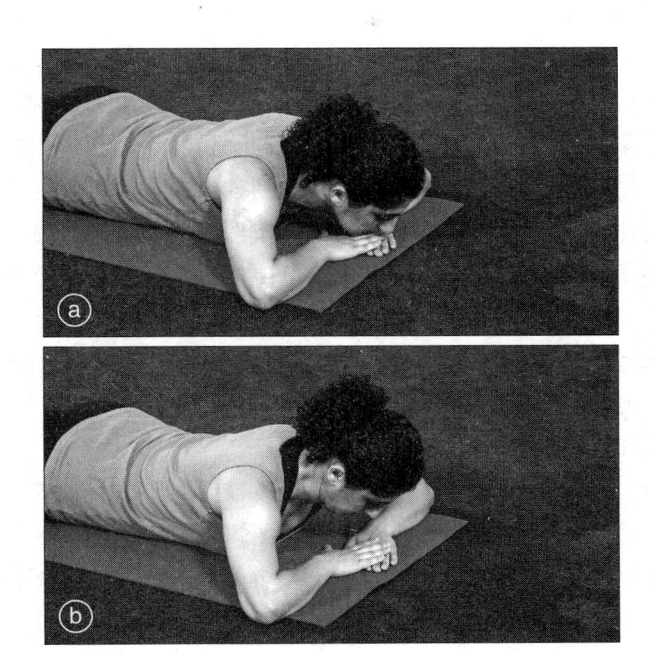

俯卧位如图a所示，可以将头放在床边，或在胸部下方垫上一个软枕进行练习。保持颈部和头部在一条线上，抬起下巴离开床面，如图b所示。抬起下巴时眼睛不能向上看。在进行练习时保持面部向下，上胸部可略微抬起。保持抬起姿势，默数“1～5”，恢复初始姿势后重复练习，练习保持时间应累计达2分钟。

心肺耐力

心肺耐力是所有健康计划的重要组成部分。第5章中将会更详细地介绍这一内容。练习目标是能够承受持续20分钟以上的靶心率强度的训练。将不同的锻炼方式结合可以有效降低损伤的发生风险并有效激活身体不同部位的肌肉。常见的训练心肺耐力的方式有健步走、自行车、慢跑、跑步、游泳、曲柄功率计功器或利用椭圆机进行训练。参考第83页的方法计算自己的靶心率，即心肺耐力训练应保持的心率范围。

适应性短缩综合征的自我锻炼

适应性短缩综合征又称功能紊乱综合征，主要是由于主动活动不足造成的。自我练习首先是柔韧性练习，其次是力量锻炼，而治疗的关键在于用轻缓持久的拉力减轻短缩肌肉和软组织的张力。建议每个牵伸动作保持30秒，需要时可以长达60秒甚至更久，每天可多次重复练习。注意牵伸的效果在于你练习的频率和持续时间，同牵伸的力度关系并不大。一次长久的轻度牵伸明显好于短暂用力的牵伸，不过也要留心把握刚开始时的牵伸力度。在进行一系列动作的综合练习前，要先选择其中1～2个或几个动作进行练习。在熟悉这些练习技巧之后便可以很好的把握时间并逐渐增加动作种类了。随着练习的不断进步，可以依自身情况调整练习顺序并进行组合练习。

适应性短缩综合征的症状有头晕头痛、肩颈痛、胸椎不适、腰痛、颈胸椎劳损、腰肌劳损、颈胸椎狭窄；神经根病变；坐骨神经痛；关节退行性变；关节炎；胸椎突出；肌筋膜疼痛综合征。

刚开始练习时要以牵伸为主。在自我感觉改善后，可以多加入一些练习方法。从定义上来说，适应性短缩综合征是肌肉和周围软组织短缩的表现。因此在刚开始练习的几周里，牵伸应是练习的主要内容，至少应该达到所有练习的75%。感觉症状有所缓解后可以将其他练习的比例提高至50%～55%。

颈部及上背部牵伸

前胸部牵伸或57页介绍的扩胸练习可以有效缓解肩颈痛的症状。一般来说，颈部的伸缩练习也是很有效的。颈部伸缩练习要求头部和颈部垂直向前向后来回运动，双眼注视一个固定点，切忌下巴上抬或下收。

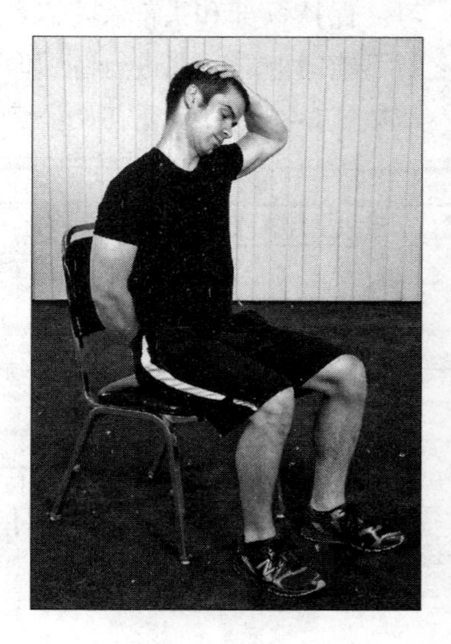

坐位和站立位练习

颈部肌肉：斜方肌

坐位或站立位均可，将一侧手臂轻轻背在身后，肩关节自然放松，注意不要将手臂抬起。此时头向一侧倾斜，另一只手稍用力协助，切忌头部旋转，鼻尖应向前，坚持1分钟。每次每侧牵伸两次，即每侧应牵伸2分钟。完成后再进行下一个动作。

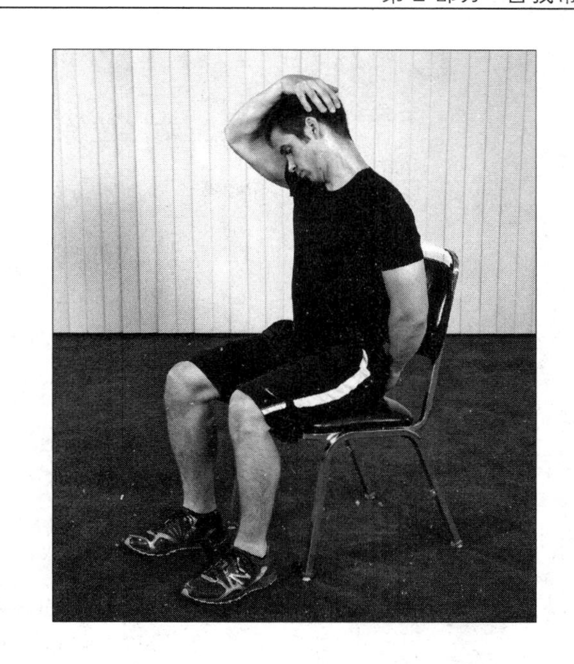

颈部肌肉：肩胛提肌

坐位或站立位，将一侧手臂轻轻背在身后，如图所示，肩关节自然放松下垂，切忌向上抬手臂。头向对侧髋关节方向倾斜，可用另一只手协助，即牵伸时鼻尖指向另一侧髋关节方向。每次每侧保持1分钟，每侧两次，即每侧应牵伸2分钟。

颈部肌肉：斜角肌

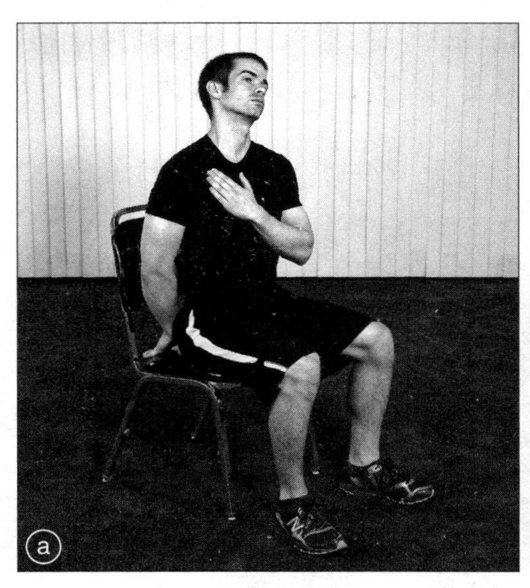

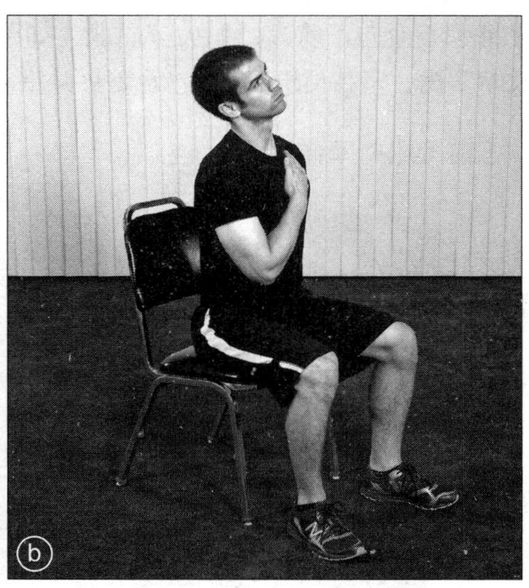

坐位或站立位，将右手臂轻轻背在身后，不要耸肩，肩关节自然放松下垂。头轻轻向左后方倾斜，双眼注视身体前方正中方向，如图a所示，可将左手放于胸前施加向下的压力。该练习可牵伸到向后背手一侧的颈前肌肉。两侧交替进行，需要注意的是同前面的练习相比，手的位置有所变化，建议每侧牵伸2分钟。

站立位练习

拜日式

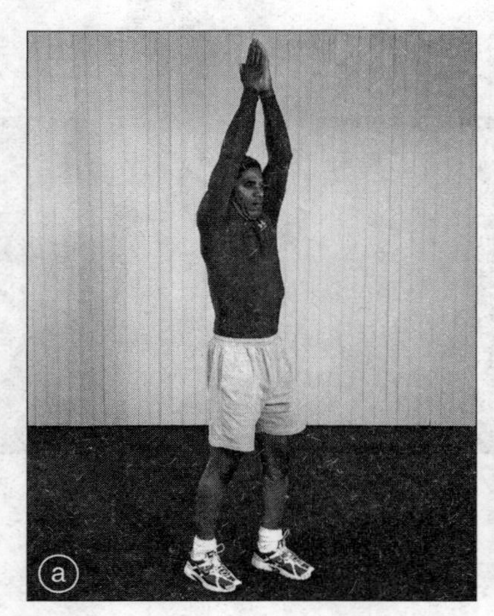

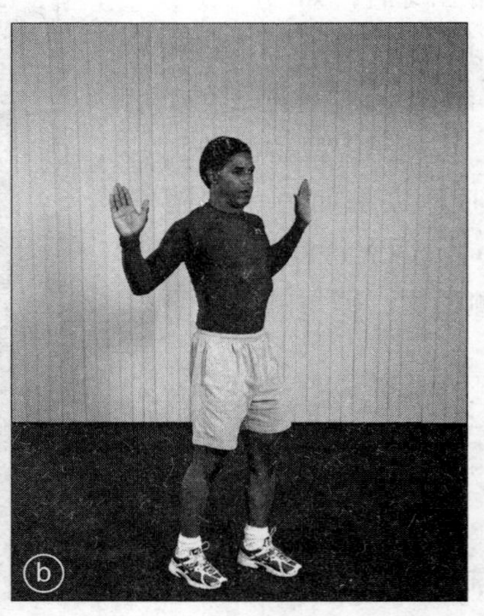

站立位或端坐于椅子上，两手心相对，手臂上举至最高处，如图a所示。练习时将手心面向正前方，肘关节屈曲，如图b所示将手臂向下移动。两侧肩胛骨向后收缩靠拢，坚持5拍后恢复起始姿势并重复练习，练习时间应达到2分钟。

前胸肌肉牵伸

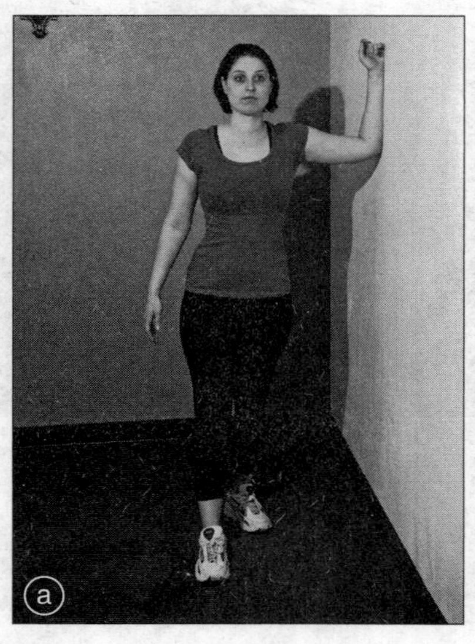

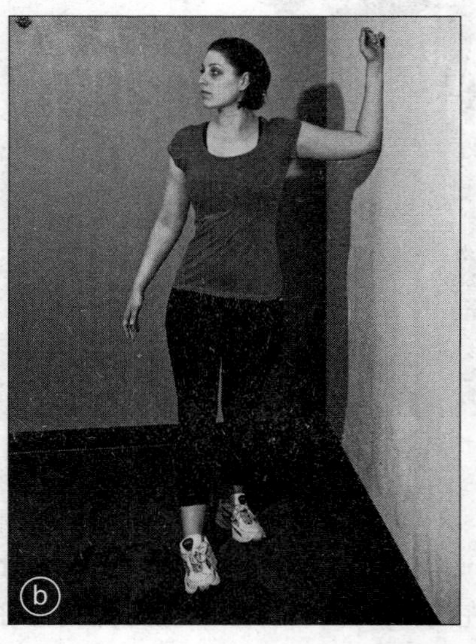

如图a所示，两脚前后开立，前臂贴靠在墙壁或门上，身体轻轻向对侧方向扭转以牵伸固定手臂侧肌肉1分钟（图b），两侧交替进行，每侧牵伸2分钟。

上背部前后向移动

面向墙壁，双脚前后开立，两手心和前臂紧贴墙壁，如图a所示。手指逐渐向上滑动并慢慢伸直肘关节，将上背部向墙面靠拢，如图b所示。头随手移动，在运动的终末端可略抬头仰视。每次保持10～20秒，累计牵伸2分钟。

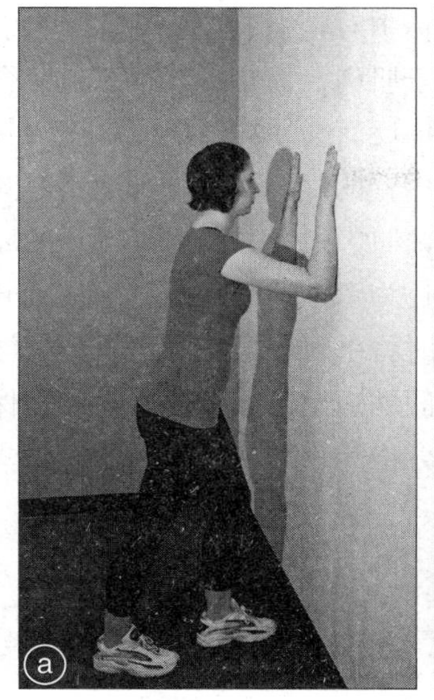

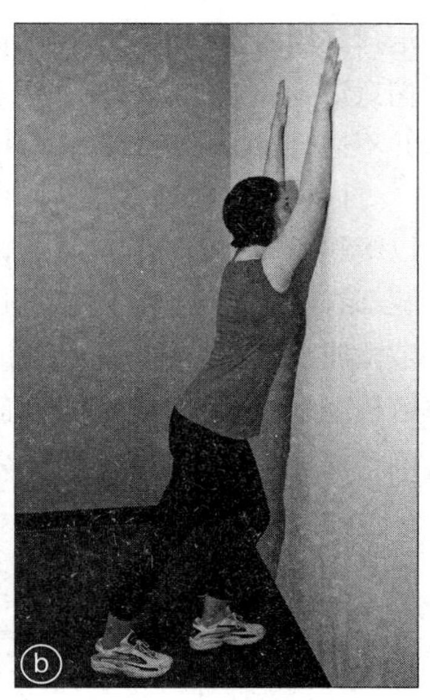

仰卧位练习

仰卧位拉长练习

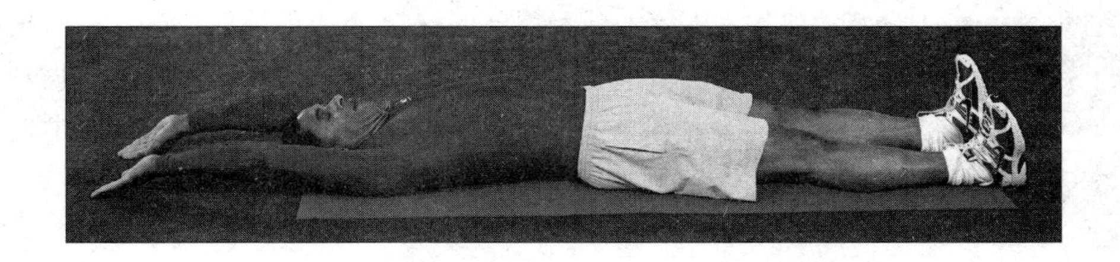

仰卧位双侧手臂过头顶伸直，双下肢也保持伸直。勾脚尖两脚后跟向远端用力，双手向头部方向用力，使身体有被拉长的感觉，尽量将躯干拉开，每次坚持30秒，累积牵伸2分钟。

腰部和髋关节牵伸

牵伸练习结合稳定性练习可以有效缓解腰部和髋关节前方不适。如果腰部出现不适，那么你有可能是腘绳肌过紧造成的，所以大家过去常常都会通过牵伸腘绳肌来缓解腰痛。但现在我们知道了造成腰痛的原因不仅如此。

很多年前，唐娜（Donna）就因为坐骨神经受刺激后的腿部窜痛而进行了物理治疗。她的物理治疗师在评估中对腘绳肌进行牵伸并未能使症状有所改善。所以我们意识到唐娜的病因并不在于肌肉，而是神经根压迫综合征的症状，所以牵伸练习并不适合她，不仅如此，牵伸反而会使神经根再次受到刺激，从而加重病情。

同样的，以往常常认为手臂的疼痛与肩颈部肌肉过紧有关，牵伸颈部肌肉便可以缓解疼痛，但现在应该明白肌肉过紧只是造成疼痛的原因之一。如果你的手臂或腿部有深层的硬结，通常描述为牵扯或紧张感，应在刚开始牵伸腘绳肌时保持膝关节微屈状或在牵伸颈部肌肉时将手臂轻搭在膝盖上，这样能保持神经根松弛从而缓解神经根的张力。将牵伸时间缩短至20秒，进行柔和、保守的牵伸直到你感觉牵伸确实使症状有所改善。一个合格的物理治疗师会给你一些正确姿势的指导。

仰卧位练习

躯干下部扭转练习

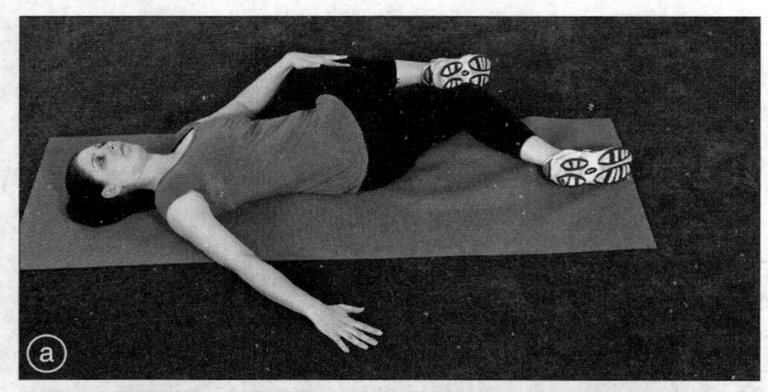

仰卧位，如图a所示，双膝屈曲转向另一侧，用手向下压位于上方的膝关节，该动作可以使你感觉到下背部的牵伸感。随时调整位于下方的下肢以确保最舒适的牵伸位置。坚持30秒后牵伸对侧（图b），每侧牵伸时间累积2分钟。

如果进行过全髋关节置换手术，要避免置换侧下肢的练习。在这种情况下，要注意旋转腰部以减小腿部交叉牵伸的幅度。

臀部外侧牵伸

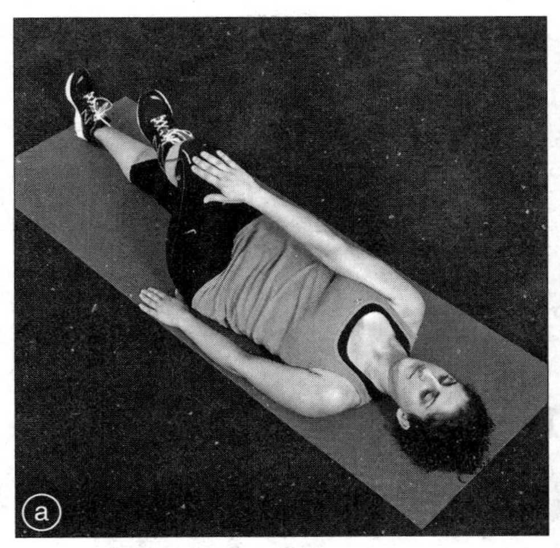

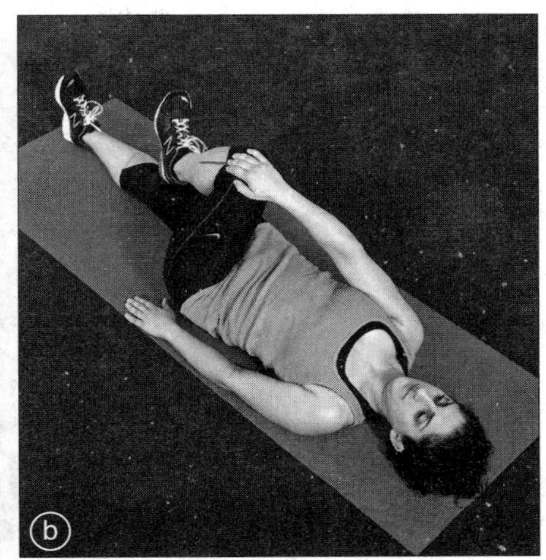

仰卧位，如图a所示，将一侧脚后跟置于对侧膝关节上，膝关节伸直侧的手扶在对侧膝关节上；如图b所示，用手轻轻地将膝关节推向对侧，注意后背要紧贴地面，不要随便抬起，练习过程中只有膝关节向对侧移动，在即将有腰部旋转的时候停止保持30秒，每侧牵伸进行2分钟。

如果你有过全髋关节置换术的经历，切忌将置换侧移到对侧，即不要做置换侧该动作的牵伸。

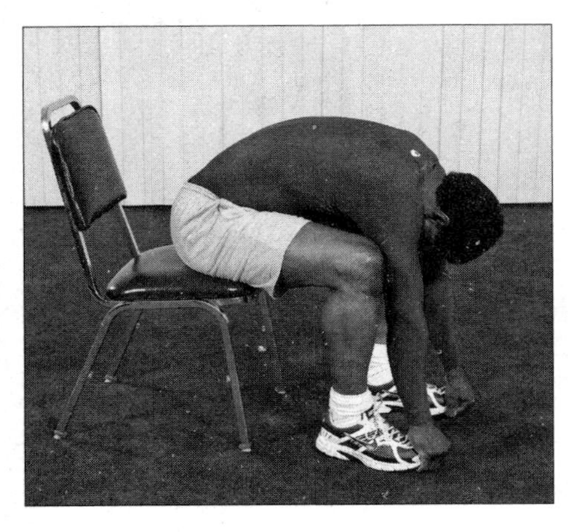

坐位练习

腰部屈曲牵伸练习

端坐于椅子边，躯干前屈用双手触碰自己的双脚，手臂和身体可以越过膝关节前方也可以选择从膝关节中间穿过去进行练习。如果进行过髋关节置换，要将两膝关节打开，使手臂从两侧膝关节中间穿过去进行练习，每次持续30秒，累计2分钟。

跪位练习

髋关节屈肌牵伸

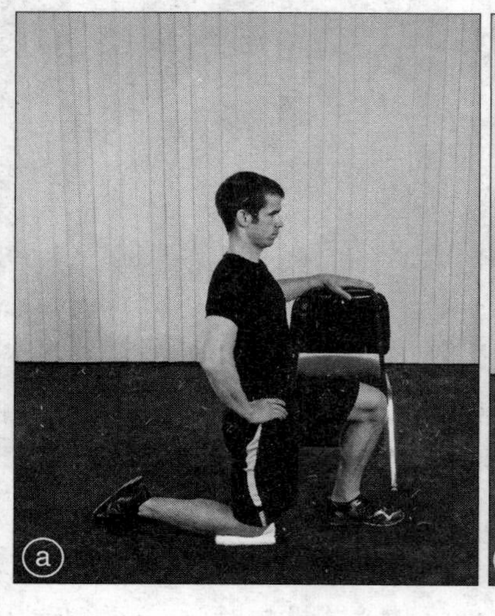

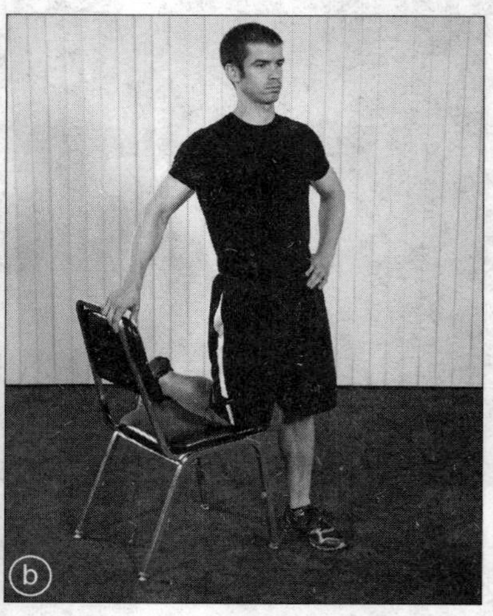

可以选择如上图a所示的单膝跪姿，也可以选择上图b所示的站立位姿势。建议在身边放置一把椅子以协助保持平衡稳定，臀部收紧，重心前移，在感受到大腿前侧有牵伸感时保持30～60秒，两侧交替进行，每侧牵伸累计2分钟。

站立位练习

小腿牵伸练习

站立位将一只脚前掌搭在一个小平台上（或者搭在例如毛巾卷、树桩、石块或木材板等有些高度的物品上），重心轻轻前移，进行小腿三头肌的牵伸，每次保持30～60秒，两侧交替进行，每侧牵伸累计达2分钟。

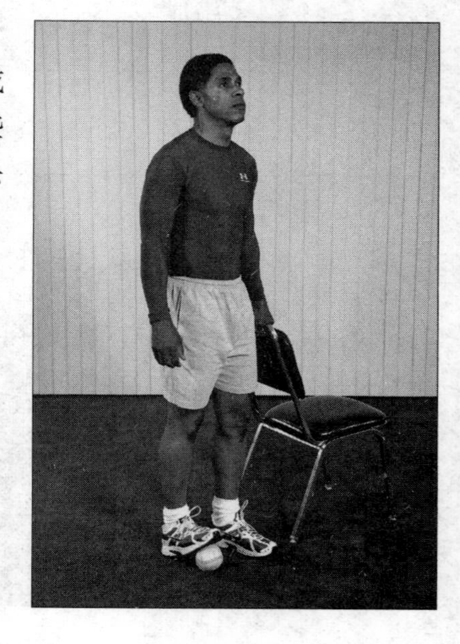

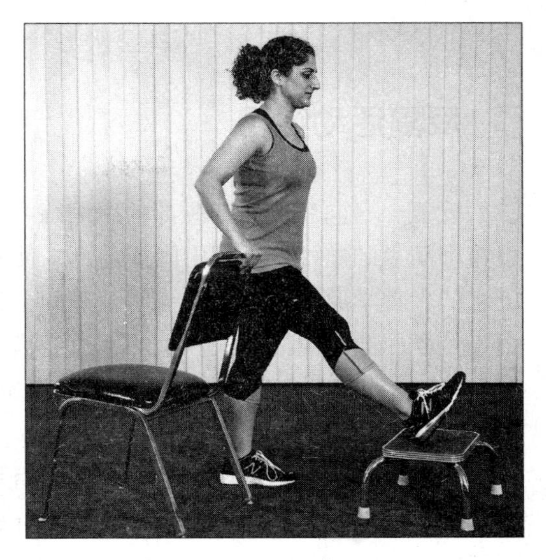

腘绳肌牵伸

站立位，将一侧下肢搭在例如椅子、公园长椅或看台等有一定高度的地方。可以在旁边放置一个椅子进行保护，以防失去平衡。轻轻向后旋转髋关节可以感到垫高一侧的下肢后部有被牵伸的感觉。进行练习时膝关节可以伸直也可以稍屈曲，关键在于自己感觉舒服。保持30～60秒后两侧交替进行牵伸，每侧累计2分钟。

脊柱紊乱综合征的自我锻炼

脊柱紊乱综合征的患者一般在25～50岁之间，偏于屈曲的生活方式是导致脊柱紊乱综合征的主要原因。这种疼痛可以从颈部或背部直接贯穿到肩膀、一侧臀部、手臂或腿部，甚至可以达到手指或脚趾。身体弯曲或坐位可能会加强这种疼痛，而站立或行走则会减轻疼痛。患有这种综合征的患者在弯腰刷牙、弯腰穿鞋或做类似于将手放在头上甚至搬些重物都会感到困难。而且这种综合征的症状表现呈现时间波动，早上会感到身体僵硬，到中午时症状会有所缓解，而到晚上时又会加重。严重时咳嗽、打喷嚏、阅读或进行电脑工作都会增加不适感，转头、抬头、仰视和颈部向前屈曲都会有困难。

脊柱紊乱在椎间盘处的表现主要有脊椎滑脱、腰椎间盘膨出或突出等。尽管在这里我们并不是按照麦肯基系统进行分类讨论的，但在脊柱紊乱综合征中我们还是将组织受到破坏的情况囊括进来，如椎骨骨折。因此，我们将脊椎滑脱、椎骨压缩性骨折与椎间盘膨出和突出一起讨论。

脊椎滑脱需要进行向前屈曲的牵伸，椎间盘突出和椎骨压缩性骨折需要进行向后屈曲的练习活动。千万不要将二者弄混。上身反复前屈对椎间盘问题和压缩性骨折会起到适得其反的作用，反复向后屈曲也不适用于已诊断的脊椎滑脱或严重的小关节病。如果背部反复屈伸的活动如俯卧会持续加重症状，关节突注射可能会提供很好的缓解作用（参考第11章）。

反复活动练习

反复上身向后伸展和颈部的后缩练习可以减轻椎间盘膨出的症状。这些练习可以将椎间盘的髓核挤压回中间或前部，使其离开压迫到神经的地方。也许会有人怀疑它的生理学原理，但事实证明正确的上身向后伸展和颈部后缩练习确实可以抵消由于偏于屈曲的生活方式产生的不适症状，产生持久的缓解效果。

针对颈椎间盘问题的伸展练习

对于符合脊柱紊乱综合征的颈部、肩胛骨间或手臂症状，可从颈部后缩练习开始。颈部向后运动，在不产生颈痛和上背痛的前提下在终末端保持一定的时间。建议每2 ~ 3小时重复练习10 ~ 12次，尤其是在长时间坐位或长时间伏案工作之后。刚开始进行门边的牵伸和颈部的后缩练习，一段时间后若症状没有加重则进入下一个阶段练习。

坐位或站立位练习

颈部后缩练习

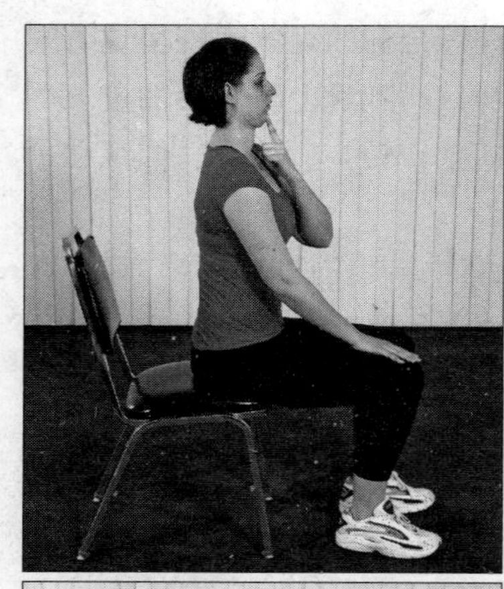

坐在椅子边缘或站立位，保持下巴处于水平位，颈后肌群用力使头部向后滑动，注意两眼直视前方，切忌仰视或俯视。可以用手指协助向后推下巴。到终末端时保持，每2 ~ 3小时重复练习10 ~ 12次。

颈部后缩伴后伸练习

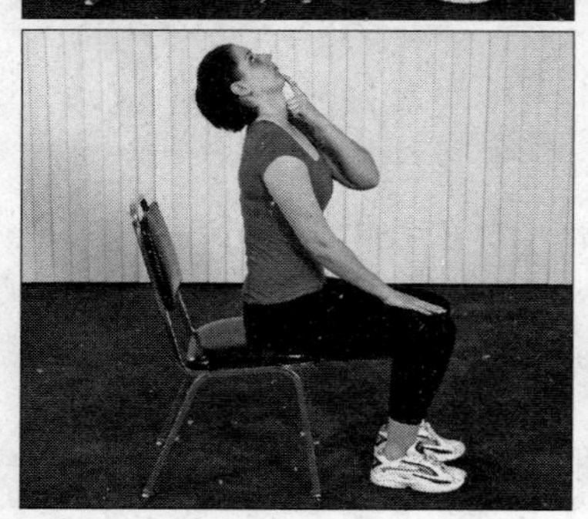

起始动作同颈部后缩练习一致，坐在椅子边缘或站立位，保持下巴水平，颈后肌群用力使头部向后滑动，注意两眼直视前方，切忌仰视或俯视。可以用手指协助向后推下巴。到终末端时慢慢抬起头向上看天花板，在终末端时保持一段时间。注意颈椎和胸椎上部的结合处也要慢慢向上运动而不仅只是颈椎的活动，在抬头向上看时保持颈部后缩的姿势。这个练习对于解决颈椎问题和改善躯干上部必要的活动度是非常好的。每2 ~ 3小时重复练习10 ~ 12次。

针对腰椎间盘问题的伸展练习

对于符合脊柱紊乱综合征的腰部、臀部或腿部症状，可从俯卧位伸展练习开始。在没有不适感产生的情况下按照下面介绍的顺序完成练习便可以减轻疼痛。

俯卧位的动作结合伸展练习效果更佳。建议每2～3小时进行10～12次的重复练习，尤其是在久坐和长时间伏案工作之后。

如果是急性疼痛，没有立即进行稳定性训练的必要，可以先进行1～2周的颈部或腰部伸展练习再进行稳定性训练。这一过渡阶段可以保护脊椎，防止练习时产生的应变加重椎间盘状况。

如果不适感已经持续存在超过了3个月，在进行2～3天的颈部、腰部活动练习后就可以加入稳定性练习了。通常来说，在这种情况下进行这些练习不会加重症状。

在进行练习时，也许你会感到脊柱周围和肩部、臀部症状有所加重，但四肢的疼痛有所减轻，这是一个良好的开始。随后肩部和臀部的疼痛也会逐渐消失，随之代替的是颈腰部的不适。总之，周围不适减轻，躯干症状加重是好转的迹象。症状距离脊柱越远，所需恢复的时间就越久，要坚持练习下去。

俯卧位练习

俯卧肘支撑

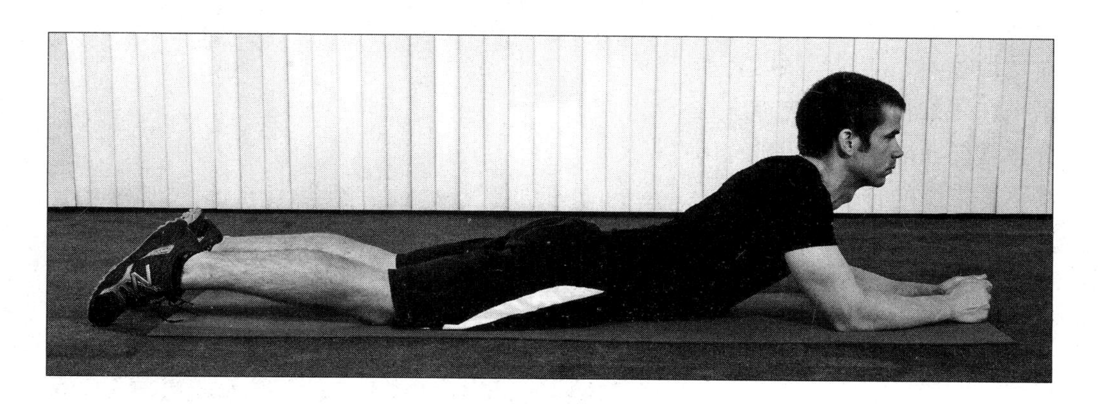

如图所示用双肘支撑呈俯卧位，腰背放松下垂，保持该姿势2～3分钟。如果是急性症状则每天多次练习；若是慢性症状，定期练习即可。

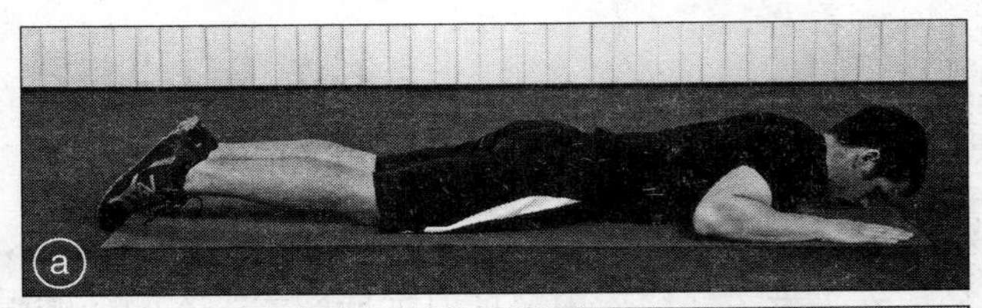

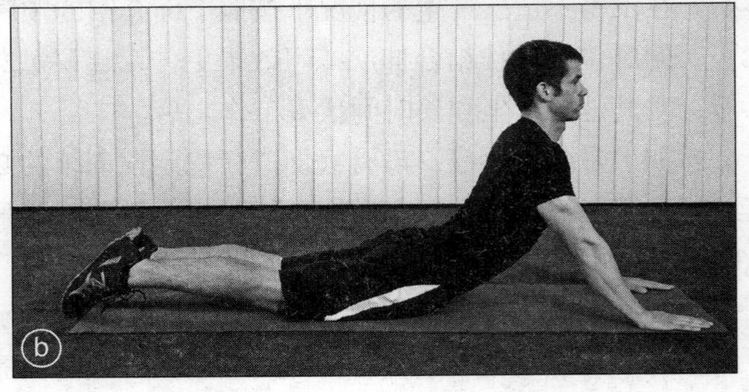

俯卧撑起练习

如图a、b所示，俯卧位于练习垫上，只用手臂支撑身体使腰部后伸。注意只用手臂负重支撑，背部完全放松。重复10～12次，如果是急性症状，每天进行多次练习；如果是慢性症状，定期练习即可。可以通过增加或缩短手和身体之间的距离来调节难度。

站立位练习

站立位腰部后伸练习

站立位，两手放于髋关节处，如图a所示。向后弯腰，保持膝关节伸直，如图b所示。动作幅度不用很大，可通过向后移动手的位置来更有针对性地练习。向后弯腰时将拇指抵在尾椎骨处当作支点。这样你就能在准确的节段独立活动不适来源的脊柱节段。对于急性疼痛，建议每隔几个小时就重复10～12次；对于慢性疼痛一天几次即可，尤其在久坐之后应该进行练习。

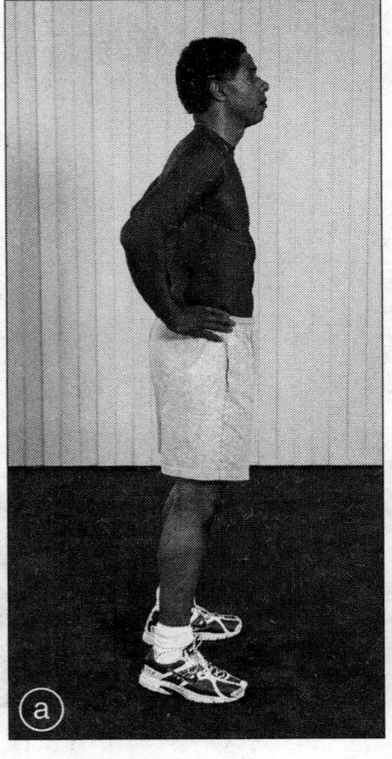

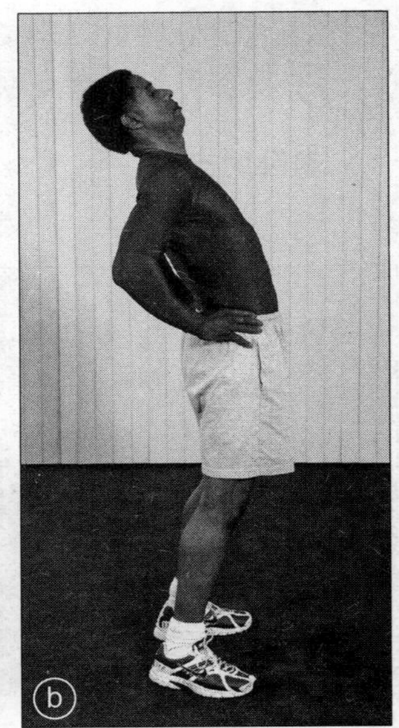

评估自己的日常生活

吉姆（Jim）是一名经常开车的临床心理医生。他的背部曲度过大并且报告腰痛加重。临床检查证实了诱发他的症状的动作，但是什么导致这些动作会诱发症状就不那么显而易见了。在我们了解了他的日常练习后，罪魁祸首就很明确了。同一种练习他已经练了很多年了，但曾经有帮助的动作现如今因为没有及时更新反而带来了害处。吉姆多年前就开始为了保持体形而进行的练习对椎间盘有所刺激，诱发了现在的症状。

在给吉姆增加一些简单的背部伸展练习后，他的症状即快速得到改善。而接着一套修正后的完整练习方案给他带来更加持久的益处。

修正后的练习方案用本章中介绍的一些练习方法替代会增加椎间盘压力的练习动作。通常最好的治疗途径就是控制住导致病情恶化的因素，这也是第6章和第7章介绍的人体力学和办公室工效学的原因。

吉姆的经历告诉我们及时分析自己日常生活的重要性。曾经有效的练习也需更新才能持续有效。一名好的体能训练师或物理治疗师会在这方面给你提供帮助。

记住要留意症状的变化。如果颈背处的疼痛或不适逐渐扩散到四肢或者产生麻木，说明情况有所恶化。这种情况下建议加入一些医疗干预措施。记住，准确的诊断是准确的治疗计划的必要前提。

胸椎压缩性骨折的伸展练习

之前63页介绍的胸部牵伸练习以及58页介绍的扩胸运动可用于治疗胸椎压缩性骨折。要避免胸椎向前屈曲，尤其是提举动作时更是如此。利用第5章介绍的人体力学知识使腰背伸肌的劳损最小化，也要关注后面第6章提及的高尔夫姿势。

腰椎滑脱的屈曲练习

本章前面所介绍的一系列稳定性练习也有助于腰椎滑脱的治疗。腰部后伸会导致不适的加重，所以要避免俯卧抬腿的练习。坐位上身前倾的练习可以有效进行放松牵伸。

平衡练习

尽管力量训练的概念中并不包含平衡练习，但由于平衡练习所需要的时间很短，因此能给人体带来很多益处。平衡能力可以通过练习得到提高。我们也可以采用平衡训练对训练体系进行补充。练习思路是从睁眼练习逐渐过渡到闭眼练习。研究表明如果单脚站立不能达到5秒，那么摔倒的风险增加，单脚站立练习可以有效降低这种风险。

站立位练习

单脚站立练习

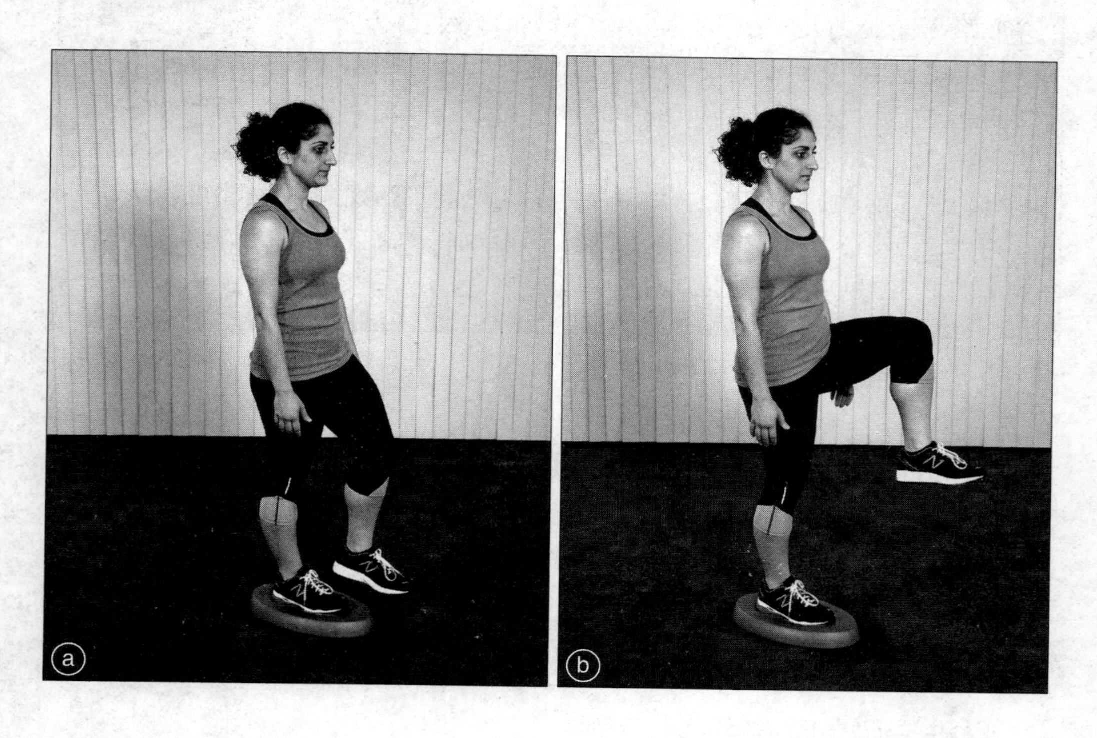

站立于软垫这样的不稳定平面上，建议在墙边或有其他支撑物的旁边练习。单脚站立，如图a所示。另一侧腿向上抬起如图b所示。刚开始时睁眼完成该动作，然后可以通过闭眼增加难度。单侧支撑应尽可能持续20秒，两腿交替进行练习，每一侧重复多次。

健身房的锻炼建议

如果选择去健身房锻炼，你需要明白哪些动作会加重症状。

如果你存在颈椎间盘的问题，那么应该避免坐位肩上推和坐位飞鸟练习。如果选择功率自行车或动感单车的话，头部的位置很重要，因为这个练习常会引发症状。在练习时，上身挺直，目视前方，而不要懒散地坐在座椅上眼睛向下看地面。

如果存在腰椎间盘的问题，那么应该避免坐位腿屈伸、坐位肩上推和坐位臂屈伸练习，这些练习常会加重症状。如果随着时间的推移症状有所减轻，做这些练习时要更加小心。

被诊断有脊椎滑脱的人应避免颈后下拉、立位杠铃前推举、立位臂屈伸和躯干旋转练习。避免躯干的伸展动作。在进行站立位的练习时最好双脚前后开立而不是平行站立，要保证目标肌肉缓慢用力，不要快速发力。

如果被诊断为颈椎管狭窄，应避免肩上推练习，在坐位推胸时也要很谨慎。胸椎狭窄的患者应注意慎重进行的练习与脊椎滑脱患者一样，因为这些练习会造成对脊髓的压迫，从而导致更严重的问题。

手臂或腿部存在诸如深层的烧灼感、酸痛等症状的患者在牵伸时需格外小心。急性期对已应激的神经根进行牵伸是非常不明智的选择。进行上臂牵伸时将手放在小腹处，牵伸下肢时可使膝关节微屈，保守进阶，完成一次牵伸后应评价自己的感受。

等长练习

除了躯干稳定性练习，等长练习是一种很有用的居家躯干练习。从定义上来说，等长练习是没有产生关节活动的练习。在实际练习中，就是在不产生任何关节剪切力、扭转力的情况下对抗阻力的静力性收缩。这种收缩方式的优点是不会对脊柱结构产生任何刺激。

等长练习在健身房和家庭中都比较适用。通常来说，计划很久的训练方法经常因为会产生疼痛而且耗时较长而被搁置。下面介绍的练习对于刚开始健身房练习的患者来说会产生最少的疼痛，在家里徒手练习20分钟就可以取得良好效果。

在健身房中进行的力量练习通常每组重复10～12次，每次1秒左右。如果负重50磅（23kg），那么每组完成的负荷就是50磅×10次×1组，共500个单位。在进行等长练习时，如果减小阻力，就能最大程度地降低组织损伤的可能性。例如，负重为20磅（9kg），每组重复5次练习，但每次收缩坚持20秒甚至更多，那么这一组完成的运动为2000个单位（20×5×20）。尽管负荷减轻了，每组重复次数也减半了，但总体做功为原来的四倍。

等长收缩练习对于正在经受疼痛的关节而言是安全的，并且因为无需器械，因此也更方便。美国物理治疗协会建议通过等长收缩练习来预防骨质疏松的发生和治疗骨关节炎。据美国精神病协会的报道，正确地进行等长收缩练习可以促进脑细胞的分化和生长。这一章节里就介绍了一些可以加入训练计划的等长收缩练习。

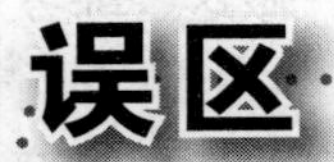

有关节炎不能运动

很多人认为患有关节炎不适合运动，这样的想法是不正确的。运动对于患有关节炎的人群来说更加重要，关键是要进行有助于恢复的运动。

患有关节炎的关节会有一定的疼痛，因此机体往往会反射性地阻止跨过该关节的肌肉活动，以免产生进一步疼痛。情况恶化时，当你步行、身体前倾、弯腰和旋转时会出现代偿动作。最终，关节炎导致颈部和腰部的代偿，这会加重这些区域的不适。

如果有关节炎疼痛的症状，以等长收缩的方式开始锻炼可能是最好的选择。从定义上来说，等长收缩就是不引起关节活动的肌肉静力性收缩，例如用力推墙时，手臂肌群收缩发力，但并没有发生移动。另外，阻力是自己制造的，并没有其他额外的阻力。因此可以根据自己的感觉和症状调整力量的大小。等长练习在刺激肌肉的时候有效避免了关节活动带来的疼痛。

针对涉及脊柱的症状，临床医生常常采用躯干稳定性练习（参见第45页内容）。这些练习可以在不引发疼痛的情况下激活躯干肌肉。躯干等长收缩练习是我们进行自我干预的基础。等长收缩优势是练习时不需要任何器械，你所需要的就是毅力和希望自己好转的渴望。

上肢练习

坐位胸前推拉

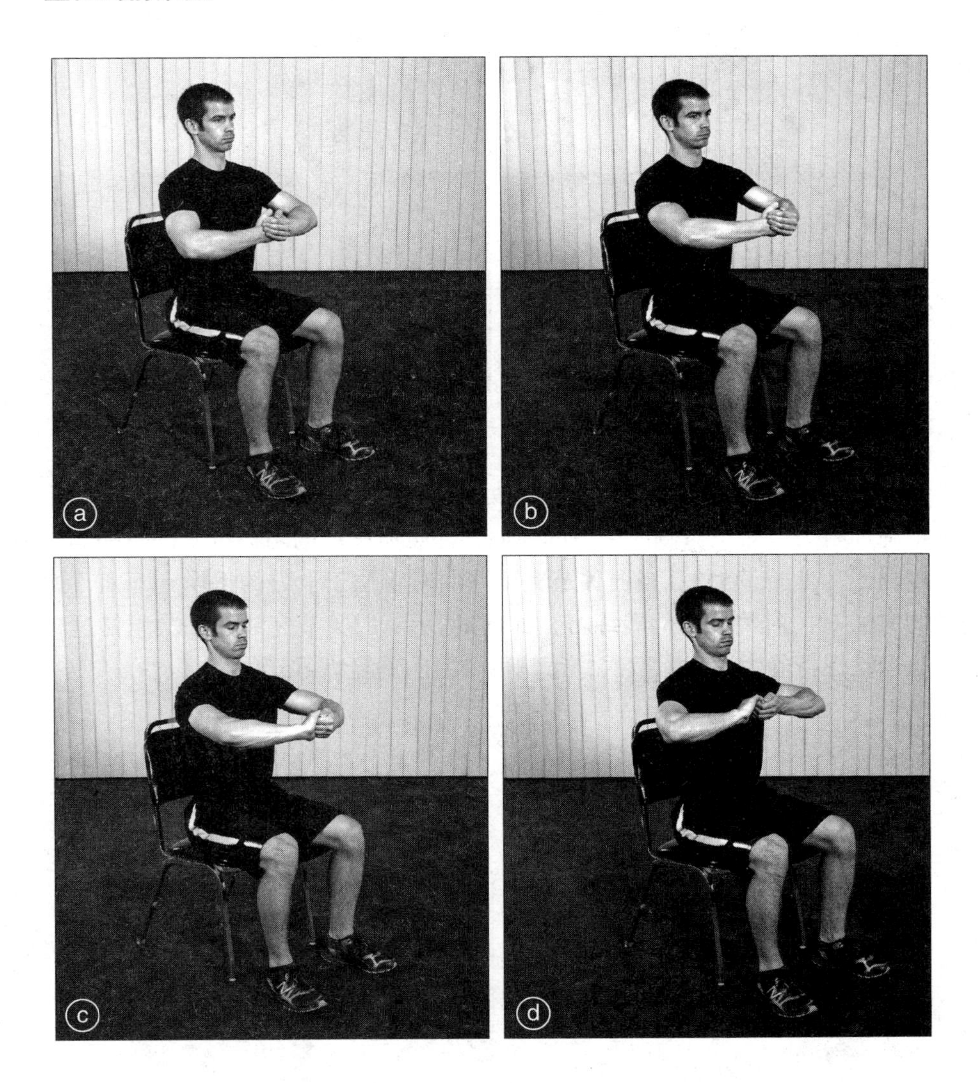

如图a所示，两只手按在一起，仿佛要将一只手按进另一只手中，坚持5秒。然后保持用力，双手向前移动一小段距离，移动时间也是5秒，如图b所示。保持图b终末端的姿势5秒后继续向前重复刚才描述的过程。当手臂在胸前完全伸直时，两手手指相钩，用力努力使两侧肩胛骨彼此靠拢，坚持5秒，如图c所示。然后保持用力，双手向靠近身体的方向平移，移动时间也是5秒，如图d所示。保持这个新姿势5秒后再继续朝身体方向重复刚才的动作。每个方向的练习重复5次。

肱二头肌和肱三头肌练习

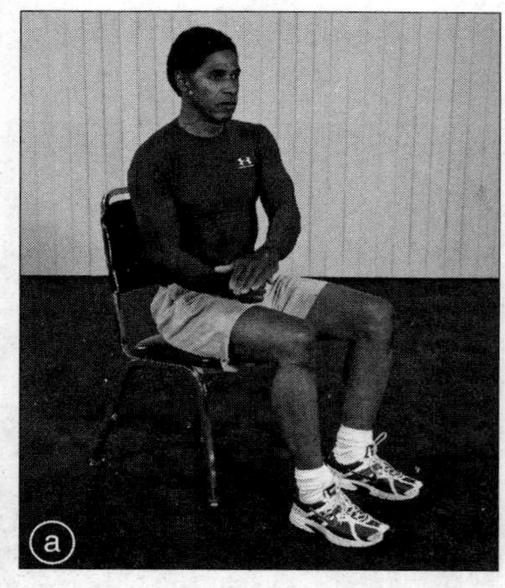
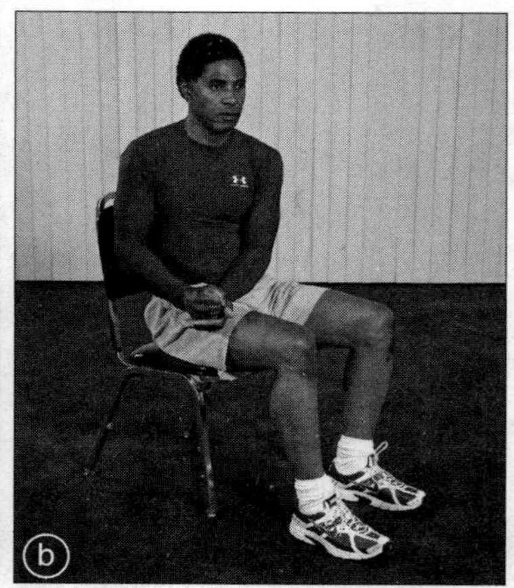

站立位或端坐位，将一只手掌放于另一侧紧握拳头的手上，如图a所示。上方手掌稍施加阻力以对抗对侧肘关节的屈曲，注意所施加的阻力可允许另一侧肘关节缓慢屈曲，屈曲持续5秒。当肘关节完全屈曲时将位于上方的手换到下面，按上述同样的方法对抗肘关节的伸展练习，如图b所示。肘关节完成每一次屈伸过程中都要停止运动保持静力性收缩数次，每侧每个方向重复练习5次。

下肢练习

髋关节内收和外展

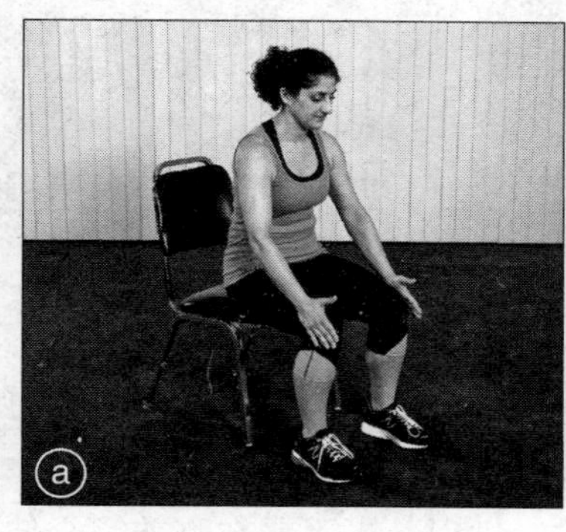
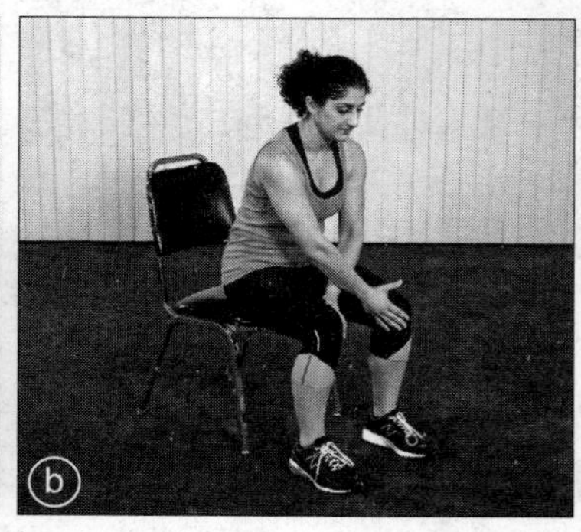

坐位，将两手分别放在同侧膝关节外并稍加用力以对抗膝关节外展，如图a所示，移动时间持续5秒后静力性收缩5秒，然后膝关节继续抗阻外展，到终末端后两手交叉置于对侧膝关节内侧，对抗膝关节向内侧移动，移动时间持续5秒后静力性

收缩5秒，如图b所示。髋关节完成每一次内收、外展过程中都要停止运动保持静力性收缩数次，每个方向重复5次。

半蹲和提踵练习

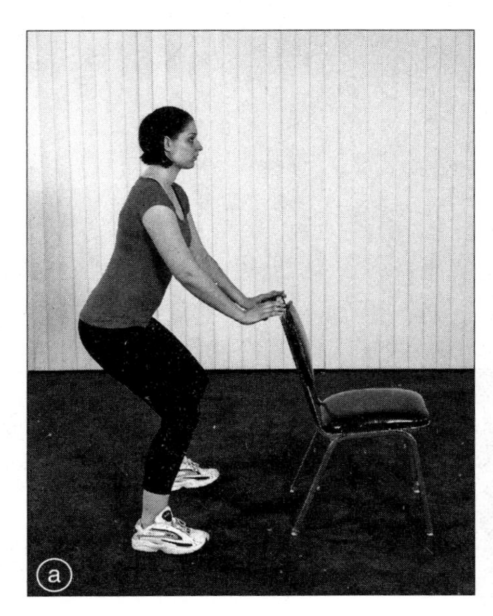

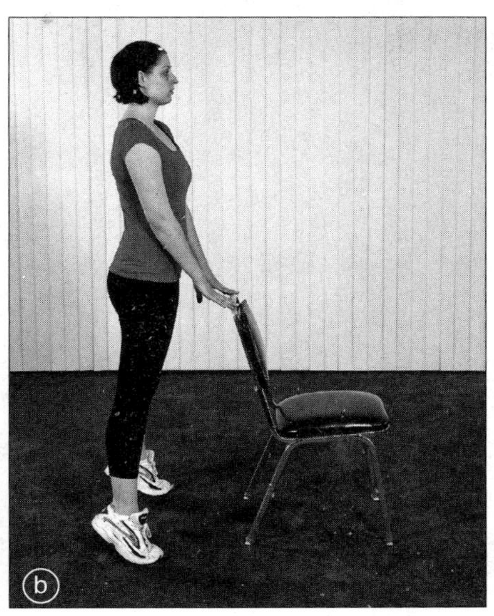

如图a所示，双脚分开与肩同宽，脚尖朝前，臀部向后坐进行半蹲。将手轻放在臀部或扶住其他物体以保持身体平衡。用5秒完成半蹲，然后再用5秒恢复站立位。身体完全站直后，缓慢提踵保持5秒，如图b所示。用5秒缓慢恢复初始体位并重复练习，重复5次即可。

自我护理的注意事项

这一章节并没有为大家呈现一个完整的治疗方案或个性化的训练安排。因为有太多的影响因素，例如症状不同、诊断不同、生活习惯不同以及个人能力不同等等，所以很难制定出一个适合所有读者的训练安排。但我们提供了可以缓解颈背疼痛的自我治疗练习动作。这些练习和牵伸动作不会引起不适持续增强。如果你觉得症状有所加重，这并不代表这些练习是不合理的，只能说明锻炼的方法出现了错误或挑选的动作并不适合你。练习要缓慢进行并循序渐进，时刻注意自己每次练习后的感受。出现症状加重的情况后，与其突然停止所有练习，倒不如进行某一动作的锻炼和牵伸以观察效果。也许在你之前选择的几个动作里只有一个是引发疼痛的根源，找出并停止这项练习，坚持其他练习，长此以往，你的症状一定会有所缓解。

研究已证实了很多练习和牵伸是非常有效的，很多事情的成功不在于事情本身，往往在于你是否努力了。你可以用大把的时间去抱怨脊柱不适带来的困扰，但抱怨根本解决不了问题。世上没有包治百病的药丸。只有认识到要及时提高自己的柔韧性、增强肌肉力量和改善心肺耐力并努力锻炼，才是治疗的正确态度和方法。

第 5 章 通过良好的生活方式缓解疼痛

绝大多数的医生都认为健康正确的生活方式可以有效地缓解脊柱疼痛。改变不良的生活习惯会对缓解、消除和预防脊柱不适产生重要深远的影响。

在这一章节里，我们着重强调五个方面——体质水平、饮食和营养、睡眠、吸烟和压力，我们将分别探讨它们是如何影响脊柱健康的。我们会对每一个方面都提出一些建议并且告诉你哪些改变可以改善你的健康。控制好这些影响因素后你的健康状况肯定会越来越好。

你也许会说除了这些因素，年龄也会对我们的健康产生影响，随着年龄的增长，脊柱问题也会加重。脊柱健康确实和年龄有一定的相关性。椎管狭窄、颈椎病等问题的确会随着年龄的增长而频繁出现，但我们这一章节探讨的内容主要是我们能够控制的生活方式，这些因素毫无疑问会影响脊柱疼痛的发生发展和严重程度。而年龄毕竟不是我们可以控制的，我们以相同的衰老速度生活着。尽管随着年龄增长，我们每个人的柔韧性和力量都会下降，机体的恢复能力也越来越差，但是我们在本章中关注的是这五个我们能够控制的因素。如果这五个方面可以得到很好的控制，那么你能显著缓解疼痛或预防疼痛发生。

关于健康的科学

在刚开始时，让我们先来普及一下生活方式之所以可以影响到我们健康的原因。关于细胞生物学、软组织力量以及氧气的运输这些基础知识能阐明为什么身体会对这些生活方式的选择产生反应的原因。

让我们先从细胞生物学开始。试想一台停在车库里的汽车，如果它被一直停放在车库里，它所产生的问题就很少。如果你想让它转动起来重新工作，那么你唯一需要的就是可以产生动力的汽油。无论它的外表多么光鲜，没有汽油的汽车是毫无动力可言的。加满油之后，发动机的质量和功率就会成为下一个关键因素。气缸工作如何？时速是否准确？发动机是否可以达到所需的最大马力？发动机是否有穿越城镇、翻越山坡、穿越村庄的排量和持久力，这些都是要考虑的因素。

汽车好比我们的机体，机体的细胞运行也受类似因素的影响。你的细胞需要燃料，汽车的动力燃料是汽油，细胞的动力来源则是氧气。没有足够的汽油即便汽车再有光泽再豪华，它也不能载着你穿越大街小巷。同样的道理，没有足够的氧气，机体内的细胞也不可能日复一日、年复一年地保持你的健康状态而不产生疼痛。

氧气对于细胞如同汽油对于汽车一样重要。离开氧气，细胞肯定不能正常顺利工作。细胞的发动机是线粒体，作为产生能量的单位，每个细胞中的线粒体是很多的，它们将能源转化成能量以满足细胞工作的需要。在细胞摄取更多氧气的时候，线粒体的数量和体积都会有所增加，而在细胞摄氧减少时，线粒体的数量和体积也会相应下降。在线粒体的数量足够时，细胞就有足够的弹性和耐力应对每日的压力和应力。

影响细胞健康的关键因素就是氧气的摄取和输送。阻碍血管运输氧的功能的因素也是降低细胞应对每日负荷能力的影响因素；促进氧气运输的因素也有助于细胞弹性恢复。细胞弹性越好，软组织的力量就越强。

如果要给力量下一个定义，那么可以说力量是在搬运物品时所产生的力或最大努力。但是软组织的力量如何定义我们尚不能确定。就这一点而言，将纸盒的包装纸、棉纤维、轻质木材和橡胶进行对比哪一种更结实呢？哪一种材质可以经受得住反复的压力或日复一日的牵伸呢？将一个盛满水的水杯放在一张湿纸巾上，那么这张湿纸巾是否可以像一片湿透的硬包装纸一样防止水杯滑脱呢？当你站在轻质木材做成的楼梯上，是否同站在橡胶楼梯上一样有安全感呢？这个比喻同样适用于细胞。供氧和能量充足的细胞可以更好地承受每天的应力和压力以防止我们受伤。细胞越强，人体发生损伤的风险越小，对抗不适的能力也就越强。总而言之，氧气的运输是这一切的关键。

本章所探讨的五种生活方式对细胞的运输和营养摄取都有一定的影响。通过增强体适能、改善营养、改善睡眠、控制压力、戒烟，可以促进关节、骨、肌肉以及颈背部软组织的血液循环，还可以促进机体内毒素和代谢废物的排出。充满氧的血液对于保持细胞健康和恢复能力是非常重要的。如果细胞长时间供氧不足，就容易产生疼痛、酸胀、僵硬、持续的紧张感。如果你可以有效改善生活方式，这些软组织应对压力和应力的弹性也会增加，你的脊柱健康就会得到保障。

生活方式一：体适能水平

提到这个问题你可能会说，其他医生已经告诉我了，每周都要去锻炼5天，要跑10公里，做一些负重练习，达到同体操运动员一样的柔软程度。是的，健康水平很重要，但其实实现健康并不需要付出如你想象的那么多时间和努力。健康委员会认为整体的健康水平可以直接影响到脊柱疼痛治疗的成功率。北美脊柱协会提倡通过提高体适能水平来增进脊柱健康。就我们的经验来谈，体适能水平越高的人恢复能力越强，进展也更顺利。随着体适能水平的提高，恢复的速度也要比以前快。

塑形其实并不用消耗很多时间，也没必要耗尽全力。刚开始锻炼时，我们应该首先明确我们所处的健康水平，然后制定增加脊柱健康的针对性训练。

如表5.1所示，美国运动医学学会（ACSM）和美国心脏协会建议每周进行5天、每天30分钟中等强度的心肺耐力训练或每周3天、每天20分钟心肺耐力训练和20分钟的力量训练。对于65岁以上的人群来说，还要增加适当的平衡练习。在进行中等强度的练习时，你应该还能进行谈话。

表5.1　一般体适能指南

	心血管练习	力量练习	柔韧性练习	平衡练习
65岁以下人群	30分钟/天，5天/周，或结合力量训练时20分钟/天，3天/周	8～10组，8～12次/组	练习前5～10分钟动态牵伸，练习后10～15分钟静态牵伸	没有特殊推荐
65岁及以上人群	30分钟/天，5天/周，或结合力量训练时20分钟/天，5天/周	8～10组，10～15次/组	练习前5～10分钟动态牵伸，练习后10～15分钟静态牵伸	推荐

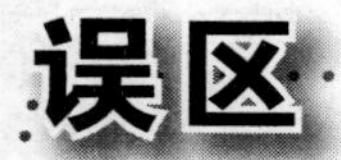

在家里进行练习能改善颈背健康

在家里的练习是否可以帮助改善颈背状况取决于练习的内容。一般来说，练习过程中感到越舒服，改善或消除脊柱不适的效果就越好。这也就是说，你也有可能在保持或改变瘦身塑形的过程中加重自己的病情，但也并不是所有的体适能训练全部如此。

练习的方式多种多样，从传统的负重练习到慢跑和骑车，从篮球、高尔夫到瑜伽、普拉提和太极拳。每一种练习都可以促进健康的发展，但同时也有可能会带来影响健康的副作用。

吉姆（Jim）是一名强壮的年轻人，但一直被慢性腰痛所困扰着，但他找不到产生腰痛的原因。他喜欢在健身房中使用器械进行腿屈伸练习，这种器械其实极不适用于椎间盘有问题的人群。在吉姆停止这个练习以后，他的症状就有所缓解。

杰克（Jack）是一位希望瘦身塑形的超重者。他曾经在跑台持续步行很长时间，几个月之后，他不得不因为严重且持续加剧的腿疼而停止这项练习。这项练习会对已经有很重负担的腰部产生更强的刺激，神经根也会因此受到更大的刺激，如此一来，副作用远大于锻炼效果。

乔恩（Jone）是一名经常用电脑办公的中年人，她的姿势不是很正确而且受肩痛的困扰很久了。她不管是上班时还是下班回家后都经常在电脑前工作，而且她喜欢做俯卧撑，而俯卧撑恰恰会诱发肩痛。俯卧撑常常导致肩袖肌腱过度负荷。暂时改变这种练习可以使她的症状有所缓解。

回顾一下，自己在锻炼后是否有脊柱不适感增加或次日清晨疼痛加重的感觉。如果答案是肯定的，那么说明这些练习确实刺激到你的颈背部了。试着剔除一些练习后观察效果，也许功能性的练习可以让你感觉更舒服些。

心肺耐力训练

进行心肺耐力训练有很多种形式。在健身房中经常用到的器械有功率自行车、跑步机、椭圆机和上肢功率车。你可以选择自己感兴趣并且不会加重症状的方式。因为水的浮力，所以游泳也是一种很好的治疗脊柱疼痛的运动方式。对伸展比较敏感的情况例如椎管狭窄、颈椎病、脊椎滑脱等患者，可以采用自行车、划船机或一些坐位功率自行车等以屈曲姿势为基础的练习。而对屈曲比较敏感的情况例如椎间盘突出、压缩性骨折或由于姿势不良引起不适等患者可以选择健步走、椭圆机或游泳等练习。

无论选择什么样的训练方式，心肺耐力练习都能改善人体两个方面的能力，其一是氧气的吸收（从肺中吸收氧气），其二是氧气的运输（氧气从血液进入组织）。练习的目标是连续20～30分钟内将心率稳定在靶心率范围内（图5.1）。可以利用下面的公式计算靶心率范围：

（220–年龄）×（0.60～0.85）/4=每15秒的心率

例如，为了达到一个良好的锻炼效果，一个45岁的人锻炼时应该达到的心率是每15秒26～37次。

具体计算方法是：

220–45=175

175×0.60=105

105/4=26.25（四舍五入为26）

175×0.85=148.75

148.75/4=37.25（四舍五入为37）

因此，一个45岁的锻炼者应该在锻炼时将心率控制在105～149次/分的范围内。

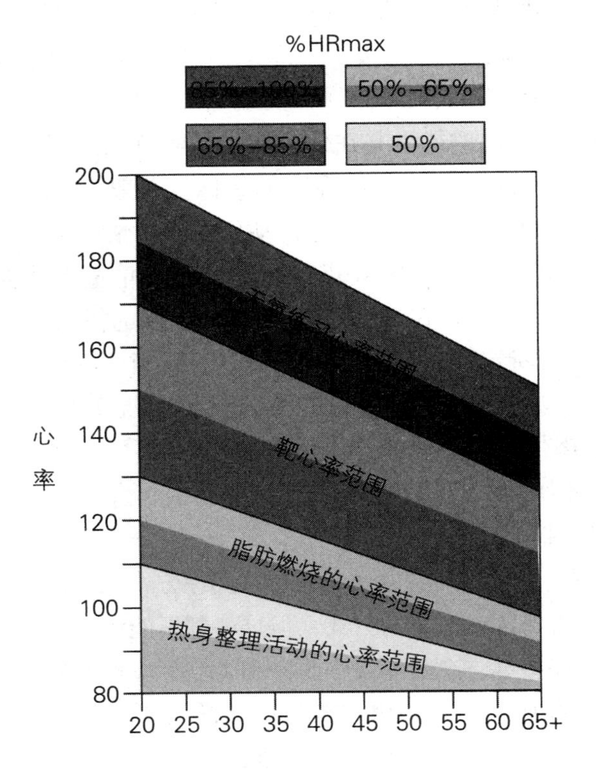

图5.1　根据年龄推导的心率范围

获取心率最简单的方法就是触摸手腕内侧腕横纹上方桡动脉的搏动。另一个简便的方法就是触摸颈动脉的搏动。

心肺耐力训练可以刺激抑制疼痛的脑内啡肽的产生。脑内啡肽可以缓解疼痛，而且在心肺练习之后会释放增多。这会使运动员产生兴奋感，所以即便有伤痛，他们能完成比赛。这种运动后产生的“天然鸦片”很重要，因为它能让人有良好的感觉。保持血液中一定浓度的脑内啡肽不仅可以减轻疼痛，还可以缓解焦虑。心肺耐力练习是缓解焦虑和疼痛的好方法。

力量练习

健康全面的体适能训练应包括必要的力量练习。力量练习的方式和种类很多，例如举重、普拉提、瑜伽和等长练习等。然而无论是哪种力量练习方式，只要选择合适的负重和不会导致疼痛持续增长的方法，你就会获得肌力增长。通过提高肌肉力量，脊柱疼痛也会得到控制。

正确的力量训练往往需要考虑以下几个因素。首先要先确定自己的起始水平。如果你是个新手，那么慢慢来，你会很快取得进步。耐下心来，在刚开始的6～10周里先学会如何正确用力。导致训练失败未能达到训练目标的三大主因分别是缺乏时间、没有找到练习乐趣和发生运动损伤。可以通过选择自己感兴趣的运动和有条理地将练习融入到日常生活中以克服后面两者。如果你最近一直在进行健身或力量练习，你可能会恢复得更快一些。但是记住，如果你对练习没兴趣或受伤，你肯定不会坚持练习。慢慢来，并发掘自己喜欢的练习。

第二，正确评估你目前的能力并在你所能承受的范围内练习。举重练习时可以用最大重复次数（RM）作为训练强度的指标。一般来说，刚开始力量练习时通常每组重复15～20次。你应能在保持动作正确的情况下重复练习15～20次并达到疲劳。如果可以完成的次数超过20次，那么重量有些偏轻；如果不能完成15次，说明负荷过大。在增加负荷之前，可以选择增加一组练习。调节你的训练计划以符合特定的训练目标，并记住RM这个指标，使用6～10周的时间去学习，这样可以有效地避免受伤。在舒适的情况下增加重量，强度为12～15RM。增加肌肉体积和力量的练习建议强度为10～12RM，这个负荷可以保证安全并有效增强力量。记住力量训练应该不会引起脊柱疼痛，应该是有趣且不很耗时的练习项目。

最后要考虑的一点是，在开始力量训练时对训练方式的选择。尽管健步走、舞蹈、高尔夫和庭院工作都是锻炼的方式，但这些都不能满足真正力量训练的需要以减轻脊柱不适并保持健康。负荷或在肌肉和骨骼上增加额外应力能提供力量训练的益处。你需要抗阻训练、瑜伽和普拉提那样额外的负荷来激发身体的功能，增强肌肉力量，加强骨骼健康和释放内啡肽。

对于那些想练力量变强壮的人来说，可以在完成心肺耐力练习后再增加

考虑进行等长练习

对于无法去健身房的人们来说，等长练习是达到力量训练目标的好方法。等长练习时，肌肉收缩但不产生关节运动，能促进循环功能同时增加肌力。特别是对绝经后女性来说，等长练习是增强肌力和提高骨密度的好方法。同样，等长练习也并非没有缺陷。但是，为了达到维持循环功能、神经肌肉控制和肌肉力量的目的，等长练习是绝佳的选择。第4章中有很多关于等长收缩练习的信息，可参考。

20 ~ 30分钟15 ~ 20RM的力量练习。可以进行循环练习，即每个练习都完成一组，再进行下一组练习，这样在力量训练的同时还可以巩固心肺耐力训练的效果。需要注意的是，即使强度达到10 ~ 12RM，在训练后也不应该出现短暂或长期的肌腱或关节疼痛。肌肉酸痛是可以接受的，但是不应该发生肌腱或关节疼痛。如果你感到疼痛和持续的僵硬，应停止练习并及时咨询你的物理治疗师或医生。如果你选择将自身的重量作为负荷阻力的一部分，例如瑜伽或普拉提，以上的指导和建议也是适用的。这些负荷自身体重的练习的优点是很多动作能在重力最小的姿势下完成，你能根据疼痛和其他限制性因素更密切地调节脊柱承受的负荷。没有哪种方法是完美的，可能这个练习能提供那个练习所没有的益处。用一年的时间调整自己的练习方式和强度，你能使自己的身体从多种练习中获益，同时将骨骼肌肉疼痛和过度使用及过度负荷的可能性降到最低。

力量训练对于维持脊柱健康是非常重要的。为了增强功能能力，练习时所承受的负荷必须超过日常生活中所承受的负荷。由于健步走、舞蹈、高尔夫、家务活等并不能提供超过日常生活中脊柱所承受的负荷，因此这些活动并不能被视为能增强肌力的练习。只有在肌肉、关节和脊柱上增加额外负荷，才是能增强肌力的练习。每周3天，每次20 ~ 30分钟的力量练习，起始负荷为15 ~ 20RM，逐渐过渡到10 ~ 12RM，可以有效增强肌肉力量并保护脊柱健康。

抗阻训练可以通过保持脉管系统的高效性来促进血液循环功能和氧气运输入组织细胞的过程。另外，肌肉收缩也可以促进静脉血液回流。

柔韧性

心肺耐力和力量是健康体适能的重要组成部分，但还有一点常常被大家忽略，那就是柔韧性。无论年龄大小，柔韧性都是影响健康尤其是脊柱健康的重要因素。比如我们去捡一个硬币或伸手去拿一件东西，我们必须得牵伸肌肉和肌筋膜这些位于我们脊柱周围使我们的机体成为一个整体的结构。

牵伸这一环节常常被忽略掉主要是因为貌似没有什么很明显的好处。男性可以通过力量训练获得强壮有型的胸肌、手臂和下肢肌肉，或可通过周末的运动保持年轻的状态。女性比较喜欢有助于保持苗条身材的运动，她们往往会选择瑜伽、普拉提、有氧操之类的集体练习，以避免练成男士那样的肌肉型身材。牵伸被人们看作是整理活动中的一部分，而且只在回家或洗澡前的几分钟完成就可以了。但临床研究表明，牵伸对于脊柱疼痛和功能紊乱的人群来说至关重要。牵伸可以有效缓解椎管狭窄、神经根病变、过度使用、肌肉过紧、运动损伤、适应性短缩等脊柱不适的症状。

牵伸的好处还有很多，例如牵伸可以增加关节活动度、减轻肌肉张力、促进血液循环和氧气的运输。这个道理就如同你踩在院子里浇水的软管上一样，当你松开脚时，流出来的水就会突然增多，所以减小周围组织的压力可以促进循环。

其实牵伸练习并不难，但仍需要你投入一些时间和精力去学习正确专业的牵伸方法并进行练习。一些医生往往会选择每次牵伸保持10秒，并重复3次或每个牵伸动作保持30秒后进行下一个动作。尽管并没有文献说明牵伸所需要持续的时间和频率，但我们通常认为10秒的牵伸不足以将肌筋膜拉开并降低肌张力。在实践中，每个牵伸练习至少保持60秒并重复两次可以放松软组织并获得暂时的关节活动度改善。尽管没有科学证实，但每个牵伸练习至少保持60秒并重复数次是一个很好的开始方式。真正有肌肉短缩问题的人应逐渐将牵伸保持时间延长到数分钟，重复2～3次作为练习的最终目标。幸运的是，牵伸并不是特别难，与去健身房或游泳相比，不需要什么器械，花费的时间也不长。

按照骨骼肌对身体的作用可将其分为两类，维持身体姿势的肌肉至少跨过两个关节且易于发生短缩。主导运动的肌肉跨过单关节，倾向于出现无力的情况。通常柔韧性下降遵循一般模式，因此很容易判断出身体哪部分需要牵伸。合格的医生应该能够辨别这种模式并可以直接正确地描述出牵伸方法（在第4章我们给出了例子和建议）。当方法正确时，练习的目标肌肉和区域会感到很舒服。而且牵伸是一个享受的过程，不应感到厌恶。通常，牵伸是治疗计划中不可或缺的一部分。通过牵伸需要放松的多关节的姿势稳定肌，你可以在短时间内缓解症状、改善功能。但牵伸动作一旦错误或采用错误的牵伸练习，则牵伸很有可能成为刺激问题产生的来源。

很多患者和临床医生都认为牵伸大腿后侧的腘绳肌可以缓解腰痛。很多情况下确实如此，腘绳肌是多关节肌，很容易产生短缩，增加腘绳肌的柔韧性可以缓解腰痛。但要注意本书第4章（63～64页）中提及的唐娜的经历。在这个案例中，尽管她的腘绳肌很紧张，但在急性期是不建议使用牵伸的。当我们询问唐娜的治疗师为何进行腘绳肌牵伸时，得到的答复是这部分肌肉很紧张。如果没有正确的评估，受激惹的神经或神经根通常会表现出类似于肌肉紧张的症状。通过牵伸腘绳肌，唐娜的治疗师进一步刺激已激惹的神经根，从而使腿部疼痛加重。

平衡练习

平衡练习也是体适能训练中非常重要的一部分，尤其是对65岁及以上的人们来说。每年都有超过1/3年龄大于65岁的老年人跌倒，使跌倒成为老年人死亡的首要原因和大多数非致命性损伤的常见原因。美国物理治疗协会对于预防跌倒给出了一些建议，提出四个降低跌倒风险的主要因素：体育锻炼、视力年检、家庭安全评估、正确的医疗建议。

可以通过几个简单的方法评估一下自己的跌倒风险。首先计算一下自己的用药次数，如果每天需要服药多于3次，那么跌倒的风险也就会大大增加。像服用维柯丁、美沙酮这样有麻醉效果的药物就很危险，尤其是当同镇定剂、肌肉松弛剂或安眠药一起服用时危险性更大。另外一个自测方法就是测量手臂可以向前触摸到的距离：两脚分开与肩同宽，将手臂向前伸直触够，如果向前的距离可以达到10英寸（25厘米），说明跌倒风险很小；如果距离小于6英寸（15厘米），那么跌倒风险提高了4倍；如果小于4英寸（10厘米），那么跌倒风险增高6倍。最后一种自测的方法是单腿站立，研究证明如果可以在无辅助支撑的情况下单腿站立稳定保持5秒以上，那么跌倒的风险低于坚持不了5秒的人群。

平衡练习简单有效并且不需要其他额外的设备。平衡是一种技能，可以通过练习得到提高。两脚平行站立，向前练习触够并将10英寸（25厘米）作为练习目标。练习单腿站立并尽可能坚持得久一些，或者在上身前倾、弯腰、扭转时用踮起脚尖的姿势站立。在确保安全或周围有支撑时先进行睁眼的练习再进行闭眼练习。可以参考第72页第4章的平衡练习方法。

生活方式二：饮食与营养

我们都很清楚饮食健康对身体的重要性，但真正实施起来并不容易。公共卫生官员认为肥胖是美国的一大问题，影响美国公众肥胖的因素有很多，除了快餐和垃圾食品的普及之外，还有生活方式、学业、家庭和社会压力的影响。美国居民肥胖人口的增加对国家公共卫生造成了巨大的压力。

- 1960年，男性体重平均166磅（75公斤），40年后达到191磅（86公斤）；
  1960年，女性体重平均140磅（64公斤），40年后达到164磅（74公斤）。
- 1985年有8个州的报告显示成年人的肥胖率超过10%；
  1994年所有州的成年人肥胖率都超过了10%，其中16个州的肥胖率超过了15%；
  2004年，7个州的成年人肥胖率超过了20%，9个州超过了25%；

2007年，4个州的成年人肥胖率超过了30%；

2010年底，美国肥胖率高达31%。

● 1970年，儿童和青少年的肥胖率分别为4%和6%，2008年分别达到了19%和17%。

● 1967年，美国儿童平均每人每天摄入780千卡热量，主要以富含高果糖玉米糖浆的饮食为主，那时每年只有3000吨玉米糖浆的产量，而今天玉米糖浆的年产量约为600万吨。报告指出2000年及以后出生的儿童患2型糖尿病的风险为2000年以前出生儿童的3倍，导致17～27岁人群的寿命缩短。

● 根据2009年6月《旧金山报》的报道，伊利诺伊州是最早强制执行在校生参加体育锻炼的州市之一（另一个是马萨诸塞州）。尽管如此，到了2007年，伊利诺伊州的成年人肥胖率仍然超过了25%。

● 到2000年美国外科医生将肥胖定义为不分种族和经济水平的全国性流行病。一场与肥胖战役打响了。至2007年肥胖率又增长了7%，超过30%成年人（超过六千万）被诊断为超重或肥胖（超过正常体重30磅或14kg）。

● 1980年时每盒爆米花的热量平均为270千卡，现在是630千卡；

1980年一个火鸡三明治平均热量为320千卡，今天高达820千卡甚至更多。

研究表明如果一名或多名家长肥胖或家长自身在儿童时期就是肥胖者，那么后代肥胖的几率就会增加。这种肥胖怪圈的存在使我们的卫生系统承受很大的负担。事实上，很多专家报告显示，在21世纪我们将面临寿命缩短的危险，原因就在于我们吃得太多而活动太少。某种程度上来说，脊柱疼痛的发病率增加也是体重增加和静坐少动的生活方式所导致的结果。

肥胖带来的危害

单纯从力学的角度来看，体重的增加尤其是腹部重量的增加给脊柱周围的肌肉和其他软组织都带来了很大的负担。但是以前我们更关注的是肥胖的增长率而不是它给脊柱带来的负担。这一部分的目的并不在于痛惜体重增加这一现状，而是通过一系列原因将体重与脊柱周围疼痛联系起来。我们知道任何事情都有例外，例如肥胖的人也许没有特定的不适感而很瘦的人有很多颈腰部疾病。但总的来说，体重越大患脊柱疼痛的可能性就越大。如果我们联系到最初的假设——所有其他条件相同时，体适能水平越高，脊柱疼痛发生的可能性就越小；而肥胖和超重会在一定程度上降低体适能水平。当你肥胖时，你会运动较少，吃更多不健康的食物，睡眠质量下降而且更有可能遭受医疗副作用。肥胖抑制生长素的分泌，提高产生压力的皮质醇的水平，并增加患睡眠呼吸暂停综合征的风险。我们必须注意并不是只有肥胖的人才会饮食不当或只有肥胖者才会有脊柱疼痛。事实并不是这样的，肥胖并不一定会导致这个问题，但肥胖带来的其他问题会使脊柱不适的几率增加。

营养与细胞健康

饮食是我们摄取与储存能量最重要的途径，所以我们要重视饮食健康。要补充充足合理的矿物质、蛋白质、碳水化合物、脂质以维持组织的健康和进行组织修复。营养物质同氧气一样关系到细胞每日的修复和健康，如果没有足够的能量来源，细胞也不能正常工作。同样以汽车为例，燃料不足，动力自然受限；从细胞水平来讲，没有健康的饮食供应，细胞营养就会匮乏，接踵而来的就是组织的破坏、机体的不适和酸痛，严重了还会导致功能的丧失。

这一部分我们会向大家阐述营养对于保持身体健康状态以及帮助人体从每天的工作负荷中及时恢复的重要作用。假设在走几个街道就让人感到会脱水的炎热夏天，附近有个正在修建天桥的施工队。一个看起来高高瘦瘦的工人从便利店走出来，手上拿着他的午餐——一个巨无霸汉堡、一包大薯和一杯64盎司（2L）的苏打水。他的同事的午餐则是从家里带来的三明治、一个苹果和一杯饮料。我们无法得知这二者的午餐会给两人带来什么样的具体影响，但我们可以进行一下推测。虽然从便利店买午餐的工人高高瘦瘦显然不在意能量摄入的多少，但他的午餐是高热量低营养素的食物，日积月累他体内的细胞营养会耗尽，因为面临能量消耗所带来的影响，这一切只是时间问题罢了。最终他会出现组织疲劳和不适。

抗炎性食物对慢性疼痛的作用

饮食同时也会影响到机体对炎症以及炎症循环持续时间的反应。对患有慢性疼痛的人群来说，疼痛产生的一个重要原因就是持续的炎症反应加强了神经系统对疼痛刺激的传输。富含抗氧化物及其他降低炎症反应物质的食物可长期有助于减缓疼痛信号的扩散，最终缓解不适感。常见的具有抗炎效果的食物包括坚果、鱼肉、橄榄油、复合碳水化合物如深绿色的蔬菜和水果，以及富含γ3和γ9脂肪酸的食物。

生活方式三：睡眠

直接影响脊柱健康的第三个因素是睡眠。睡眠是机体进行修复并保证第二天精力得到恢复的重要阶段。没有充足的睡眠，机体仿佛处于空白无力的状态。高质量的睡眠有助于调整内分泌的平衡，可以促进5-羟色胺和多巴胺的分泌，有效降低皮质醇的水平。儿童青少年每天所需睡眠时间为9个小时，成年人则需要7～8个小时。

打个比方来说，我们每天都拉着一个行李车，里面装载着由体力、情绪、精神等各个方面带来的压力和负荷。机体通过睡眠进行修复并及时有效地清理我们的这个行李车以避免第二天的负荷过重。想象一下如果不及时清空每一天的负担，时间久了，行李车自然越来越重，机体就越来越难以承受这样的重担。如果行李车超重，装满了不用的行李，行动起来就有困难。行李车中的行李最终会溢出来，留下一堆需要清理的杂物。

如何判断自己的睡眠是否充足呢？你是否容易疲劳、精神不振、反应迟钝？你的注意力难以集中？你是否气短、易怒？行李车中的行李重量是造成这些情绪的因素。睡眠并不是治疗一切问题的良药，但却是恢复活力的重要环节。当负担越来越重时，你的身体、心理和情绪健康就会受到损害，想象一下你的身体开始瓦解的场景。我们的情绪、心理和身体负担会伤害我们，甚至可能是致命的。

我们经常听说有人吸烟、喝酒仍然能活到90多岁，但绝不可能听说一个人可以不睡觉而活那么久的。睡眠是必要的，是身体修复和恢复活力的关键因素，睡眠质量不高是导致一系列疾病的严重危险因素之一（另一个是压力）。

每天保持充足的睡眠能有效缓解每日负担。保证白天体力活动充足、避免较晚时摄入兴奋性物质（如下午5点以后就不要再饮用咖啡了）、调节自身压力并改善饮食。这样，睡眠质量提高，有利于血液循环和向组织运输氧气，身体得到更好的恢复，从而更好地面对第二天的挑战。

生活方式四：吸烟

第四个需要考虑的问题是吸烟。吸烟与否对脊柱健康的影响至关重要。永远记住良好的血流状态和氧气的运输是保证机体组织健康的关键。而吸烟可以从两个方面直接影响到脊柱。一方面，吸烟者更容易产生脊柱疼痛，因为尼古丁会减少椎间盘的血流量，加快椎间盘退行性变。研究表明吸烟后一个小时内腰椎间盘血流量降低50%。

另一方面，吸烟者骨折的可能性较大，因为吸烟可以阻碍钙的吸收和新骨质的生长。因此吸烟会减缓骨折、手术或治疗后的恢复速度。尼古丁会加强疼痛感觉，所以烟民的不适感往往更强烈。

如果潜水时间过长，你的肺部是否会有不适的感觉？你的大脑会向肌肉传达将头部露出水面进行深呼吸的命令。深呼吸后你会感到很轻松，如果不换气的话会有恐慌感或紧迫感。与之类似，吸烟对脊柱结构也会有同样的影响。吸烟导致脊柱疼痛的原因之一是缺乏氧气运输，导致组织渴求氧气，迫切需要进行新陈代谢。组织需要大量的氧气才会感觉好些。

吸烟对腰背痛的影响是可以积累的。戒烟的人必须开始努力修复以前吸烟带来的组织伤害。戒烟可以让你感到舒适，同时也要通过合理安排饮食、睡眠和锻炼来保持脊柱健康及生活幸福。

生活方式五：压力

最后一个影响脊柱健康的因素是调节压力的能力。对压力的良好调节有助于缓解身体不适，尤其是骨骼肌疼痛的问题。

压力带来的影响并非都是负面的。例如体育竞赛、社交以及为个人目标努力带来的压力就是正性压力，被称作积极性压力。积极性压力可以带来动力，使你获益。想一下是不是有很多次在极短的时间内完成了自己曾经放弃但却不得不完成的任务。积极性压力也可以帮助你集中注意力、增强骨骼肌的爆发力，还可以通过增加脑中5–羟色胺的含量减轻疼痛感，增强免疫系统功能。

可控压力是根据我们的需求产生以调控我们生活、工作、人际关系等的压力，可以帮助我们做出计划并完成准备工作。

不可控的压力是指超出我们可控范围的结果，例如我们不可控制的世界政局、酗酒的配偶、儿女失败的婚姻或新搬来的吵闹的邻居。

激素平衡分泌是调节压力的关键因素。当我们持续焦虑、沮丧、紧张、受挫或生气时，机体就会分泌大量的皮质醇。皮质醇可以刺激血管收缩变细，血氧运输受阻，就像你踩在水管上不让水流入院子中浇灌的道理一样。

另外，长期的过度压力会导致失眠、肌肉张力增高（或产生结节）、易怒情绪及其他症状。美国医学协会认为在约90%的疾病中，压力都是一个主要因素。

合理调节压力说起来很容易但做起来并不容易。让我们来看看琼（Joan）的案例。琼患有非外伤引起的颈痛。她的肩部也开始僵硬，头也经常疼痛。

现在她的颈部活动受限，上身肌肉偏硬，不适感持续存在。琼没有工作，大部分时间和丈夫一起待在家里。治疗会缓解她的一些症状，但不适还是会逐渐反复发作。最终，琼向我们透露，她目前在家中几乎所有的时间都用来照顾生病的丈夫，而她的丈夫现在已没有工作了。除此之外便是应对家中兄弟姐妹的各种琐事，而且这些事情也变得越来越繁重。现在，琼的睡眠减少到只有几个小时，而且她也不再去健身房进行每周锻炼了。每天照顾丈夫身体上的劳累加上应对各种事情精神上的压力导致了她肩颈部不适的问题。在物理治疗中我们了解了这些问题以及这些问题对她不适的影响。在她重新开始的健身房训练中我们添加了牵伸和按摩，并且鼓励她诉说内心的压抑。之后她发生了戏剧性的变化。随后琼开始感觉好转，她对现状的看法更加乐观。她能够看见丈夫逐渐好转，他并不是永远失去工作了，而且她自身的角色转换也是暂时的。几周后，她仿佛变回了原来那个自己，睡眠更好、运动更好而且疼痛显著减轻。其实琼的肩颈痛只是其他几个因素的症状表现，而不是不适的根源。压力是肌肉不适的放大镜。

心肺耐力练习是调节压力最有效的方法之一。就像我们之前所说的，每天进行20～30分钟靶心率强度的有氧训练有助于激素的分泌调节。通过健康的锻炼、饮食、睡眠和必要时专业的指导，能控制皮质醇的分泌，提高多巴胺和5–羟色胺的水平，不管不适的原因来自哪里，都可以有效解决不适的问题。

你能掌控自己的健康

本章所介绍的五大生活方式紧密联系，相辅相成。每一个都会对你的健康产生积极或消极的影响，关键在于你如何去看待它。好在这五部分都是可以人为控制的因素，但事情总是说起来容易做起来难。你的选择会对你目前的健康状况或症状产生深远的影响，关键在于你将怎样选择。

第 6 章
学习正确的人体力学

有些古老的俗语已深入人心，屈膝、抬腿能预防背部损伤就是其中之一。从八旬老人到儿童都这么认为。这种说法有时对，但并不总是对的。

在这一章我们会讨论，相比于使用其他方法，屈膝通常会使你的腰部更加紧张。对比照片会向你展示当你提举、弯腰、扭转和前伸时，不同动作是如何影响脊柱结构的。人体力学指的是正确的提举、弯腰、挥动、搬运、前伸等动作。恰当地运用人体力学可以减少对脊柱结构与周围肌肉的压力和拉力，从而缓解不适，促进康复。关于正确人体力学的讨论可以教会你在完成特定工作和家务时，如何摆放和移动你的身体，以便减少不适、疼痛和未来发生损伤的风险。

三个故事

为了帮助说明本章所讨论的概念，我们来思考保罗（Paul）、安德里亚（Andrea）和斯科特（Scott）的案例。这三个案例将所有本章要讨论的人体力学概念包含在内，你可以把这些概念应用到引起你疼痛的家务或工作中。

保罗当时的症状是右侧肩痛和慢性颈部不适，偶尔会放射到手部。他手部力量逐渐变弱，握紧抓牢工具变得困难，而这些工具是他作为电工在工作中必须使用的，他感到非常担心，在评估中，他发现颈部后伸（抬头）会加重不适。

50多岁的保罗整体非常健康，他担心手臂的疼痛和越来越弱的手部力量会限制他的工作能力，这种担忧给他造成了很大压力。一定程度上来说，这个问题已经出现了好几年，但最近恶化得很不是时候。在症状突然加剧的几个星期前，他刚开始在一个大型办公大楼工作，现在他担心会失去这份工作。“年轻的电工将要取代我”。他担心道，“我必须尽快恢复”。他发现自从大约一周前来我们诊所看过他的私人医生之后，不适感确实开始缓解。此外，他已经因为健康状况暂时请假离开了工作。

安德里亚一直患有腰痛，而且正在逐渐恶化。她的治疗师推测疼痛源于腰椎间盘，并归因于她在仓库检查DVD产品的工作。安德里亚将DVD从传送带上取下，打包，准备装船。尽管健康状况不差，但快30岁的她身材保持得并不好，像我们大多数人一样，她已经忘记了健身。虽然存在疼痛，她还是可以不受限制地工作，但有不适感，而且每晚轮班之后入睡困难。她总是抱怨因为腰部僵硬加重，做一些类似穿鞋的简单工作也会不舒服。总的来说，她不适的程度正在加重，先前的物理治疗并不成功。

考虑到她的症状逐渐加重，我们需要去检查她的工作地点。根据推测，她的工作方式是诱发主要症状的原因，而不是工作量。如果有机会改正的话，疼痛的程度或许可以缓解。尽管物理治疗或者医疗干预可以帮助她舒服很多，但调整工作方式才是达到长期持久积极结果的唯一方法。

斯科特是一个健康的年轻人，最近刚进行了腰椎融合手术。他是一名自由职业者，但术前术后加起来已经几个月没有工作了，迫于经济压力，他热切希望尽快工作。他的工作是为赛马钉马掌，由于斯科特已通过传统术后康复取得了一定进展，我们将康复重点转移到能重返工作的训练上。斯科特向我们展示了100磅的铁砧，他每天要将它从卡车车厢搬到装钉场地，他同时示范了钉马掌的姿势，每天需要保持这一姿势长达6个小时或者更多。大体上来说，他要背向马匹站立，弯腰让手肘撑在膝盖位置，拖住马腿以便马掌能够钉在合适位置。在一个较低的平面，通常在腰部水平或者更低，斯科特向前弯腰使用沉重的大木槌在铁砧上敲打马掌以便获得合适的尺寸。他的问题集中在每天搬运沉重铁砧往返卡车和弯腰安装与塑形马掌上。

当然，还有很多其他日常活动可以用作讨论正确人体力学的实例。患者经常提到装洗碗机时，抬水箱或者大袋狗粮时，从汽车行李箱卸货时，把小孩子放到汽车座椅上时，更换床单时，倒垃圾时，抑或是清洁地板时，会诱发不适。接下来的讨论将会帮助你理解如何用适当的方法进行这些活动，缓解不适，并预防其复发。

四种主要应力

在解释人体力学的概念和解决上面三个病例之前，我们需要回顾一下在日常工作与活动中影响肌肉和关节的四种主要应力。这些力量可以导致组织紧张和疼痛。

我们将从压力开始，它是一种友好的力量，人体在处理压力负荷方面十分适应。关节被一层肥厚的纤维覆盖，肌肉有足够的力量对抗重力保持我们直立，脊柱由特别宽大的平台（椎体）组成以承受身体重量。

用你的双手手掌牢固地挤压在一起，让左右手点对点相接触（图6.1）。保持恒定不变的压力几秒钟之后，你有没有察觉到温热的感觉？有无压力显著集中的点？手上部分区域是否出现明显压痕？发出明显的声响？你应该注意到温热感变化很小，感到很小的压力集中，看不到明显的压痕，听不到声响。实际上，除了用胸肌的力量将两手压在一起之外，你应该没有什么感觉。

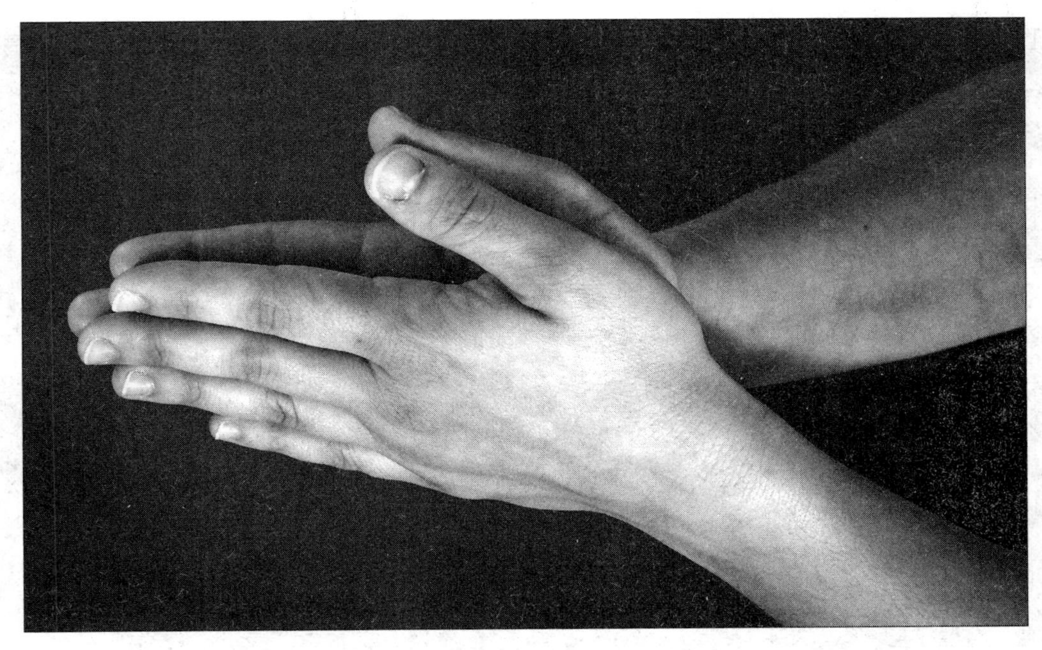

图6.1　压力示范：双手挤压在一起

当你双手平行地点对点挤压在一起时，施加于双手的负荷方式我们称之为对等方式。

一只手上每一个点与另一只手上相对应的点受到相同的压力，压力均匀地施加于双手的各个部分。在脊柱上的这类负荷，我们称之为轴向载荷。笼统地说，就是压力。在任何情形下，人体能够很好地承受对等的轴向载荷。下肢和脊柱的关节能长时间在这种情况下保持健康和正常功能。

思考一下，如果在你的鞋里放入一些物体，你的感觉将会如何。假设放入的物体使你的左腿比右腿长2英寸（5厘米），你将会歪斜站立，你的脊柱将会弯曲到不正常的位置，你的颈、后背、髋、膝和踝各处关节将会在不正常与不对等的位置下承受体重。在鞋内增加嵌入物会造成受力分布不均以及力线的不对称。载荷会被脊柱和下肢关节以不对等、不对称、不熟悉的方式吸收。

事实上，压力不是你身体的敌人。当压力施加在均衡的位置，身体会容易地承受，但其他破坏性的力则不然。

剪切力是一种滑动力。为了理解剪切力，用你的双手彼此摩擦，像打磨木料一样相对于一只手前后移动另一只手（图6.2）。你有没有察觉到温热的感觉？摩擦或磨损的感觉？相比于简单地挤压在一起你是否更能意识到你的双手？有没有听到声音？相比仅仅挤压在一起，你的双手是否明显感到正发生的事情？你对这些问题的回答应该是肯定的。

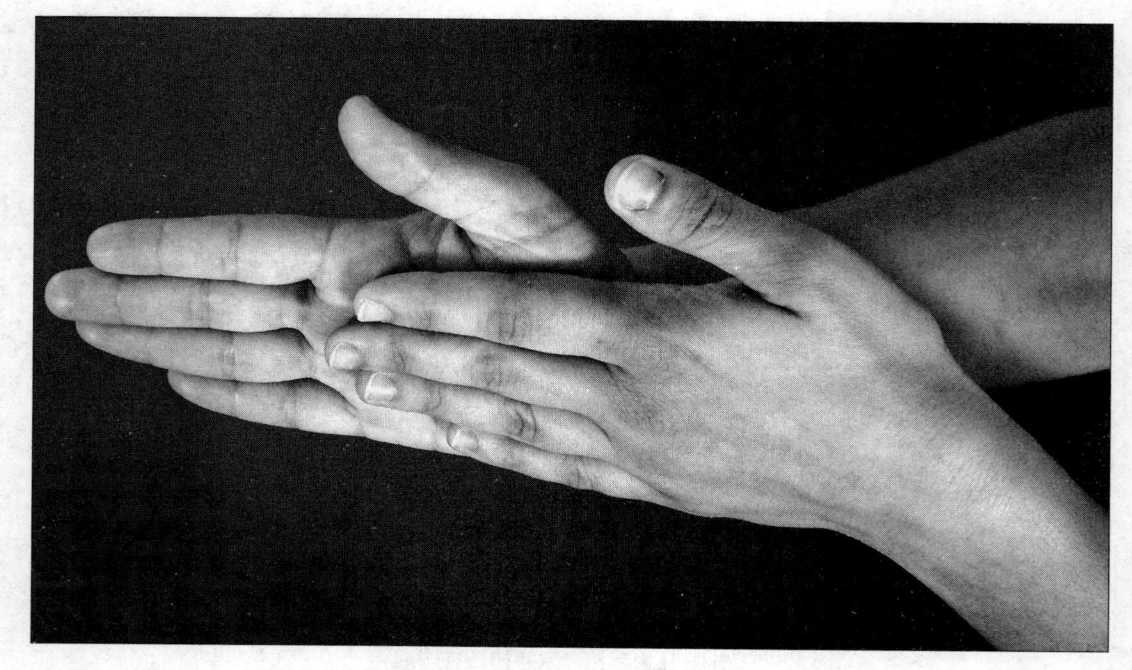

图6.2 剪切力示范：双手前后摩擦

剪切力发生于一个平面划过另一个平面时。剪切力可能发生于身体所有的关节。它们会对关节造成磨损，使肌肉负荷过重。

肌肉负责抑制这些力量，控制关节表面的滑动，促使其平滑地、受控制地移动。不论关节的各个方向是否受力均匀，你的姿势与负荷应力的位置有关。当肌肉不能够抑制或者吸收剪切力，抑或是关节不对等时，关节表面会受到破坏性磨损和撕扯，就像你摩擦双手时的体验。

在脊柱方面，当你弯腰系鞋带时、提起工具箱时、身子前倾刷牙时，或者抬手超过头顶更换电灯泡时，细想下身体发生了什么，你可能就容易理解剪切力了。在这些情形下，剪切力就会产生，就像一个椎体滑过另一个。久而久之，这些剪切力会造成关节磨损和撕扯。关节炎、骨刺、肌肉过度使用综合征都是组织损坏的标志，最终引起疼痛。常见与过度剪切受力相关的诊断包括脊椎关节退行性变、椎骨滑脱、小关节关节炎、应力性脊柱疼痛和肌肉过度使用综合征。

扭转力是切向力。为了理解扭转力，双手放在一起，手掌互相搓捻（图6.3）。想象下魔术师在让硬币消失之前的动作或者恰比·却克（Chubby Checker）演唱时脚的动作。有没有温热感产生？感觉到摩擦或磨损了吗？

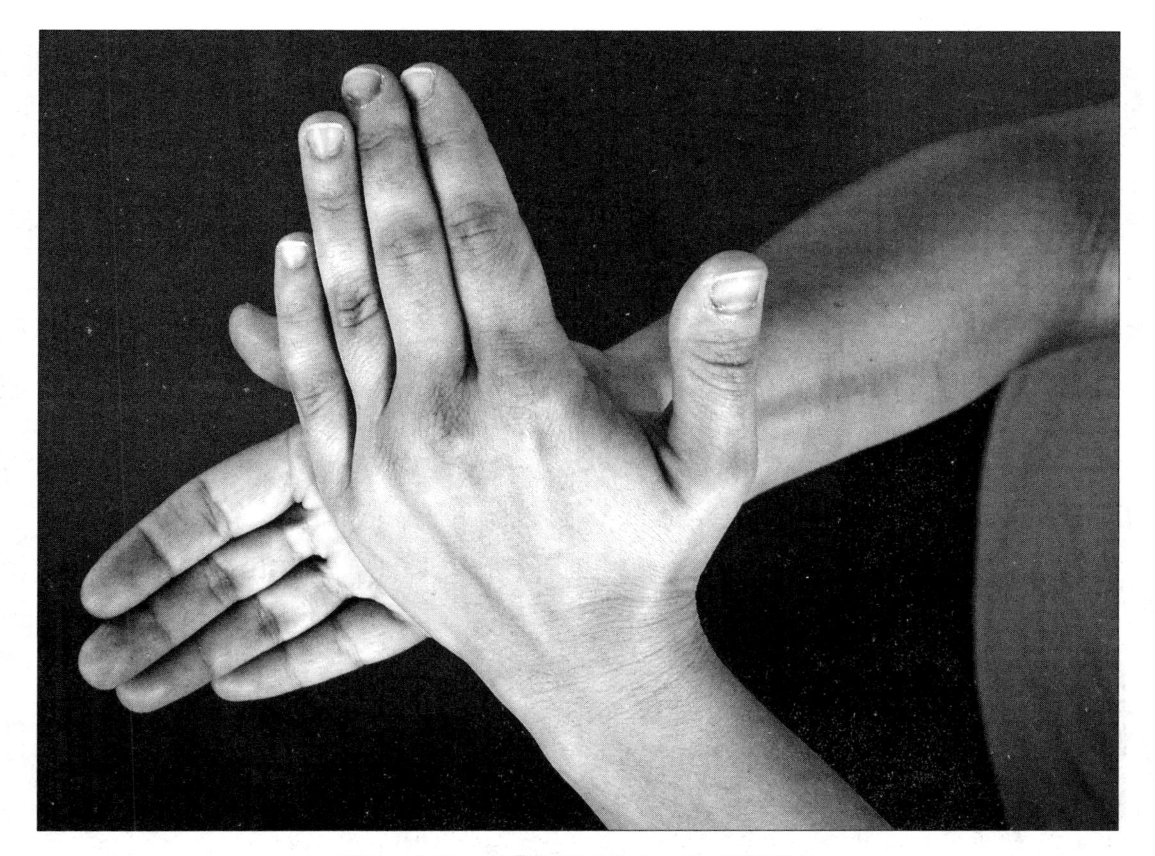

图6.3　扭转力示范：双手放在一起，互相搓捻

相比于仅仅将双手挤压在一起，你有没有听到声音或者更明显的感觉到双手正在发生的事情？扭转力与剪切力是相似的，只是前者发生于旋转方向。保健专业人员将其描述为在水平面或者横断面上的移动。当你伸手开门、向后抓安全带、或者转头倒车时，扭转力便发生了。与剪切力一样，肌肉控制促进身体进行平滑的移动。当活动过大或者肌肉控制力较薄弱时，扭转力就会造成关节损伤，导致组织损坏和疼痛。

人体之所以如此设计，是为了当一个平面上的运动增加或减少时，会通过另一个平面运动的增加或减少来代偿。当你观察人们步行时，会很容易理解这个观点（临床上，我们称之为步态分析）。例如，由于足弓塌陷和下肢旋内，骨盆会前倾，髋关节相对更加屈曲。同时，腰椎前凸也会增加。久而久之，小腿肌肉和髋前肌肉短缩，腹肌和臀肌变弱。随着这些肌肉短缩，踝关节和髋关节的活动受限，进而导致全面的步行受限。

因为活动受限，人体会产生代偿，特别是增加腰的旋转。当你在后面观察人们步行时，可观察到这种动作。具有代表性的是，人们上肢摆动更加明显，骨盆带前后运动更加显著。你可以想象腰椎节段前后的扭转，就像前面用双手举的例子。腰椎旋转增加造成了局部组织损伤，导致各种各样的临床症状。因为身体好像被一条巨大链条连接在一起，一开始发生于足部的过度旋转会继而引起腰部区域代偿，随后导致膝、髋，甚至颈椎的不适。

观察人们的步行，你就会开始发现区别。这些区别大部分可能不是因为个人选择，而是肌肉关节的生物力学因素造成的。与扭转创伤相关的常见诊断包括椎间盘退行性变、节段性不稳和肌肉过度使用综合征。

就像一个女性穿高跟鞋走过刚刚播种的草坪，与穿平底鞋相比，前者会留下明显的痕迹，当你的关节两个骨性平面不对等、不对称接触时，也会造成类似的结果。不对称负荷或许也可以通过双手来说明，将你双手靠近小指的一侧边缘呈45°紧紧贴在一起，就像双手呈杯状波水到脸上的动作（图6.4）。你感觉到了什么？

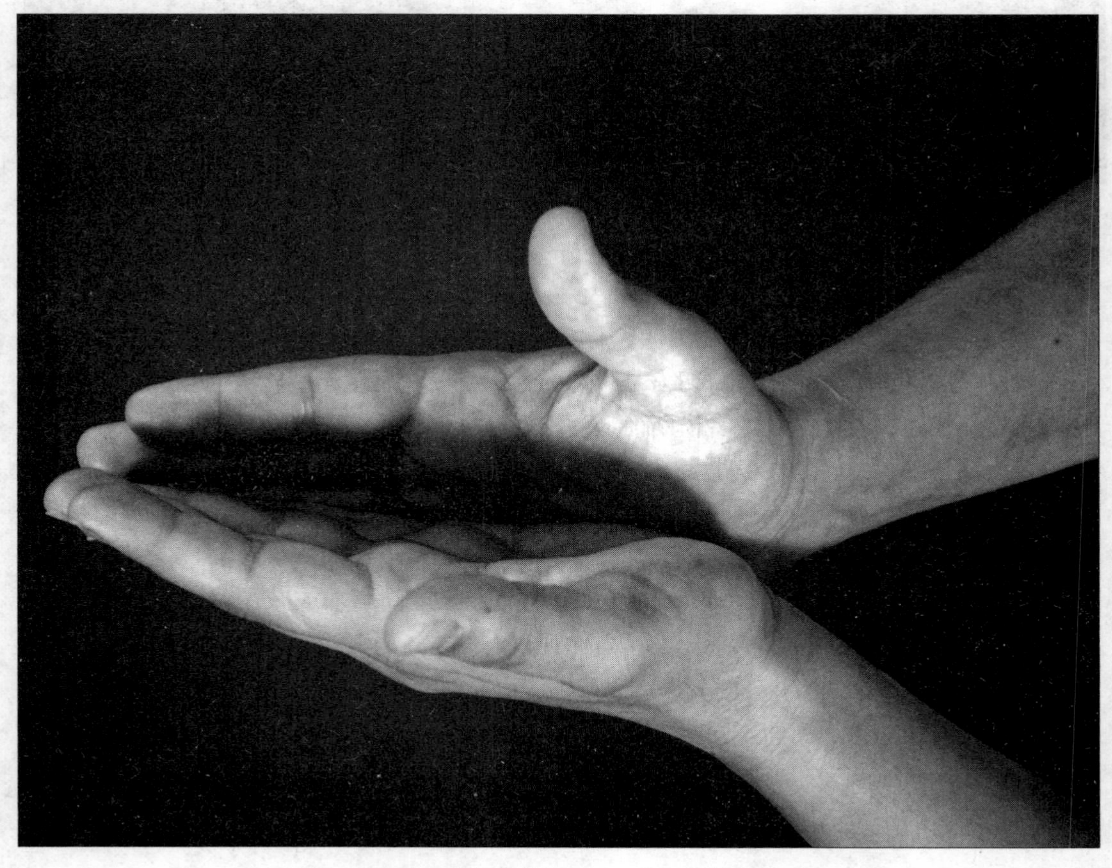

图6.4　不对称负荷示范：双手不均匀的挤压在一起

有没有注意到一只手上有一块集中区域的压痕？相比于双手简单地挤压在一起，是不是更明显地感觉到双手正在发生的事情？是不是手上有些区域的受压与其他区域不同？你对这些问题的回答应该是肯定的。尽管你感觉不到温热感的不同，听不到声音，但与不对称负荷相关的危害同剪切力和扭转力是一样的。

因为相同的压力施于较小面积的表面时会造成更大压力。久而久之，周围组织负荷过重，产生不适，组织的短缩或拉长取决于它在不对称的哪一面。关节表面和周围组织开始受到损坏。我们所指的不适，可能就是你感到的疼痛。

当脊柱曲度过大超过正常时（比如，过度的腰椎前凸），或者因为下肢长度不等导致出现侧弯问题时，脊柱下段就会产生不对称的负荷。当颈部长时间弯曲（例如，持续接听电话而不佩戴耳机或低头打字、缝纫）时，脊柱上段就会产生不对称负荷。在小关节综合征、应力性脊柱疼痛、腰椎间盘突出和关节炎的诊断中，脊柱不对称负荷是常见的病因。

还有一个施加于脊柱的力是牵引力。通常在治疗中，专门施加牵引力，达到给问题区域减压的目的。你的医生或者治疗师或许称之为牵引，指的是通过牵拉有关区域达到缓解不适目的的治疗方法。

人体力学技术

如果你的身体继续以错误的方式工作和生活，药物和治疗永远也无法彻底解决你的颈背部疼痛。本章描述的人体力学技术是减少组织损伤，及缓解由于剪切、扭转与不对称负荷应力导致的疼痛的最好方法。临床上，医生会通过示范和语言来帮助患者理解正确的人体力学。在这一章，我们将依靠照片来说明如何减少脊柱不必要的受力，缓解日常活动和工作中的脊柱疼痛。

以下是三个主要概念：

1. 全身运动，包含体重的转移。
2. 运用髋和肩的大肌肉和关节，而不是颈背部的小肌肉和关节。
3. 让物体靠近你。

应用这三个概念只需要做一件简单的事：采用前后开立的姿势。

技术1：前后开立

当前后开立时（图6.5），双脚正常宽度分开，一只脚在另一只之前约半脚的距离。

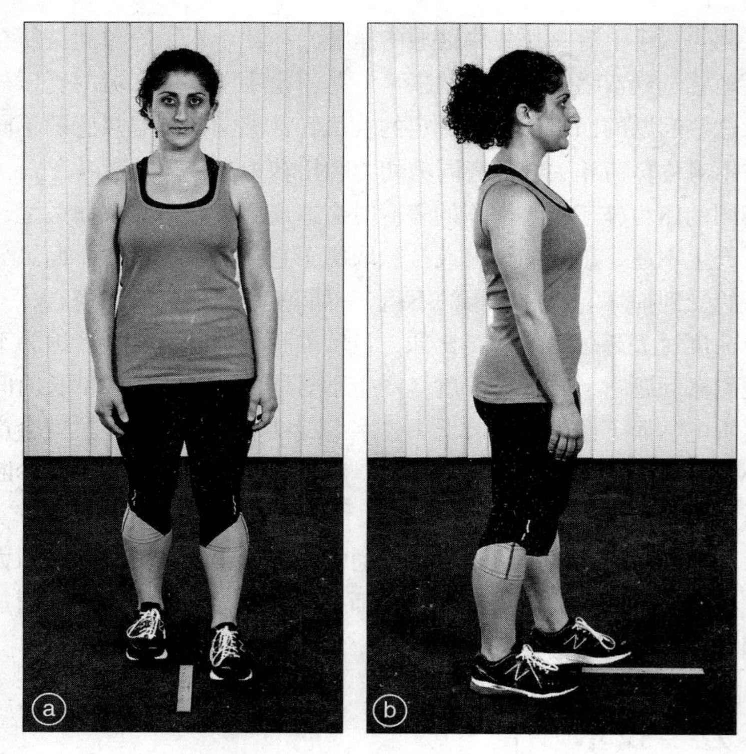

图6.5 前后开立：（a）前面观；（b）侧面观。

前后开立允许你在诸如使用吸尘器打扫或者抬手过头收拾盘碟、修剪树枝、画画等活动中前后移动你的重心。保持轻微前后开立甚至可以让诸如排队的简单活动变得更容易。当你清洗碗碟、准备饭菜、从地板上抬东西、刷牙、剃须或者化妆时，这种姿势会让你更加舒服。

使用前后开立是我们强调的两个主要技术之一。前后开立通过使骨盆带在一个更加中立（平衡）的位置，除去了颈椎和腰椎相当多的压力。肩和髋部的大肌肉支持身体，而不只是脊柱的小肌肉和关节。前后开立使你体重转移变得容易，便于靠近物体，减少脊柱的负荷。

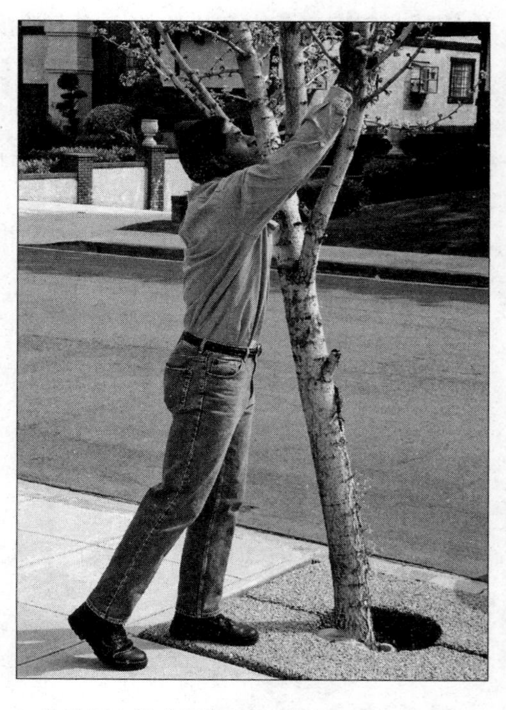

前后开立使人更容易完成抬手过头的动作

前后开立可以减少你抬手过头时肩颈的压力。当双脚并排站立时，所有需要向前伸手的活动都需要后背肌肉产生相同的力保持平衡直立的姿势（图6.6a）。手伸得越远，对脊柱的要求越大。当你伸手抓住重10磅（4.5kg）的东西时，可能躯干肌肉需要产生100磅（45kg）的力来对抗。前后开立（图6.6b）可以让你前伸的同时移动体重，有效地保证你靠近物体，使对抗所需力量最小化。颈肩肌肉在前后开立时比双脚并排站立时工作更轻松。

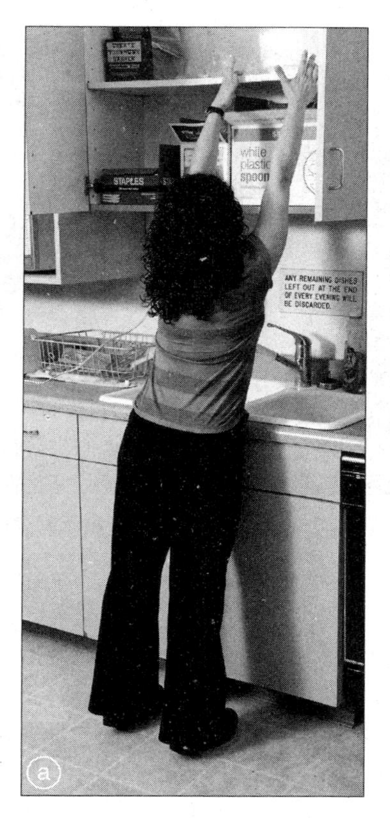

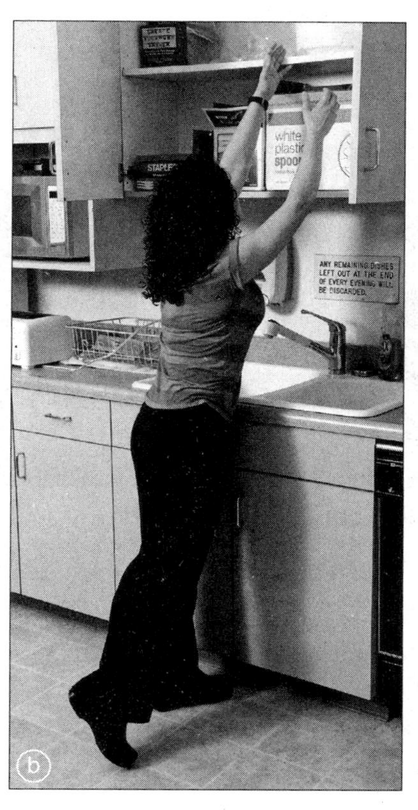

图6.6　抬手过头时双脚并排站立（a）；抬手过头时双脚前后开立（b）。

前后开立可以让你从地板上抬东西时膝盖不会产生妨碍（图6.7a）。当你从地板上抬东西时，前后开立使你的膝盖呈对角线而不会妨碍你，使你能够更加靠近物体。膝关节是否屈曲并不重要，关键是不能妨碍你靠近物体。当双脚并排站立时（图6.7b），你要伸手超过膝去抓住物体，这种站姿使你的躯干处于一个更加水平的位置，增加了脊柱的压力。前后开立时，双手不过膝，躯干角度更加垂直，让头保持向上。

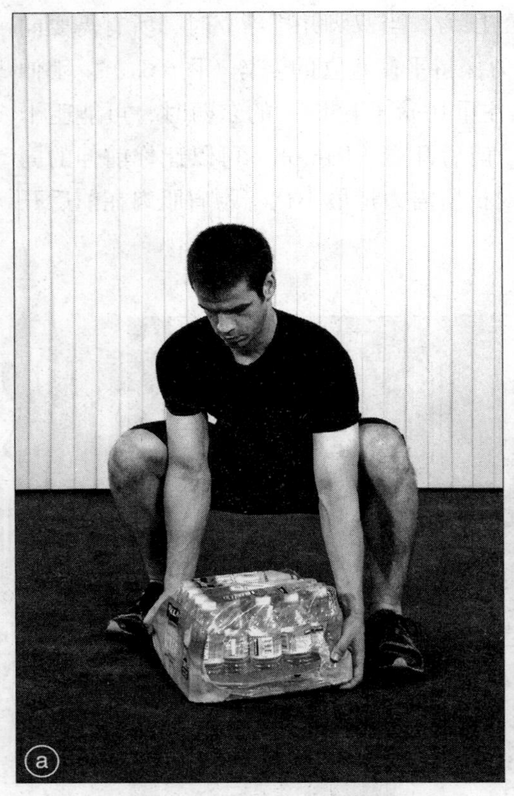
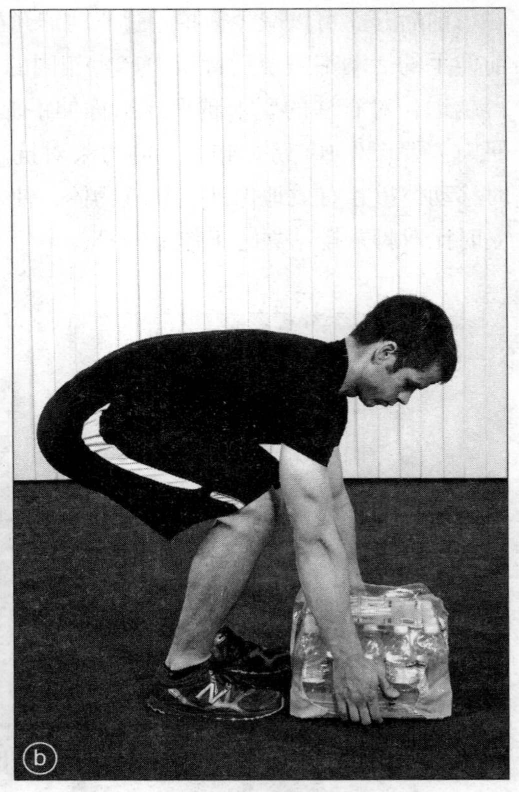

图6.7 从地上抬起东西时，双脚前后开立（a）；从地上抬起东西时，双脚并排站立（b）。

为了明白靠近物体所起到的作用，双手分别拿住一袋物品，屈肘、抬起前臂。现在肘部伸直，用双手拿住物品。哪种姿势更好地携带物品？比较两者的区别。直觉上，物品靠近身体时更简单，这就是我们携带东西的本能方法。你不会平举着铲子在草坪上行走，而应该是抓住把柄的中间，靠在身体一侧。相同的概念应用到从地板上抬起东西，你的脊柱越是直立，做起来越容易。

当你擦地板、除草、铲东西、用吸尘器或是扫帚打扫时，前后开立可以使你左右或前后移动体重，与手的动作保持一致。移动前脚改变方向，骨盆旋转的同时你的脊柱通常不会扭转。当你的前手移动超过前脚时，脊柱的压力也会随之增加。工作时移动体重有利于你使用整个身体施加打扫、铲东西或者擦地板的力。

想象一个工人在铲除瓦砾。俯身，双脚并排站立，弯腰铲起大量泥土，负荷全都加在了脊柱上，然后回到直立位，扭到一侧将泥土倒到手推车上，再次把负荷加到脊柱上（图6.8a）。这个额外的扭转力逐渐地、极大地损害了椎间盘，最终导致疼痛。通过使用前后开立姿势，工人可以在铲起泥土时，将他或她的体重转移到前脚上（图6.8b），当回到直立时转移到后脚，然后如同篮球运动员的低位转身策应一样向右侧移动整个身体送出瓦砾（图6.8c）。你能够在这些例子中理解脊柱上剪切力和扭转力的不同吗？其他类似的工作也是如此。

不论你是提举、前伸、搬运、打扫、擦地板或耙地，前后开立可以让你满足我们前述的三个主要概念。

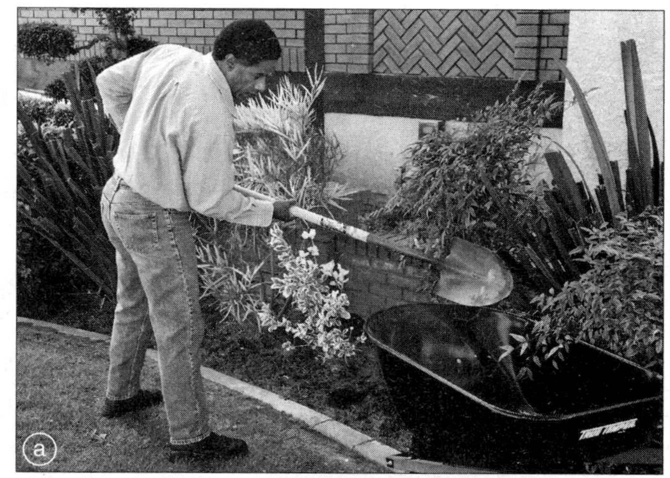

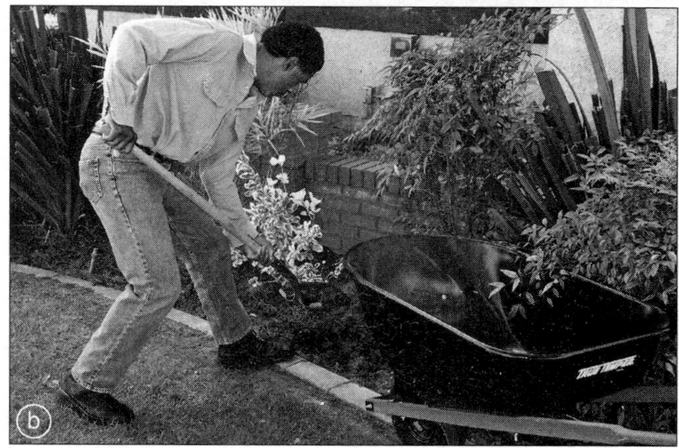

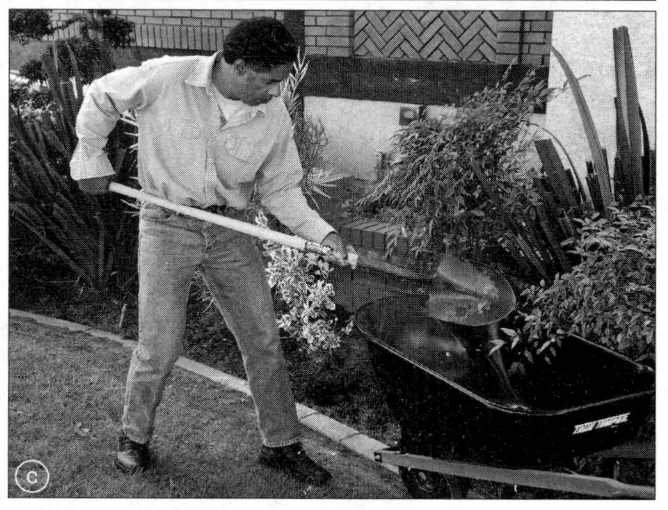

图6.8　将瓦砾铲进手推车时，双脚并排站立，这样会对脊柱施加过大的压力（a）。双脚前后开立，使工人在铲起泥土时，将重心转移到前脚（b）。直立时重心转移到后脚，并作为轴心移动身体将瓦砾送进推车（c）。

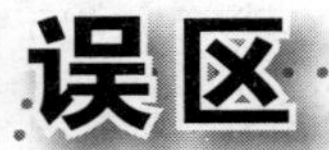

抬东西时，我一定要屈膝

抬东西时，需要考虑的最重要的因素应该是怎么保证物体靠近你。如果屈膝可以完成，就屈膝抬东西。但如果屈膝导致物体不必要的远离你的话，则不要屈膝。在这种情况下，屈膝会让抬举变得更困难，背部承受更多的压力。

重要的是在抬东西时不要让你的膝盖妨碍你。这样的话，你需要使用前后开立和高尔夫姿势。

保证物体靠近你同样重要，想象一下手拿着杂货袋在肩的高度平举是多么困难。屈膝时，我们常常会使自己离需要移动的物体太远，从而增加了脊柱的压力。屈膝对于抬东西的安全性来说不是必须的。重要的是开始进行该项活动时你的位置和物体的位置。使用前后开立和高尔夫姿势有助于身体靠近物体，通过移动重心安全地移动物体。

技术2：高尔夫姿势

高尔夫姿势（图6.9）是前后开立姿势的直腿版本，当你用双手或单手提举、抓取、放置物品的同时，一只脚轻轻滑向后面，抬离地面，就像高尔夫球员从洞中取球的动作。不要把后腿抬离地面很高，这个动作很简单，仅需要当你向前、向上、向侧面伸手拿物品的同时，把脚滑向身后，后脚仅仅需要简单地接触地面。这个动作解锁了你的髋关节，活动的同时转移了脊柱的负担。必要时，你可以通过触墙，支撑腿斜靠柜子，或者把手放在附近的物体上帮助你保持平衡。

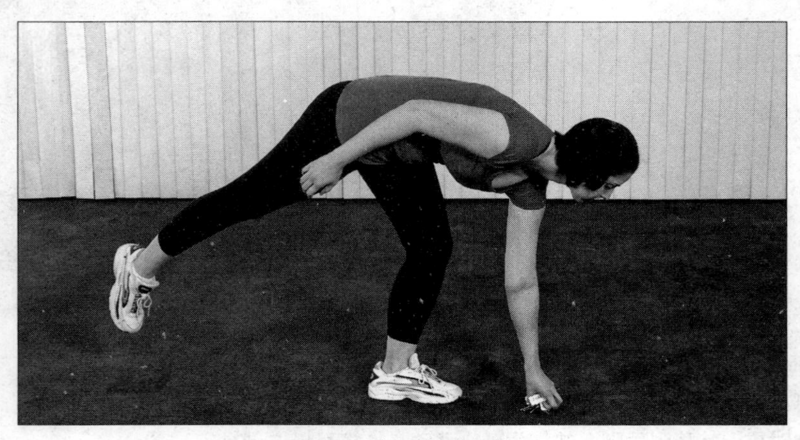

图6.9　高尔夫球姿势

想象当你需要俯身将盘碟放到餐桌，伸手抬起卫生间的废纸篓，弯腰铺床，拣起一桶工具，从车厢中抬出备胎，弓身洗脸或刷牙，抬起一桶用来洗车的肥皂水，或者从地上抓起公文包或者钱包时，简单地将脚滑向身后、轻微抬离地面，这个动作将负担直接转移到你的髋，募集较大的臀肌和腘绳肌控制活动，而不是脊柱的小肌肉。可以使用高尔夫姿势抓取地上的钥匙或鞋子这种小东西或者更大更沉的物品。

物体的重量并不重要。采用弯腰高尔夫姿势的方式抬起一个50磅（23kg）的油漆罐比蹲着抓着油漆罐站起要简单很多，目的就是保证物体靠近你。高尔夫姿势让你直接面对你要取回的物体，保证它尽可能的与你靠近，用最小的力去拾取。当需要双手抬起物体时，请使用前后开立。当一只手可以做时，可考虑养成高尔夫姿势的习惯。

使用这种技术从低矮的橱柜和洗碗机中取出东西。不是隔着距离弯下腰或者蹲着，而是简单地面对台面，一只手用来保持平衡，一只脚缓缓滑向身后，抬离地面。你可以通过这种方法扭转、前伸、弯腰从低矮的橱柜里轻松地拿到东西。刚开始使用这种技术时可能会感到异样，但这并不是疼痛。只需要一段时间的稍加练习，你会发现高尔夫姿势解决的麻烦比其制造的多。

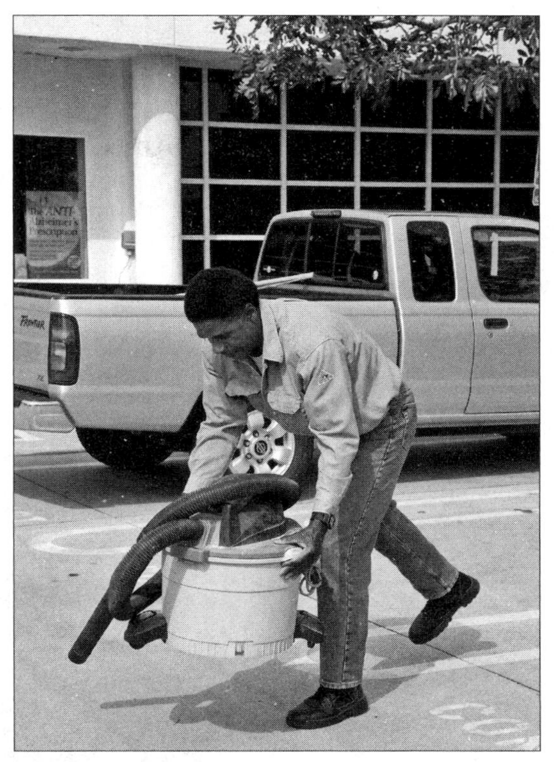

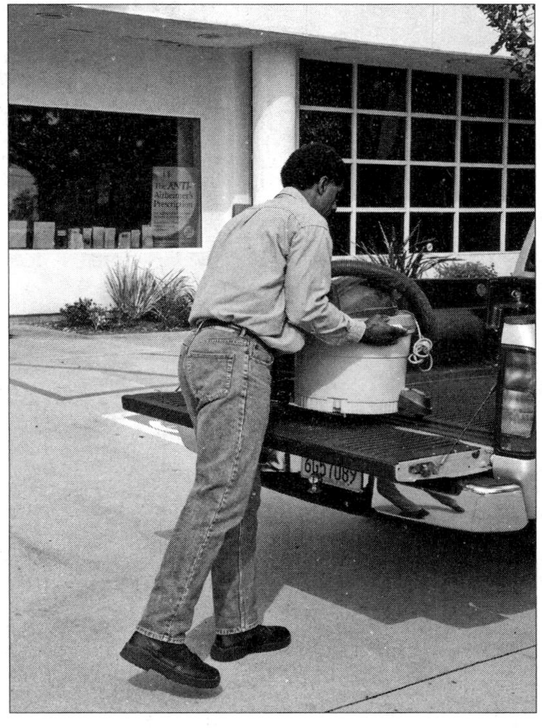

当你需要从地面抬起很重的桶或从卡车后面拉出物品时，高尔夫姿势很有用处。

你或许会想，“他们已经描述了两种技术用来将力转移到髋，我的髋难道就不会磨损了吗”？或者你的髋可能已经不健康了。别担心，人体设计上，髋关节非常牢固，周围肌肉发达，稳定性好。如果你的髋并没有受伤，这些技术不会损害他们。如果已经受伤，有效的移动有助于减小压力而不会增加疼痛。实际上，通过最大限度地将你的身体作为一个整体，使每一个关节的直接受力最小化，你可能会发现疼痛的膝关节也会因此受益。

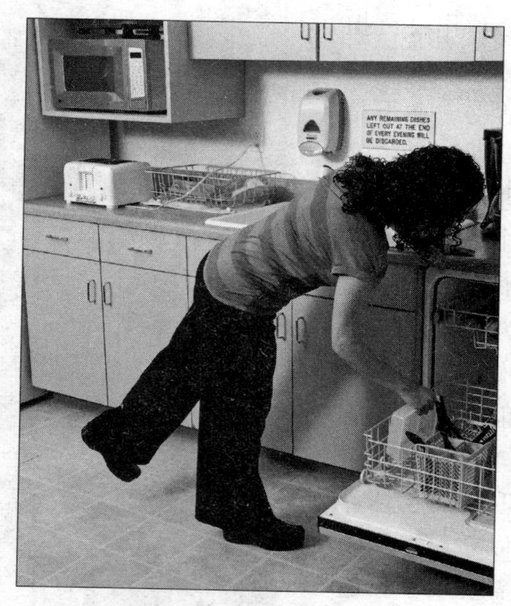

当你需要从洗碗机或矮柜中拿出物品时，请使用高尔夫姿势。

技术3：推，不要拉

在所有可能的情况下，尽可能做推的动作，不要拉（图6.10）。推的动作满足了三个主要概念中的每一条。移动沙发、挪动家具、刈草坪或者做任何工作，推总是好过于拉。注意尽可能把自己放在与物体中心相对的对角位置。

想象房间中间有个桌子，需要向前滑几英尺（1米），你有以下几个选择。你可以站在侧面，向特定方向滑动桌子，也可以抓住一边朝你自己的方向拉动，或者站在另一边向前推动。第一个选择是最不利，因为你要向桌子移动的方向扭转躯干，造成了太多扭转力。第二个选择好一点，但需要做拉的动作。第三个选择是最好的。你所要做的只是将重心向移动方向转移，桌子便会移动。

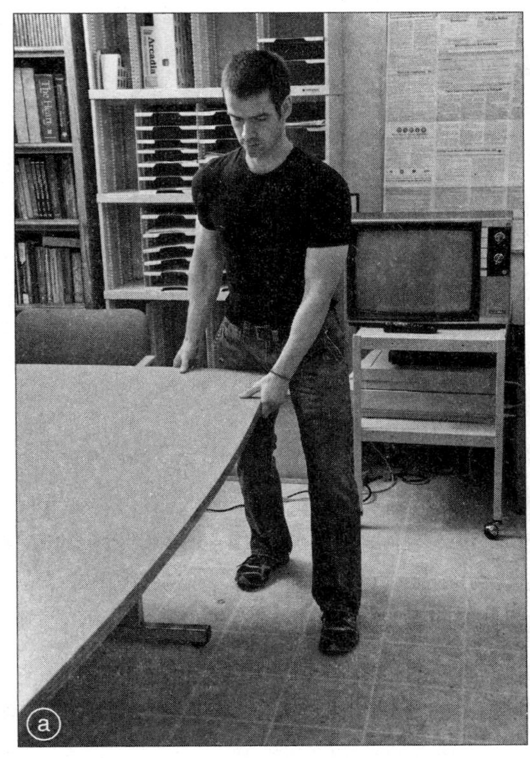

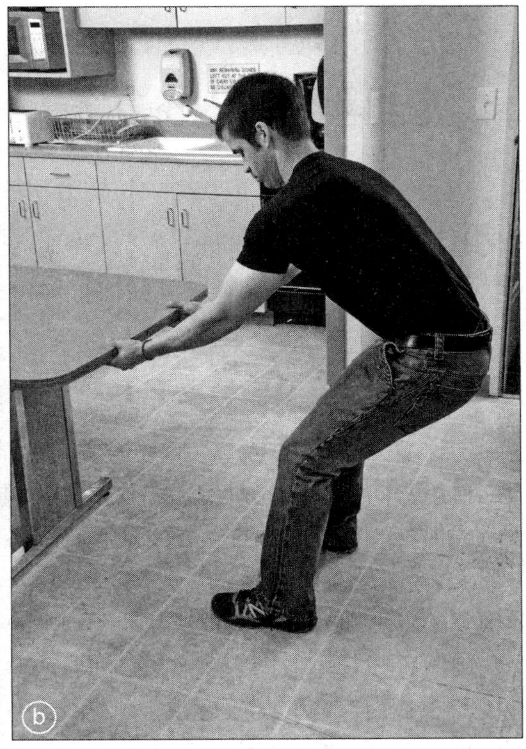

图6.10 移动桌子时，（a）站在桌子的一角推它要比（b）拉更好。

站在桌子一角会更好，这个位置可以让你在前后开立姿势下转移重心，后腿抵住桌子边缘，然后将重心转移到前脚，一次移动小段距离。通过这些动作，移动冰箱、沙发、洗衣机和桌子时，你的手和背会最省力。

推的动作并不复杂，只需要倚靠物体，使用强力的腿部肌肉发力。而当你做拉的动作时，上下肢在平行平面内运动，躯干还必须努力在另一个平面保证它们的协同工作。通常，上下肢更平行于地面而躯干更倾向于垂直。这需要躯干肌肉付出很多努力来保证上下肢的协调。由于我们大多数人肌肉力量较弱，会造成小韧带、椎间盘和脊柱组织的代偿而不是使用大腿和肩部的大肌肉群。

如果你不得不做拉的动作，上下肢和躯干应该尽量协同指向相同方向。当你后倾时，采用前后开立，抓住物体，让它随着你的后倒而移动，通过这种方法，所有移动物体需要的力沿直线通过你，需要的控制力会大大减少。关键是你的上肢、下肢、躯干指向同一方向。

对所有的人体力学技术来说，重心转移和使用髋与上背部的技术是非常重要的，因此你可以理解为什么我们花费这么多时间在这些部分的练习上。

应用正确的人体力学

我们已经讨论了剪切力、扭转力和不对称负荷，还讨论了正确姿势与运动的主要概念和技术，现在让我们回到篇头的三个案例，看一看我们能否将这些原则应用到保罗、安德里亚和斯科特身上。

抬手过头

保罗是个中年电工，自述右上肢疼痛和力量变弱的症状逐渐加重，特别是当他抬头向上看时。对他工作技术的回顾让一些事情清晰了起来，当他抬头工作时，保罗通常双脚并排站在平地上，做各种拧紧、固定之类的工作。他很少使用梯子，甚至小踏凳也不用，即使这些工具都可以方便获得。最近的症状恶化与工作上的进展同时发生，最近几周，他需要做更多抬头的工作。通过在抬头工作时采用前后开立的姿势，他上背部和髋的伸展增大，从而减少了颈部的活动幅度。保罗立刻感受到了双脚并排站立与前后开立的区别，一只脚踩到踏凳上还可以进一步减少向上看的幅度。尽管他不能时刻在工作中保持良好的姿势，但一天工作结束后，他积累的疼痛与前几周相比少了很多。减少颈部的伸展可以让椎间孔更开放，减少对神经根的激惹。保罗增加了上胸段脊柱的活动，提高了姿势控制能力，最终返回岗位完成工作。如果不改变姿势和活动模式，保罗或许会继续遭受疼痛和工作能力的受限。

想象一个需要持续或者反复抬头活动的工作，如画画、修剪树木和整理厨房橱柜等，采用略微前后开立的姿势，能让你根据工作需求前后或者左右移动体重。你会发现你的工作容易了很多，减少了颈部和腰部的压力。

弯曲和扭转

安德里亚在DVD工厂工作，负责检查、打包、准备装船的事务。双脚并排站在传送带旁，安德里亚要不断弯腰拾取货物，然后扭转身体将它们分类放到箱子里。在一个站点，她要将包装箱向左或向右移动到不同的分类中。在另一个站点，她要坐几个小时打包货物，在转移货物的过程中，需要身体多次前伸从前面的分类箱中取货。高尔夫姿势对安德里亚来说是最好的技术。一只脚缓缓滑向身后、抬离地面，安德里亚可以前倾向传送带，而不会造成腰椎间盘和肌肉的压力。而且，当抓取经过的货物时，或要将它们放到不同箱子时，这个技术可以让她通过髋部而不是固定的躯干实现身体扭转。当货物到达分类和装船站点，安德里亚采用对角站立抬起货物，以便膝盖不产生妨碍，然后转变到高尔夫姿势。这种方法让她向正确的方向转移体重而不是固定双脚扭转脊柱。当她需要从储存架上挑出箱子放到货车上时，她再次使用高尔夫姿势。

她能够轻松地用双手抬起箱子而保持身体平衡，因为后脚恰好接触地面。这样在抬起箱子的过程中加强使用腘绳肌，而不是脊柱旁的小肌肉来帮助身体直立。尤其是在向前弯腰的姿势下，将扭转力最小化能极大地减少对腰椎组织和椎间盘的刺激。在不到一周的时间后，问题开始明显减轻，安德里亚正在稳步达到她的康复目标。

想象一个你在家或者办公室需要向前弯腰并左右移动的工作，安德里亚的工作与你俯身从洗碗机拿出碗碟、从货车上取下货物放置在检验带上或者从车厢取下行李是相似的。采用高尔夫姿势前倾，一只脚轻微离开地面，可以使人体向各个方向移动而不会造成腰椎压力和张力。

抬举和弯曲

斯科特有一份特殊的工作，钉马掌。工作前，他需要将100磅（45kg）的铁砧从卡车上搬运到工作地点。然后弯腰钉马掌，一次5分钟或更长，一只马要钉4次，一天8只马左右。 首先，斯科特需要学会将铁砧从卡车后面推出。斯科特选择站在车厢一角，身体后倾将铁砧滑向边缘。他发现使用双脚前后开立姿势，通过从前脚向后脚转移体重来移动铁砧非常容易。接下来他需要将铁砧抬出车厢放在更低的锯木凳子上进行作业。将重心降在双膝之间而不是膝盖前面是完成工作的技巧。通过张开双脚，前后轻微开立，他能够在移动铁砧时保持后背直立并且不被膝盖妨碍。接下来，他需要解决怎么钉马掌而不给经历过手术的脊柱造成压力的问题，这需要一些改良。为了坚持姿势原则，斯科特将肘倚在膝盖上，作为自己的支撑，这样能最小化对背部脊柱旁肌肉的需求。尽管他仍要弓着身子，但却是被动支撑体重而不是依靠肌肉去做。在床上换床单、弯腰拾起早报，或者维修一些低矮的东西时，使用这种技术是最理想的。我们结合第4章描述的重复弯腰和对抗重复弯腰的健身计划，帮助斯科特恢复了工作，可以进行一些娱乐活动，大体上生活如初，不再受到较大限制。尽管进行了这些锻炼，但如果斯科特回到工作岗位后继续使用手术之前的姿势和动作，他将失去人体力学训练带来的成果。

想象一下你在家或工作中需要持续弯腰的活动，可能你的工作需要长时间处于坐位。周末有一些高尔夫或者骑车这种需要向前屈身的活动，每周都要花一些时间在电脑或电视上，然后你发现自己的颈部或腰部开始出现疼痛。关键是要检查你所有活动的姿势和动作，确定究竟是哪一个导致了你的损伤。通常情况下，你会发现如果你应用技术将剪切力、扭转力和不对称负荷最小化，不需要其他干预就可以减少不适。

这一章涉及了一些基本概念和技术，可以让你的日常工作更轻松并减小张力。起初，这些技术可能让你觉得有些奇怪，但只要稍加练习，你会发现它们就像你最喜欢的鞋子一样适合你。他们让你感觉更舒服，你可以在任何地方使用它们。

第 7 章 办公室人体工效学

根据定义，人体工效学指的是对工作的研究，即人体该如何工作和工作对人体产生的影响。对办公室人体工效学的指导，和第6章的人体力学非常相似。我们会努力向你说明如何更加聪明地工作，不让自己越来越累。考虑到如今是科技发达、计算机主宰的世界，长时间坐位工作后通常在家又是长时间的静坐，如果你不想出现症状，计算机工作场所的设置将扮演重要角色。

你可能针对不适已经采取了各种各样的治疗，但仍然受到颈部、上背部和肩部疼痛的困扰，还有什么其他解决办法吗？

“经验是最好的老师”这句话非常正确。经过这些年逾百次的治疗，我们准确地知道问题的答案，这些顽固的疼痛已不再神秘。

对许多脊柱疼痛，并不能靠医生、治疗师或者针灸师单一的治疗来解决。一定程度上，缓解长期颈腰不适的方法取决于你的双手、公司中的雇员健康和安全指导员、维修人员或者办公室经理，甚至你的家庭成员也会扮演角色。负责计算机办公区域高度调整、货物订购和位置摆放的人员是关键。这章结束之后你将能够评估和调整你的计算机办公区域，达到缓解颈腰疼痛的目的。

这一章中我们将讨论工作场所的布置、你的工作姿势和工作方式对症状的影响。你将学会分析自己的办公区域，并决定需要哪些姿势、设备和工作方式的改变来提高自己的舒适度。

这些不易根除的颈部、上背部、肩部、腰部和手臂疼痛通常并不能够通过一次注射、简单的牵拉或者孤立的训练快速治愈。为了达到长效的治疗，我们需要切断病因，消除导致症状的刺激事件，只有这样才会有全面长久的成效。

疲劳到障碍的发展过程

疲劳到障碍发展过程的概念（图7.1）有助于我们的讨论，它说明了健康状况和症状伴随时间发展的过程。当你起初注意到疲劳时，如果不加以遏制，将会变成明显的不适。继续不加以遏制，不适会发展成疼痛，仍然不加以遏制，疼痛会加重并导致损伤，仍继续视而不见的话，最终会导致残障。如你所见，在相同环境下，健康状况随着时间的推移会越来越严重。

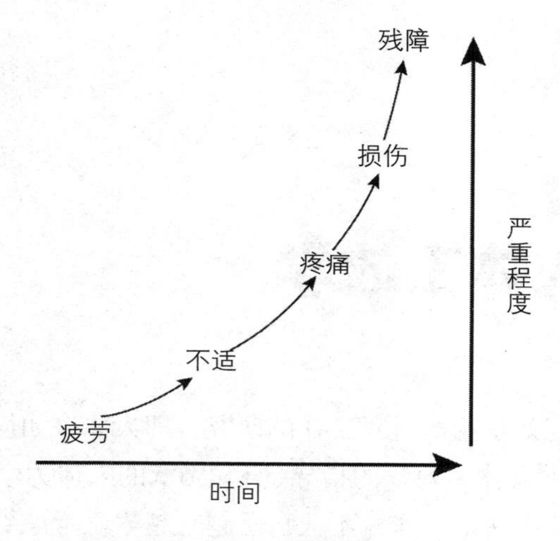

图7.1　疲劳到残障的连续发展

在很多章节里，我们已经讨论了体适能和力量、细胞健康和弹性、人体姿势和位置及其相关的生理学和生物力学概念。在有关办公室人体工效学的这一章，上述概念共同组成了人体工效学要旨的框架：长时间保持静态的不良姿势加上重复动作，会导致一系列可预见的后果。因此你要明白，与在桌前或者电脑旁工作有关的疼痛和不适并不是一次事件导致的，而是长时间的重复暴露积累而成。逐渐损坏的组织可以导致一系列可预见的后果，疲劳到障碍的连续过程示意图对此进行了说明。

这些年来，我们对抱怨不适的员工进行工作地点的评估，发现了三个普遍现象，发生不适的员工在电脑区域的布置上都有相似的错误。在没有抱怨症状的人中，同样经常发现上述错误。疲劳到障碍的连续过程可以解释这点，虽然一些员工没有出现症状，但损伤已经开始发生，出现疼痛只是时间问题。同样的，虽然具有相似的不良布置，但明显可以看出，整体更健康的人还没有抱怨不适时，相对不健康的人已经开始主诉组织损坏（疼痛）了。

引起疼痛的办公区域常见错误

过度伸展、高度不正确和不平衡的办公区域，这三个工作场所常见现象可以导致颈部、中背部、手臂或腿部的症状（表7.1）。在学习分析和调整办公区域之前，我们先分别看一下这三个概念，你需要理解它们，能够识别并采取正确的措施。

表7.1　三个工作场所常见现象及其影响

	过度伸展	高度不正确	不平衡的办公区域
肩部肌腱炎或肩峰下撞击综合征	键盘、鼠标、数字键盘距离太远；扶手造成障碍		
神经压迫（腕管综合征）		椅子、键盘或桌面高度不对，或者没有调节	电话、鼠标和桌面上的物体都在一侧
肌痉挛，颈肩肌肉紧张	键盘、鼠标、数字键盘距离太远；扶手造成障碍		
肱骨外上髁炎（网球肘）	键盘、鼠标、数字键盘距离太远；扶手造成障碍		电话、鼠标和桌面上的物体都在一侧
过度使用综合征或重复性动作损伤			电话、鼠标和桌面上的物体都在一侧
颈部压迫，椎管狭窄，旋转功能障碍		显示器或者椅子高度不正确	显示器不在中央，打印工作不在中央

过度伸展

因为电脑工作中过度伸展导致的常见诊断包括肩部肌腱炎、肱骨外上髁炎（网球肘）、肌肉痉挛及一侧颈部和背部肌肉紧张。

过度伸展的判断要参考桌面上物品的位置，如键盘、数字键盘、鼠标、活页夹、文件、传真机、电话、订书机和其他设备（图7.2）。当鼠标和键盘不在同一平面，扶手不低于桌面或者键盘托盘，或者当桌面上物品摆放不恰当时，过度伸展问题就很容易出现。比如，有的人将纸张放在桌子的前缘，然后伸手越过纸张录入数据。键盘通常在抽拉的托盘内，但鼠标却在桌面上，离你有一臂的距离。

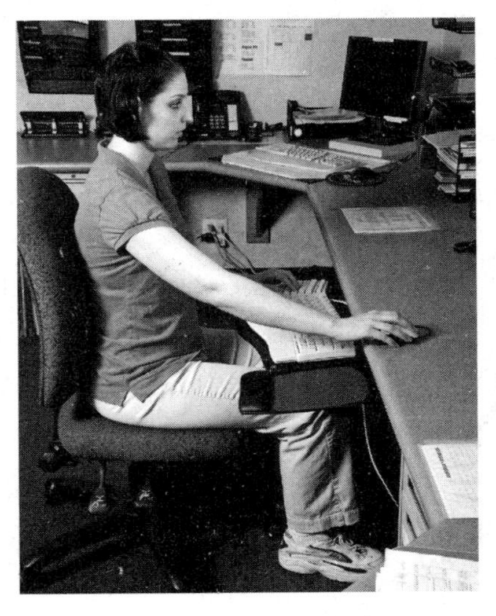

图7.2　桌前常见过度伸展的实例。

大多数过度伸展问题非常容易纠正。简单地重新整理下桌面或者购买一些廉价的产品就可以非常快速地解决其中很多的人体工效学问题。

在人体力学的章节中，我们讨论了让物体靠近自己的重要性。同样的，在人体工效学中，过度伸展时你对颈部、肩部和上背部大肌肉施加了重复不必要的负荷，同时增加了手、前臂和肩部小肌肉的负担。久而久之，这些大肌肉过度活动导致痉挛和受限，通常被称为“结节”；小肌肉疲劳，最后受损，导致肌腱炎。这两种情况都会让你最终感到不适。

一个显著的过度伸展案例是一名员工每天需要扫描和传真几百份订单，她坐在电脑旁，需要输入每页订单的数据然后探向右侧扫描、传真。她每天都在重复做这些事情，却从来没有改变过伸手方面的问题。没有什么治疗方法可以长效地减缓她的疼痛。继续发展下去可以预见的结果就是损伤，最终发展为残障。

评估过度伸展

评估你的工作场所

- 键盘和鼠标是否在同一平面？
- 鼠标是否靠近键盘？
- 座椅扶手有没有妨碍你在桌面下或键盘托盘下随意滑动座椅？
- 诸如活页夹、键盘、数字键盘、电话等常用物品是否离你很近？
- 是否使用文件架？
- 是否有耳机或者其他设备可以让你免提接听电话？
- 座椅是否合适？是否坐的太深？靠背是否可以调节？
- 办公用品是否都在合适的区域？

使用不正确的高度

不正确的高度要看垂直于地面的纵轴。与使用不正确的高度相关的常见诊断包括神经压迫症状，最常见于手腕，以及颈部压迫问题，包括椎管狭窄和小关节功能紊乱。在三种错误中，使用不正确的高度最容易导致腰部问题，如果座椅太低，会使椎间盘组织问题加重，如果座椅过高，会加重椎管狭窄问题。

不正确的高度主要涉及座椅的位置，包括扶手、座椅靠背、椅面、工作的桌面的位置、显示器位置及键盘、鼠标所在平面的位置（图7.3）。很多情况下，工作场所会有许多使用者，我们很多人在家也有这个问题。爸爸妈妈共享计算机，不

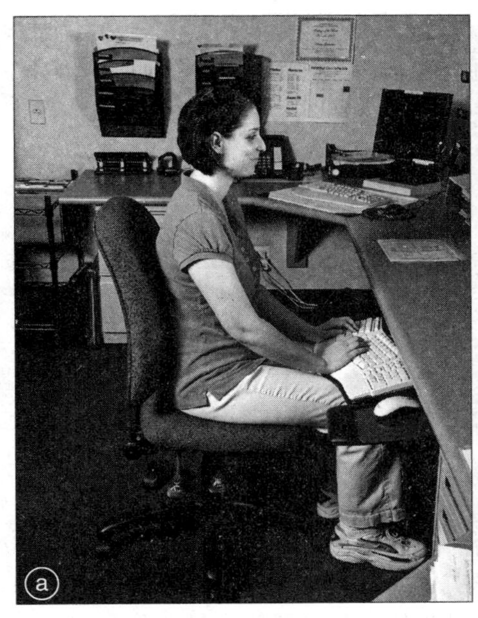

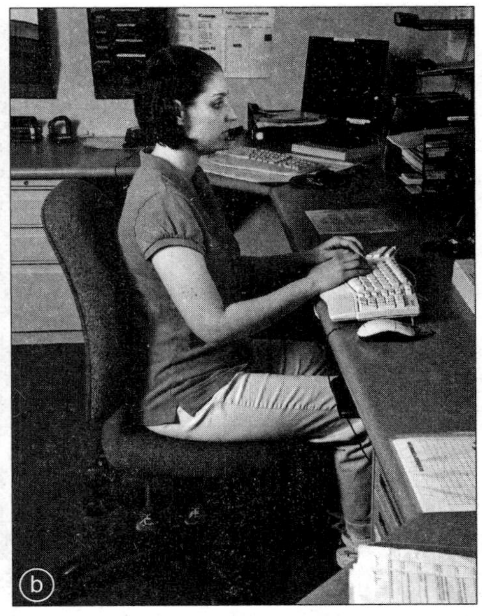

图7.3　办公区域常见的错误高度实例：（a）键盘太低；（b）键盘太高。

同年龄的孩子争抢计算机做作业或者玩游戏，没有哪种设置对某一个使用者是完美的，而是有些有利于成人，其他方面有利于孩子。在多名使用者共同使用一个办公区域时，这个问题就会出现。

不正确的高度还可能与办公区域的设备不可调节有关。在很多情况下，公司起初购买的设备缺少必要的可调节性来适应各种使用者，通常键盘在标准的高度，桌面和显示器不是过高就是过低，感觉不舒服。家庭工作场所通常不如办公室的精巧复杂，使用纸张垫高显示器，装蛋箱作为脚凳使用，孩子玩耍的旧桌子用来摆放键盘和鼠标。你是否也曾经经历过这些例子？不正确的高度改正起来要比其他两个工效学错误更困难。椅子是问题的关键，我们将要在接下来几页内详细地讨论。

特瑞纳（Trina）的案例说明了症状与工作场所高度的关联。特瑞纳曾经抱怨自己的右手腕出现神经样症状。同时她有肩和手臂的疼痛，以及颈部僵硬。她的身高刚刚达到5英尺（152cm），并且体格较小。约6个月前，她搬到现在的办公区域。她在我们进行评估前4个星期开始注意到症状，而且一直在加重。她并不知道在她之前谁在使用这个办公区域，隔间内的一位同事告诉了我们。正如所料，前一个使用者是一位高大的男士，接近6英尺5英寸（196cm），他离开之后办公区域基本保持原样，特瑞纳一直在一个为比自己高接近17英寸（43cm）的人设置的区域内工作。座椅对她来说太大，桌面也高于平常高度。即使将座椅调到最

评估高度

评估你的工作场所

- 座椅（椅面、靠背和扶手）是否可以调节？
- 桌面高度是否可以调节？能否升高或者降低整个平面？
- 你的办公场所是连续完整、具有相同高度，还是由好几部分组成以便适应不同的工作（打字、书写、阅读）？
- 屏幕上显示的正文顶端是否和眼睛水平？如果你戴着眼镜，屏幕上显示的正文顶端应该比你眼睛水平低2英寸（5厘米）

高，显示器还是要比她高12英寸（30厘米）。因此她要不断抬头看，这样导致压迫椎管，撞击颈部神经根，对手腕的神经增加不必要的压力，而她并不知道神经两端都受到了压迫。通过降低桌面、增加键盘托盘和脚凳等大量办公区域的重新调整，特瑞纳开始逐渐稳定的恢复。她对自己的不适逐渐好转，不再影响工作感到开心，她的雇主对此也感到满意。这个案例全面地展示了人体工效学评估的重要性。

你的工作中有没有类似的情形？你是不是也接替了别人的办公区域，或者是使用一个没有考虑使用者的办公区域？如果是的话，你的脊柱不适康复起来并不像你想象的那么复杂。

不平衡的办公区域

不平衡的办公区域要参考横断面，或者旋转平面。与使用不平衡的办公区域相关的常见诊断包括神经压迫症状，肩肘过度使用和重复性动作综合征，颈部压迫症状。

不平衡的办公区域最主要的参考是你桌面上的物品位置（图7.4）。约87%的人是右利手。当桌面上所有的事情都由右手完成时，比如使用鼠标、接听电话、数字键盘、抓取活页夹或者文件夹等等，问题就会出现。许多办公桌都是如此设置的，这也难怪我们中许多人最终右侧肩、颈、肘或者神经出现疼痛。另外一个普遍的现象是显示器的位置偏离正中。当你分析自己办公区域时，仔细考虑物品摆放的布局，这样才有机会将一些物品移到左侧或者把显示器调正。解决方法通常是把诸如电话、订书机、活页夹、鼠标、纸笔和其他类似物品放到与当前位置相对的另一侧。

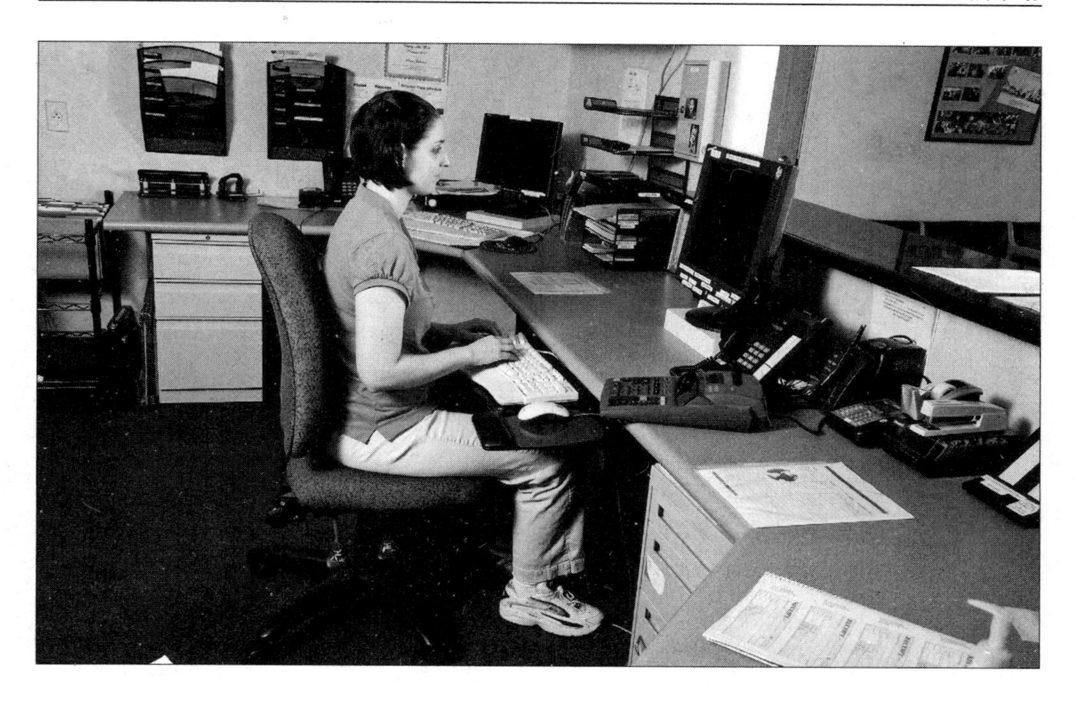

图7.4　不平衡的办公区域。

电话几乎总是第一个要移动的物品。因为我们大多数都是伸出右手，然后快速的将听筒转移到左侧以便使用右手记录备忘或者号码，为什么不简单地左手接听，给右侧一些舒缓时间？

另一个常见的错误是显示器的位置。它应该位于你正前方，在你视线的中央。如果你有颈部不适，计算机显示器的偏离可能是一部分原因，将它调正会起到很大的作用。

作为一个经理人，莫莉（Molly）偶尔会和几个员工开会，员工坐到她面前。莫莉的主要工作在电脑上进行。作为经理，她的桌椅要比普通员工时髦许多，方便与人会面。为了能够在每周20～30分钟的会议上看到她的员工，她将屏幕转移到了右侧。她主要的症状是右侧持续加重的头痛与颈痛，向右转头时感到僵硬，不适存在于局部，并没有转移到手臂上。第一眼看来，解决方法非常简单，为了方便在每周30分钟的例会上与员工进行面对面的交流，她把电脑显著地移动到右侧，让自己在工作中的其他45小时甚至更长的时间内感到痛苦。我们将她的电话重新摆放到左侧，将屏幕调整到桌面中央，开会的座椅移动到屏幕两侧。简单快速地改善了办公区域的人体工效学，促进更舒适的办公体验。每个人都可以在周例会看到其他人，莫莉也可以在其他工作时间直视前方。

评估不平衡的办公区域

评估你的工作场所：

- 你桌面上大部分物品是不是在一侧？
- 你是不是把常用的物品摆放在最靠近你的位置，而传真机离你最远？
- 屏幕是不是在你桌面的中央，与你视线的方向一致？
- 你是否使用数字键盘或者其他特殊的工具？它是不是和你电话鼠标在相同的一侧？

这些改良方法通常并不棘手或复杂，但却对不适有明显的效果。用20分钟时间确定问题，提出解决方法，然后实施改良，一周之后莫莉取得了很棒的成效。多少药物或者治疗可以像这样通过解决导致症状的首要因素简单彻底地解决她的问题？如果不调整发生偏离的屏幕，她的问题永远无法解决。

布置你的办公室

成功总是始于一个好的计划。不论你是第一次建立家庭办公室还是搬进一个已经存在的办公区域，如果你想要长时间保持舒适的话，规划物品的放置位置起到很大作用。思考以下几个概念。

首先，房间的布局通常会决定桌面物品的布局。例如，一些人不想让自己背向办公室门口或者窗户，因为这样很容易被其他人看到。他们会让显示器和键盘的摆放去适应家具，而不是调整家具以达到整体最好的组合方式。如果你搬进一个区域并且对面向某个方向而坐有特殊的要求，那就花费一些简单的工夫按自己的意图协调一下家具的布局和位置。如果不这么做，长期的不适可能会立刻降临在你身上。

其次，考虑将一些物品放置在你不得不暂时起身才能使用到的位置，比如复印机、传真机、打印机等可以放在办公桌区域的外面。如果它们离你比较近，也要确定与你至少有一到两只手臂的距离远，长时间的静态姿势常常是导致症状的原因之一，这样布置可以强迫你离开座椅，打断长时间静态姿势的不利影响，这种有意的站立时间被称为“微打断”。我们见过许多的办公桌区域打印机或传真机放置的非常近，使用者简单地伸手就可以使用到。请参考职业安全与健康部门认证的图示（图7.5），它阐明了桌面物品放置的位置。注意标注的三个区域，看看自己的工作场所布置，是否遵守了这个推荐模型？

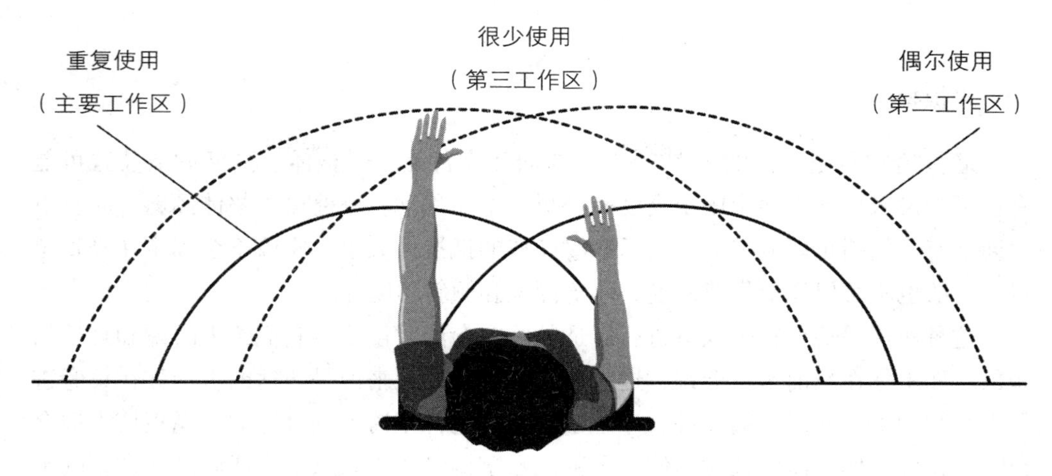

图7.5 如何摆放桌面物品：三个推荐区域。

桌面物品

主要的桌面区域摆放的是你每天使用物品，像纸笔、鼠标键盘或者绘图工具、电话、计算器等，这些都应该放在容易获取的位置，并保持两侧平衡。

第二个区域是日常使用，但不是全天必需的物品。你可能每天都要用一段时间，但其他时间是搁置的。这种物品不应该占据桌面的主要空间，而应转移到更远的第二区域。

第三区域是很少使用或大型的物品。例如，应把打印机和复印机放在你能触及到的范围以外。有以下两个原因，首先，这些大型物品因此不会占据主要空间。其次，使用它们可以让你有意识的“小休息”。

座椅

美国开国元勋把宪法的指导原则作为成功的基础。房屋建筑者知道在进行其他建造之前首先要打下牢固的地基。所有的老师都知道，阅读是长期学术研究成功的基础。简单来说，办公室座椅是建立正确的工作场所的基础。

当你评估或者建立你的工作场所时，座椅的选择对于你能否长时间保持健康非常关键。它是最重要的独立因素，是整个过程的基础。每一种座椅都是为某一类特定的工作设计的，你不能因为柔软的皮革和时髦的靠背造型就想当然地认为柔软的座椅是正确的选择。当涉及到你的座椅时，本质大于一切形式。

老板椅

老板椅常常是一体的（图7.6），椅面和靠背是一个整体。高度调节装置可能有也可能没有。扶手通常固定高度和外形，不能移动。座椅可以整体倾斜，底盘下面通常有个旋钮可以调节人体向后靠时座椅的抵抗力大小。座椅不会固定在竖直位置，一般也不可以调节靠背高度、座椅深度和倾斜程度。

这种座椅最适合在会议室进行舒适的临时会谈时使用，它们给人时髦和舒适的印象。如果你在桌前举行会议，这种座椅对受邀的人来说是合适的。当你在桌旁进行短时间的书写或者审阅文件、口述某事时，这种座椅也是合适的。老板椅不适合长时间案头工作、需要长时间使用电脑、数字键的数据录入工作或者其他类型的工作任务，并不是你不可以使用这种座椅打字、书写、审阅或者工作，仅仅是因为它们的设计没有提供给你长时间保持舒适所需要的支持或调节。这些座椅花费从几百美元到几千美元不等，和其他东西一样，一分钱一分货。

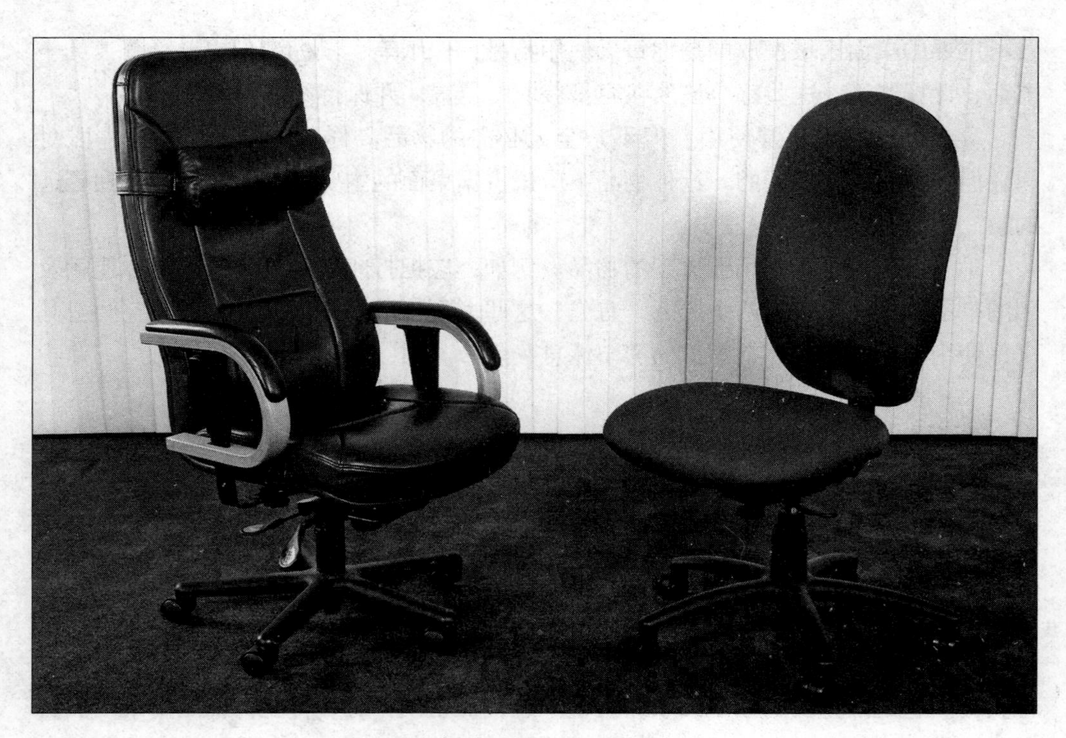

图7.6　老板椅（左）和工作椅（右）

工作椅

工作椅（图7.6）是这章涉及到的绝大多数人所使用的，它们有数小时在家或在办公室接听电话、策划会议、在电脑上录入数据、使用数字键盘、准备法律文件、草拟函件、设计建筑和道路、核对发票、准备财务记录、制作营销宣传册、撰写手稿和其他工作。一个好的工作椅是任何家庭或者办公室办公场所布置中最重要的环节，一个好的工作椅可以弥补整体有缺陷的布置，但一个差的工作椅可以让价值几千美元的家具和人体工效学上的帮助变得毫无价值。在一定程度上说，座椅既是问题也是方法，处理好它最为关键。

一个好的工作椅有以下几个关键特征。首先，它应该由两部分组成，椅面和靠背是分开的，每部分都应该可以独立调节倾斜程度。几乎所有的工作椅椅面高度都可以调节。靠背高度的调节对人体也是有益的。锁定装置应该能够使座椅在工作中保持座椅竖直，并且容易解锁让你倾斜到休息的姿势。

通常认为扶手是一把好的座椅中应该必备的，其实这并不正确。扶手并不是必需品，并且应该可以调节和移除。如果座椅有扶手，那么扶手应该低于键盘平面以便向前滑动座椅时没有障碍。可调节性是很重要的。

一个工作椅可能花费一百到几千美元，你拿不定主意时，就尽可能多花一点在座椅上吧，很长一段时间后你会感到庆幸的。毕竟，座椅是你工作场所布置的基础。

适合自己的布置

座椅的尺寸是基于人体测量表设计的，通过可调节的设计适合超过95%的普通人群。标准的高度调节范围是16～21英寸（41～53厘米），标准的深度调节范围是15～19英寸（38～48厘米）。

一把昂贵的座椅并不意味着不会出现问题，即使一个座椅具有舒适所需要的样式和调节装置，但你不知道怎么使用也是徒劳，一个新员工通常只是简单继承上一个使用者的座椅而不考虑是不是合适。

你自己是否调节过座椅，是否用到了它提供的所有装置？即使是很小的改动，也可能会让你的工作舒适度有很大的提升。下面是获得一个合适座椅的关键。

表7.2 调节你的工作场所（按照顺序进行测量和调节）

	测量	调节	提示
1.座椅高度	坐位时，测量地面到膝关节后部的距离	在测量结果上增加1英寸（2.5厘米）即是座椅的合适高度	髋关节要稍稍高于膝关节
2.座椅深度	坐位时，测量臀部与膝关节后部的距离	测量结果减去1～2英寸（2.5～5厘米）即是座椅合适的深度	座椅前缘与小腿之间应该有两指的宽度
3.靠背高度	坐位时，测量椅面到肩胛骨上缘的距离	测量增加2英寸（5厘米）即是理想的靠背高度	靠背应该至少支持到肩胛骨
4.扶手高度（可选）	坐位时，肘部弯曲90°，测量地面到肘的距离	测量结果减去1英寸（2.5厘米）即是合适的扶手高度	扶手高度应该低于肘部水平
5.鼠标键盘平面高度	坐位时，肘部弯曲90°，测量地面到肘的距离	测量结果增加1英寸（2.5厘米）即是键盘和鼠标的合适高度	打字时前臂应该与地板平行，双手在键盘上浮动，休息时，采用拇指向上的姿势放松肌肉。鼠标和键盘应该在同一平面，距离很近
6.桌面和书写平面	测量地面到桌面的距离	参考键盘和鼠标平面高度决定	你可能将键盘放在桌面上或使用键盘托盘。如果采用分离式桌面，一部分采用适合打字的高度，另一部分采用书写的高度也是可以接受的
7.显示器高度和距离	坐位时正直躯干，测量地面到眼睛的高度	除了配戴眼镜之外，正文顶端应该与视线同一水平。显示器与你之间应该是一臂的距离	如果你佩戴眼镜，正文顶端应该低于眼睛水平2英寸（5厘米）

1.当你坐着时，你的大腿应该略微向下倾斜，即你的髋要稍稍高于膝（图7.7）。地面到膝关节后部的距离，比如说是17英寸（43厘米），要略小于地面到椅面最高点的距离，比如说是18英寸（46厘米）。通常略微前倾的椅面也有助于腰部找到舒适的位置。

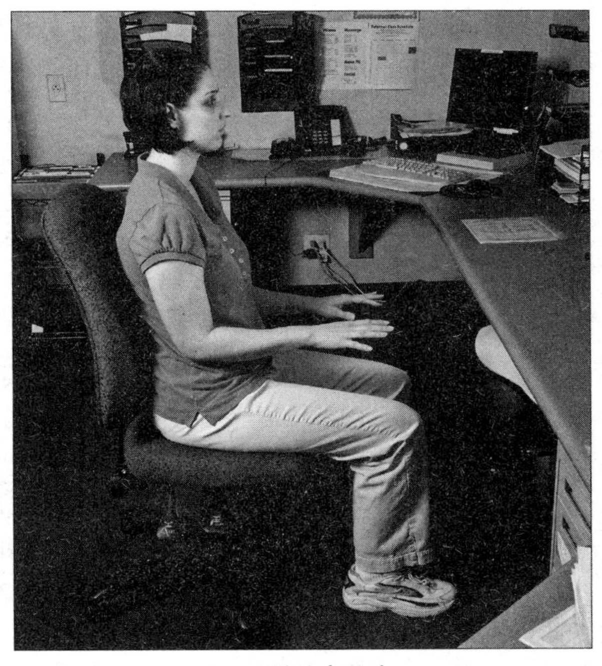
图7.7 髋略高于膝。

2.当你坐着时，座椅前缘与膝关节后部之间应该有两指的宽度。臀部后侧与膝关节后部的距离，比如说是18英寸（46厘米），要略大于靠背到座椅前缘的距离，比如说是17英寸（43厘米）。另外，椅面边缘应该向下略微弯曲，我们称之为瀑布设计，可以缓解对大腿后侧坐骨神经的压力。

3.当你坐在合适的高度（比如18英寸）时，靠背的高度至少应该到肩胛骨底部。通常如果靠背的高度太低，腰部支撑也就只能碰到骶部，这是不对的。大多数情况下，靠背的高度应该增加，这样的话腰部支撑才能接触到腰线以上，而不是与腰线平齐或在腰线以下。靠背过低会导致你坐在椅子靠前的部分，远离靠背的支持，结果是肩胛骨之间出现不适。

4.靠背应该锁定在直立位置（图7.8a），这样当你后躺时座椅才不会倾斜（图7.8b）。通常人们喜欢后倾座椅休息或者工作，这种位置是错误的。靠背应该直立或者略微前倾，这样可以让你在直立位置就与座椅接触而不是需要后倾才能碰到。

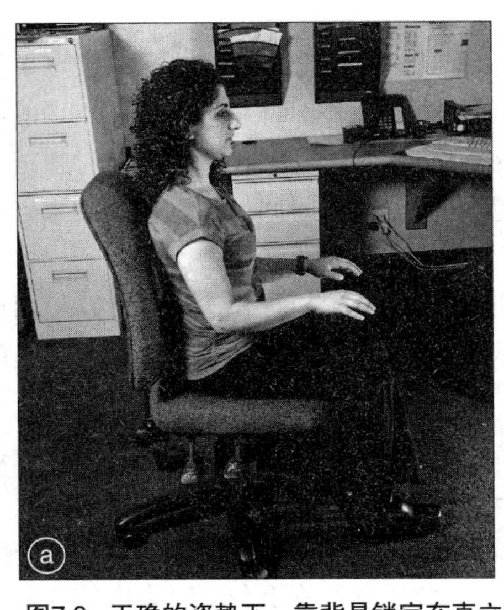

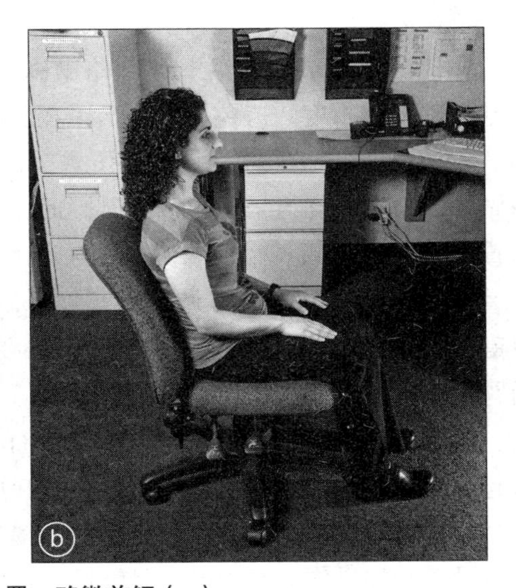

图7.8 正确的姿势下，靠背是锁定在直立位置，略微前倾（a）。
如果靠背没有锁定，座椅会随着你的后倾而后倾，导致错误的工作姿势（b）。

5.当你坐着时，座椅的宽度应该可以允许你放入双手接触椅面，你不需要比这更多的空间。测量你臀部两侧的距离，如果座椅宽度至少比这多1英寸（2.5厘米）就说明座椅并不窄。

6.当你坐在合适的高度时，抬起双手，模拟正在打字的情形（图7.7）。这时前臂应该与地面平行，肩部放松，肘部舒适地放置在两侧。测量肘部底端到地面的距离，比如说是27英寸（69厘米），这个数字告诉你两件事情：首先，扶手与地面的距离要小于这个高度（27英寸），如果扶手不低于桌子底面或者键盘托盘高度，你需要移除它们；其次，如果打字是主要工作职责，扶手与地面的距离告诉了你正确的键盘托盘高度，如果书写是主要工作任务，它告诉了你正确的桌面高度。举例来说，对打字来说，键盘托盘应该高于地板27英寸。目的是让你的前臂平行于地板，手腕伸直，键盘或者桌面与你的前臂在同一水平。

7.当你坐着时，你的眼睛应该与屏幕上正文顶端在同一水平。例如，如果座椅与地面的距离为18英寸（46厘米），座椅与眼睛的距离为30英寸（76厘米），桌面上屏幕正文顶端与地面的距离应该为48英寸（122厘米），找到显示器合适的高度并不像看起来这么难。你已经知道了桌面的高度（比如说30英寸），只需要简单地计算从桌面到显示器正文顶端的距离，两个距离合计要达到之前测量的48英寸。将显示器放置在桌面上后，你可以提高但不容易降低它的高度。在这种情况下，你需要升高座椅并且使用脚凳让视线与地面平行。如果你戴着眼镜，屏幕上显示的最上方的字应该比你眼睛水平低2英寸（5厘米）。在我们的例子中，如果使用者戴眼镜的话，显示器合适的高度是距离地面46英寸（117厘米）。

电脑设备

座椅高度调节合适后，髋部略微高于膝部，肘部和地面之间的距离决定了鼠标键盘理想的高度，避免一个新员工在新的地方开始工作时继承上一个使用者的习惯。正如传奇的篮球教练约翰·伍登（John Wooden）所说："你若没有时间把事情做好，会有时间再来一次吗？"因此，请从一开始就花时间按照这些原则正确地布置你的办公区域。

如果你的家具是能够调节的，你可以有许多选择。如果不能，你可以使用抽拉键盘托盘、显示器支架和脚凳进行必要的调节。现在让我们继续鼠标和键盘的话题。

你的键盘和鼠标应该总是在同一平面上。将键盘放在托盘，鼠标放在桌面上是引起过度伸展的主要原因，很快就会引起肩部肌腱炎、网球肘和其他疾病。

使用可以调节高度的键盘托盘的前提是，你的膝关节能够在托盘下随意朝各个方向滑动。如果你的桌子已经足够低，再使用抽拉托盘可能不利，因为你的膝关节可能会产生妨碍。这种情况下，你需要将键盘鼠标放置在桌面上。如果这个位置下你的前臂与地板不平行，你需要升高你的座椅并且使用脚凳让你的双脚有稳定的支撑。键盘应该是倾斜的，这样你的手腕才可以伸直，不会出现不必要的屈伸。

一个设计良好的键盘托盘应该有足够的空间容纳鼠标和键盘。最好的情况是托盘应该能让鼠标略微向前靠近你，从而避免过伸。支撑键盘托盘的铰接臂通常是18～22英寸（46～56厘米）长。你需要测量来确定键盘托盘可以全部滑进桌底。如果你有个标准的22英寸托盘，在一些情形下你不能将其完全推进去，使得键盘突出在外面，那么你应买小号18英寸的。因此，安装之前确认下是否合适，以免完成之后发现键盘突出在外面。

地垫和脚凳

不论是在家还是办公室，地垫对于办公区域来说都是一个绝好的附加物。看下你要将地垫放置的地面是地毯还是硬质地板，根据类型的不同，地垫底面的材质也不同。一般来说，如果地垫是为少绒或者无绒的表面光滑的地毯设计的话，用起来会不错。地垫不需要覆盖整个办公区域，只需覆盖座椅活动的区域。有的人办公桌区域又分很多部分，如书写台面、键入区域和会议桌。对于这些人而言，使用地垫非常有用，因为地垫使他们能在这块区域滑动，而不用从一个点将座椅拉向另一个点。拿捏拉拽通常是引起腕管问题的主要原因。

如果你的双脚没有稳定的支撑，则必须使用脚凳（图7.9）。由于鼠标键盘或者显示器的原因升高座椅时，这个问题最容易出现。当你桌子的高度不能向下调节或者由于使用抽拉键盘托盘会对身体活动产生妨碍时，你需要使用脚凳。脚凳可以让你的视线与显示器正文的顶端保持平行，键入时前臂与地板保持平行，在家具不能充分调节或者不适合你的体型时，仍能使你保持髋部略高于膝部的姿势。

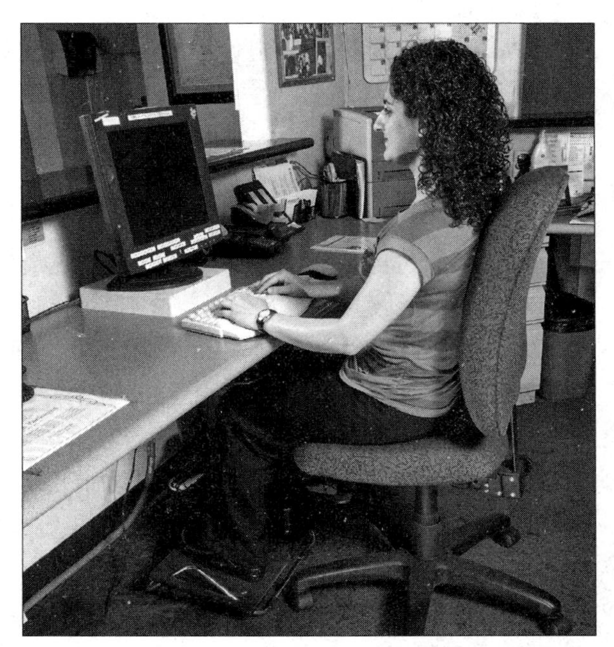

图7.9　如果座椅已经调到合适高度而双脚踩不到地面的话，则使用脚凳。

误区

我的座椅需要有扶手，使用键盘需要腕托

扶手对建立一个合适的办公场所并不是必须的，它是可选的。事实上，大多数从事案头工作和数据录入工作的人都应该移除扶手。扶手通常比较高，导致关节、神经和肌肉相关的问题。如果你使用扶手，它们的高度应该低于桌面或者键盘托盘的底面。你座椅应该能够在桌面或者键盘托盘下面自由滑动。同样，扶手应该低于你坐位时手肘的高度。使用扶手时，你应该轻微下旋肩胛骨或者稍微倚靠在上面。

腕托应该用于休息时而不是工作中。很不幸，许多使用者都是在工作时将手腕放置在腕托上，而不是把双手悬在键盘上面。这种行为会导致神经压迫的问题，如果键盘的高度合适，完全不需要腕托。

如果正确使用的话，腕托还是有用的。腕托的位置不能高于键盘的前缘，并且只可以休息时使用，打字时不可以。最好的使用方法是以小指在下、拇指在上的姿势将手侧放在上面。这个姿势可以帮助放松上背部、肩部和伸腕的肌肉，在长时间打字的人中，这些肌群通常会过度劳累。当你打字和键入时，正确的技术是双手悬于键盘之上，在垫上滑动鼠标，避免把手固定在腕托上产生摆动动作。对于扶手来说也是这样，你不可以把手腕固定在鼠标垫上，或者将肘和前臂固定在扶手上。这么做会导致压迫问题或神经激惹的可能性。如果高度正确并且前臂平行于地板，你应该可以双手在键盘上浮动打字。这个姿势强迫你使用较大的关节和肌肉，而不是容易出现症状的小关节肌肉。

我们之前讨论了显示器的高度。一般规定显示器与你之间的距离至少一臂之长。对于办公区域宽敞的人来说，这不是问题。但许多人的办公桌只有24～28英寸（61～71厘米）的宽度。如果鼠标键盘也在桌面上的话，桌子的宽度可能不够容纳所有物品，导致物品不能正确的摆放。在前几年，这个问题很难解决，但随着平板显示技术的普及，这个问题变得非常容易解决。如果你没有平板显示屏，你可能要把桌子移开墙面几英寸（5～10厘米）才能恰当地摆放显示器。你现在升级装备的花费，相比于以后出现了症状在治疗上的花费是非常少的，而且现在平板显示屏的价格不贵，并不是布置办公区域中的主要花费。

你或许会上下轻微倾斜显示器来避开来自头顶的灯光或者窗外的强光。我们的经验是显示屏倾斜不要超过10°，如果10°之内不解决问题，你可以使用防眩的保护罩。

鼠标的大小很重要。有些鼠标非常小以至于你需要像握鸡蛋一样扭曲你的双手来使用它。而有些又非常大，使用起来很不容易。如果你用轨迹球鼠标非常舒服，尽管继续使用。高度、距离的调节和正确的使用技术要比更换成轨迹球鼠标更为重要。使用合适的垂直鼠标时，手的形状应该与准备握手前相似。标准型鼠标尺寸是在使用时，从腕横纹到中指的顶端都贴合鼠标。

让你的家人或同事帮助你进行一些测量。另一个评估布置的好方法是让你的朋友从不同角度拍照。从膝和髋的高度、手腕和前臂的位置、看显示器屏幕的视线、靠背倾斜的角度及向前伸手使用鼠标键盘的程度这几个角度分析你的姿势位置，然后根据这章的内容做出调整。

最后几点

这一章我们讨论了针对办公室或者家庭办公场所的主要调节方法。你们中有些人已经有了很棒的设置，仅仅需要在这里或那里添加一个小物品来进一步提高你的舒适度。这一部分我们介绍一些不贵的产品，有助于你缓解肌肉紧张，提高工作中的舒适度。许多公司都生产这些产品，你可以在很多网站上看到它们。如果你对产品有疑问，作为参考，我们提供了一个我们特别喜欢的公司的联系方式。

鼠标助手

有些人感到不舒服是因为鼠标的尺寸对于他们的手来说太小。一个花费15美元或者更少的鼠标助手，可以有效的增大鼠标的尺寸，让手抓握起来更加舒适。使用方法非常简单，鼠标助手通过一小片尼龙搭扣固定在鼠标后面，如果另一个人要使用鼠标，她或他也可以很快地把它移除。它可以让你滑动鼠标更加轻松，缓解颈部的紧张和手部的一些疼痛。鼠标助手非常有用而且实惠，让你省去了更换新鼠标的麻烦。

鼠标桥

鼠标桥，价格是25美元或更低，可以有效地使鼠标靠近使用者，缓解颈部和上背部的不适。回忆一下，我们之前讲的主要原则之一就是让鼠标靠近键盘，但当空间不够容纳鼠标时，鼠标桥可以让你直接把鼠标放在键盘顶上，从而最大程度减少向前伸手的动作。记住重复的向前伸手是引起颈部和上背部不适的主要原因。鼠标桥是一小块薄的塑料，覆盖住键盘右边的数字部分。如果你不使用右手边的数字键，鼠标桥可以通过很少的花费提供很大的益处。

Vu-Ryte文件架

电脑使用者通常需要输入数据或者复印文件。在许多办公场所，键盘托盘充当着放置纸张的平台，键盘不得不摆在伸手才可及的桌面上，这样布置是不对的。许多文件架只是摆在显示器一侧的简单盛放纸张的架子。Vu-Ryte文件架，价格为55美元或者更低，位于显示器正前面，与键盘也在同一条直线上，从而减少重复地伸手，避免了大多数文件架造成的位置不对称问题。回忆下三个导致脊柱疼痛的主要人体工效学的原因，其中之一就是不平衡或者不对称的办公区域。Vu-Ryte文件夹克服了这个问题，而且它可以充分调节，对于空间有限的使用者来说也可以找到合适的方式适应办公区域。

鼠标线夹

鼠标线夹，每个15美分左右，可能是这里面最好的小发明。它们只是普通的纸夹，你可以在任何办公用品商店买到它们，一包十二个左右，用来整理散落在家或者办公室的纸张或便条。鼠标线夹的价值在于将鼠标线固定在正确的位置，有效地阻止鼠标向桌下滑动。随着你使用鼠标的时间增加，悬挂在桌下的鼠标线会慢慢向后拉拽鼠标。线夹的使用避免了这种事情，而且允许你把鼠标放置在任何你想放的位置并且固定。让线松弛一些，把线夹尽量往后方放以免产生妨碍。线夹更换起来很容易，所以不要担心放错位置。你会发现鼠标固定在你想要的位置而不会慢慢往桌下滑。一个鼠标线夹是你非常值得投资的。

创建自己理想的办公室

首先，在本章我们解释了不正确的人体工效学设置可以导致颈部和腰部不适。大家明白了因为不断重复错误，久而久之就会出现症状。接下来，参照过度伸展、不正确的高度和不平衡的办公区域这三个主要错误的有关内容，分析你的办公区域，然后通过调整来缓解不必要的肌肉和关节疼痛。遵照本指南从座椅开始进行调节，你就有了一个让自己变得舒适的强有力的工具。

第 3 部分

与你的医生合作

第 8 章
选择医生

UCS卫生学院的前主席乔瑟夫·范德穆鲁（Joseph P.Van Der Muelen）曾经说过，“比起你知道的有多少，患者更在意的是你对他的关心有多少”。这句话简明地阐述了我们的医疗形式——关怀。

包括从运动员的教练员到神经外科医生的32种职业都涉及脊柱治疗。如何找到解决你脊柱问题的医生，你又如何知道他/她就是你需要的那个人呢？2002年在梅赛德斯医院（Methodist Hospital）进行的调查显示，在144名有中度到重度脊柱疼痛病史的患者中，向55名曾进行手术治疗的患者询问选择医生时考虑的最主要因素。排在前三位的分别是，值得信任并关心患者，有能力和有时间。当问到医生们同样的问题时，大多数人都选择了能力。患者需要的是同时具备这些素质的医生。如果你的医生并不具备这些素质又忽略了一些重要的问题，那么将会严重影响你今后的生活。

以约翰（John）为例，约翰的疼痛使他六个月都无法上班，为此他看了六名医生，接受过阿片类药物治疗、物理治疗和针灸治疗，被告知需要手术，其中一个医生甚至建议他寻求心理帮助。终于，最后一个医生详细了解了他的病史，对他进行全面的检查，并在检查中要求他脱掉上衣。约翰脱掉上衣这件事很重要吗？答案是肯定的。约翰的皮肤上有带状疱疹留下的痕迹。医生给约翰一种单纯的止疼药来缓解这种由带状疱疹引起的神经痛。两周后，约翰重返工作岗位。

如果约翰之前的医生检查了他的皮肤，他也许就能够更早接受治疗。由于没有了解完整病史也没有进行全面查体，从麻醉剂到手术的治疗方案与病情南辕北辙。

不询问患者的完整病史，不进行全面查体，或是草率地测试与给药，这些往往会造成误诊与误治。各种脊柱疼痛专家，从神经外科医生到按摩师，都有可能犯这种错误。患者可能会被安排做一系列草率又不必要的检查，肌肉与脊柱注射、整脊、脊柱牵引、手法治疗，甚至是手术。

这一章会帮助你选择一位专业的医生，即一个有能力、有同情心，并且十分可靠的人。这样，你就不用重蹈约翰的覆辙。

理想和现实

你该对你的医生抱有怎样的期望呢？他门上的牌照会告诉你这个人的专业水平吗？了解当今医疗界的现状可以帮你认清事实，避免走上约翰的弯路。

1950年以来，我们获得的医疗知识甚至超多过去2000年累积的知识。由此引发了医生数量的急剧增长，CT、MRI等检查手段的技术进步，侵入性治疗如脊髓麻醉、各种软组织内注射和各种药物治疗。非侵入性治疗手段也大幅增长，包括物理治疗、脊椎按摩、牵引、热疗及针灸等。理疗设备如TENS、生物反馈，以及FDA（食品与药物管理局）认可的药物治疗与未认可的整体治疗都被应用于处方。这些种类繁多有时甚至相互矛盾的治疗手段可能适用于每种类型的背疼吗？显然不会。但是，任何一种典型的背疼都有其相应的治疗方案。

当你看到所有的这些治疗手段时，你需要检查医生的资质，并且考虑到可能会产生的利益冲突。你要开始考虑，如果你的医生没有达到他门上那块牌子或者他名字后边那几个字所说的水平，你会卷入什么样的麻烦中。有些不恰当的治疗手段不会产生危害，但很多却确实会造成危害。

自1950年以来，脊柱保健的消费增长了40倍。这个增长并不是由于医生收费提高引起的，相反95%的增长都用于检查和治疗。在过去的50年中，美国颈背保健的花费增长率是通货膨胀率的22倍。颈椎与腰椎、骶椎的问题已经创造了1100亿美元的消费额。

治疗背部问题的竞争是快速激烈的。一方面，它是由每年在工伤赔偿和付给保险公司保险费方面花费800亿美元的公司所担负的。另一方面，许多专业和不专业的人都试图赚取这笔钱。全球经济对美国人的影响是竞争能力减弱，因为在亚洲和印度，同样的人口数在医疗上的消费要远远少于美国人。

你必须选择一个能够让你放心将健康交给他的脊柱医师。问题不是我们对于专业的医生、诊断测试、侵入性和非侵入性的治疗手段有太多的选择，而是能否针对你特殊的病情做出正确的选择。准确的诊断是关键。

从以往的经验看来，很多患者选择医生时就像在菜市场买生菜一样。他们听从一个认识不久的人的建议，就好像这是受过多年专业训练的人给出的建议。

你必须像为你的孩子选个好学校一样慎重地选择你的主治医师。在选择专业医生或治疗师之前，要花时间去调查。不要只是找朋友问问他/她曾经使用的

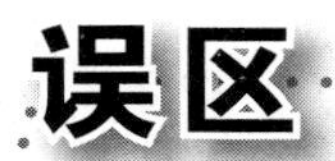

我的医生会知道哪里出了问题

没有你的帮助，医生是找不出问题的。准确的诊断需要了解详细的病史。你的医生没有水晶球，而你开始难受的时候他/她通常并不在现场。

患者往往因为在第一次会诊时医生问了太多问题而对医生感到失望。作为一名患者，你需要根据自己的症状准备一份准确详细的病史。日期可以不用很准确，但是一些发病症状必须明确详细：什么时候疼痛？哪里疼痛？疼起来是什么感觉？这样有多长时间了？做什么能缓解症状？做什么会加重症状？上述症状有什么发展（缓解、加重还是不变）？

尽管许多症状并不严重，但是特定的症状可能预示着你的病情远比单纯的肌肉骨骼型的脊柱疼痛复杂。例如，你的医生需要知道你的疼痛是否与发热、近期的疾病、看牙医或者其他的医疗经历同时发生。对于颈椎及胸椎的疼痛，你是否有过顽固咳嗽或干咳的经历？症状会因用力而加重吗？颈部僵硬与头痛和高烧是否相关？腰椎的不适是否会在餐后或二便时加重？在脊柱上方或臀部附近是否有颜色改变或皮温增高？这些都是你的医生需要知道的相关细节。

你的医生还要花时间做一个全面的检查。这个过程中，他/她需要你提供准确的反应。例如，检查中的疼痛是因为医生过于用力地抓住你的腿，还是引发了你的症状？如果你不能拿起杯子，是因为你的手没有力气，还是疼痛？你的反馈很重要。除非你说出来，否则你的医生是不会知道的。

如果没有了解全面的病史、进行全面的查体和实验室测试以及提供药物、理疗和专家治疗的处方，你的医生都无法完全帮助到你。说到底，要得到成功的治疗，你和你的医生同样重要。

医生。把这当作是你的责任。记住正确的诊断和治疗必须建立在一份准确详细的病史、一个全面的物理检查和一个准确诊断的基础之上的。

约翰的经历哪里出了问题？有可能是因为约翰不善于讲故事，不愿意把每件事都告诉医生；有可能是因为他看的那位医生正在忙；有可能是因为约翰看的那位医生不够专业或约翰的症状超出了他们的能力范围；有可能是因为约翰没有得到适当的检查；有可能是因为上述事件中的任何一件、几件或者全部。在约翰案例中，仅仅是因为医生让他脱掉上衣然后发现了他皮肤下的感染，最终开出了正确的处方。

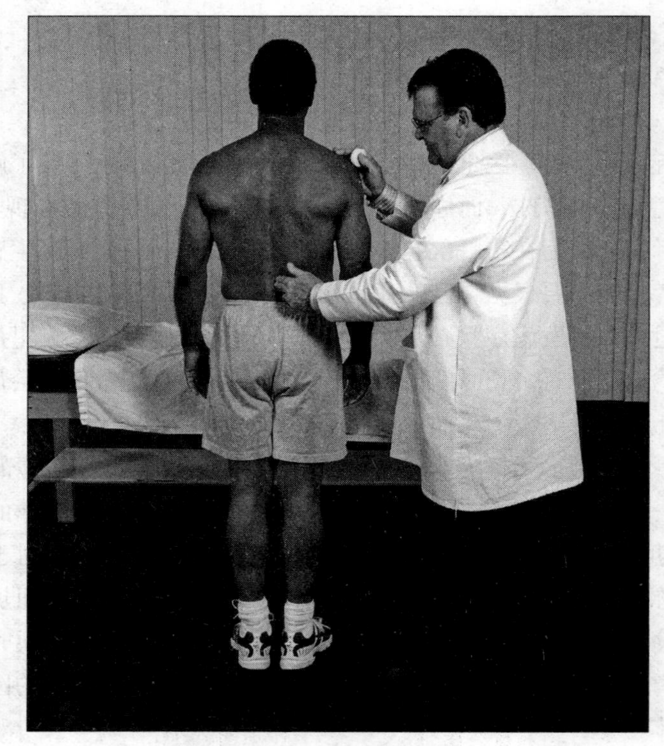

花时间找一个值得你信任的医生。

评估你的医生

首先，你得问问自己想要的是什么？然后，你得学会如何评估医生的能力。

在选择医生之前，有些人找朋友推荐、检查医生的职业证书或是给当地医院打电话咨询。在这个管理式医疗的时代，你同样需要查看的是哪些医生能够接受你的医疗保险公司。没有任何一个手段能保证帮你筛选出一个你愿意与之分享内心感受并关心你颈背问题的合格的医师。

也许在选择治疗脊柱问题医师的过程中最重要的一步是了解自己，包括你个人的喜恶。当你选择医师时，想想以下20个问题。这些问题中一部分适用于最初选择医生时，另一部分则是在与医生见过几次面之后帮助你确定自己是否做出了正确的选择。

选择医师：20个问题

1.你和谁在一起感到比较舒服，男医生还是女医生？

2.这名医生应该比你年纪大，和你差不多，还是比你年纪小？

3.你对教育背景有没有要求？

4.这名医生有专业证书吗，即这名医生有没有通过他/她专业领域的认证机构的考试？

5.这名医生上的是哪所医学院？你当地的医疗机构能够提供这种信息或者可以在线查看（www.docboard.org/docfinder.html）吗？

6.这名医生有没有参与任何学术工作，如教学、写作或科研？一名教学、写作或搞科研的医生可能会比这个领域最新的发现更加超前。

7.这名医生在哪家医院有特权，这些医院在哪？一些医生可能不会接收有些医院的患者，而对于那些有健康问题的老年人来说，这点是很重要的。

8.这名医生能接受你的医疗保险吗，或者他/她是不是你的健康维护组（HMO）的相关成员？

9.这名医生的助理人员是不是友好可靠？他们微笑吗？让你觉得受重视吗？助理人员可能会反射出医生的个性。

10.这名医生的工作时间是什么？这个时间对于你或者接送你的人方便吗？

11.在最初见面时，这名医生有没有查看你的病历，包括用药、手术史、生活方式以及家族史？

12.医生跟你打招呼时把你当作一个重要的人物那样注视你了吗？

13.这名医生在随访上花多少时间？

14.这名医生是否给你做过完整的测试与全面的脊柱检查？

15.这名医生是否随意地做检查，或者无视你关心的问题？

16.这名医生是否在向你说明药物的副作用前就准备开处方？

17.这名医生会回你电话吗？

18.这名医生能否让你感到你的健康排在第一位？或者，你是否担心你的健康管理计划决定了你接受到的护理的质量？

19.如果你需要住院治疗，这名医生会继续为你治疗吗，或者你会被转给这家医院中一名完全不认识你的专家吗？你必须要向你的医生询问这个问题。

20.如果你要求针对你的病情进行专家会诊，这名医生会同意吗？（有时候健康管理计划不鼓励医生参考其他医生的意见，或者这名医生可能和其他专家关系恶劣。这两者都是换一名医生或重新制定健康管理计划的信号）

当你去看专家门诊时，确保你带上所有的文件——MRI、CT以及实验室数据。当病史询问和体格检查都结束时，问问医生他认为究竟是什么原因引起的疼痛。如果医生说不上来，这就是换名医生的信号。

你有能力选择

找一名对病人态度有良好口碑的脊柱专家——一名能和你交流而不是自说自话

的人。如果你要找一名疼痛管理师，需仔细查看他的医师执照。并不是所有的疼痛管理师都有同样的能力。几乎每个人都声称能治疗疼痛，但极少数人得到了对症的治疗。给当地的医院打电话，或者询问急诊室的护士或你的医生，如果他们患了和你同样的病症会去找谁看。

如果你需要手术，应先找到一名和你病情相似并得到良好治疗的病友。如果医生给你开出的处方是阿片类药物或注射治疗，不要怕寻求第二种方案。任何一名对自己诊断或治疗计划有信心的医生都会欢迎这个的。

第 9 章
得到正确的诊断

圣彼得大教堂、罗马竞技场、埃菲尔铁塔、土耳其蓝色清真寺和埃及金字塔都是几个世纪以来建筑史上不可思议的瑰宝。它们非凡的结构支撑着这些世界建筑奇迹的塔身、穹顶以及成吨重的石头。

人体的结构也同样惊人。以脊柱作为主要组成的人体骨骼支撑起整个躯体的非凡结构，脊髓和神经根纵贯其中。但人体并不是一个用来参观和探索的静态结构。人体能够托举、弯曲、扭转、跑和跳。人体是活动的世界奇迹。

这个比喻对颈背关节紊乱和对于你寻找正确的诊断和治疗的意义何在呢？你的医生必须能够检查你的结构，评定问题出在哪里，给予能够帮助你而不是伤害你的治疗。他/她通过了解全部的病史和进行全面的体格检查来完成这件事。通过这些手段获得信息，他/她能找出帮助你的治疗手段。

专业医生的教育、培训和实际经验会有助于他/她做出诊断，但是只有当患者提供了详细准确的病史并且医生做出了正确的检查时，这个诊断才会是准确的。你和你的医生应是一个团队。

有时候，一些医生和患者会对详细的病史或现代的光学物理检查以及其他诊断性检查的必要性提出质疑。科技的发展改变了我们对人体的认识。但是科技是把双刃剑。有时它会导致错误的结论，而错误的结论会导致错误的治疗，错误的治疗则会让颈背问题更加严重甚至造成永久性损伤。

科技和临床医生

在20世纪70年代和80年代，CT和MRI揭开了脊柱结构的神秘面纱，并能够鉴别出小关节面狭窄、退行性关节炎、椎管狭窄甚至脊柱肿瘤。脊柱疼痛的物理疗法呈爆发式增长。正如手机的出现淘汰了电报和电话亭一样，这种新兴的扫描技术让许多医生相信已经不再需要病史和体格检查。由于这些扫描能够鉴别出脊柱结构的异常，你可能会认为有特定的治疗方法可以用来修复它们。支具、脊柱注射、整脊和牵引疗法激增，但研究表明几乎没有改善，事实上，有些病例甚至出现了更坏的结果。例如，20世纪90年代与80年代相比，损伤后返回工作的人数不仅没有增长，反而出现了下降。对这些新科技的依赖让我们走上了弯路，带给我们使人迷惑而不是明晰的诊断。1980到1990年之间是新技术的全盛时期，在此期间却由于脊柱疼痛的增长而导致了工作时间的丢失。在许多案例中，科技的发展让许多人相信他们的疼痛比实际上的更严重。

1982年在《脊柱（Spine）》杂志上发表的一篇获奖论文显示，革命性的科技并没有预期中那样有效。相比起提高诊断精确度的目的，它常常背道而驰。文中提到，在经放射学诊断有典型疾病体征的50岁以上人群中，半数并未感到疼痛。就连25岁的人群中也有20%被诊断出有明显的脊柱结构改变。这些没有疼痛的人被诊断出并不存在的严重疾病。这个研究表明，我们所依赖的这些诊断测试导致了误诊。基于误诊开出的处方很可能导致损伤。

此外，《脊柱》上的这篇论文阐述了决定手术是否会成功的因素。之后，其他研究表明，如果扫描结果符合病史与体格检查，86%的脊柱手术是成功的，但是如果扫描结果和病史与体格检查不符，则只有36%的手术是有效的。在这里你还要考虑33%的安慰剂效应。换句话说，如果扫描结果与病史和体格检查结果不符，得到好疗效的几率并不比什么也不做的大，而在许多案例中，还要更糟糕。

随着我们年龄的增长，脊柱在自然而然地发生着变化。20岁的正常脊柱和60岁的正常脊柱是不一样的。医生治疗的是症状而不是扫描结果。许多研究表明，50%的50岁以上的没有任何症状的受试者均在扫描结果中表现出不同程度的脊柱异常。人体会适应由于年龄增长而发生的解剖结构改变，如神经移动。异常的扫描结果并不意味着你有症状或是会继续发展。事实上，70%的50岁以上受试者和90%的70岁以上受试者均在CT或MRI扫描中显示出不同程度的异常。一定要确定你的症状符合扫描结果。

准确诊断的HELP原则

为了找到合适的方法解决你的问题，你需要一个正确的诊断。为了这个目的，你和你的医生需要HELP（History病史、Exam查体、Lab tests实验室检查、Prescription处方）。在确定诊断正确时外科手术的成功率是86%，而诊断不确定时外科手术成功率只有36%。顺着HELP的路线走，你的医生就能得到正确的诊断。病史、查体、实验室检查——CT、MRI、EMG——有助于制定出疾病的治疗处方。要是前面三者互相不支持，就不会得出正确的诊断，而且治疗的效果也会很糟糕甚至有害。这三个要素——病史、查体、实验室检查——必须一致并相互支持才能得出关于你脊柱疼痛的准确诊断。

如果你的医生了解了详细的病史，做了全面的查体，进行了适当的实验室检查，并发现实验室检查结果与病史和查体的诊断结果相一致，则可以建立治疗处方，而且产生积极效果的可能性也更高一些（图9.1a）。例如，如果查体支持病史，

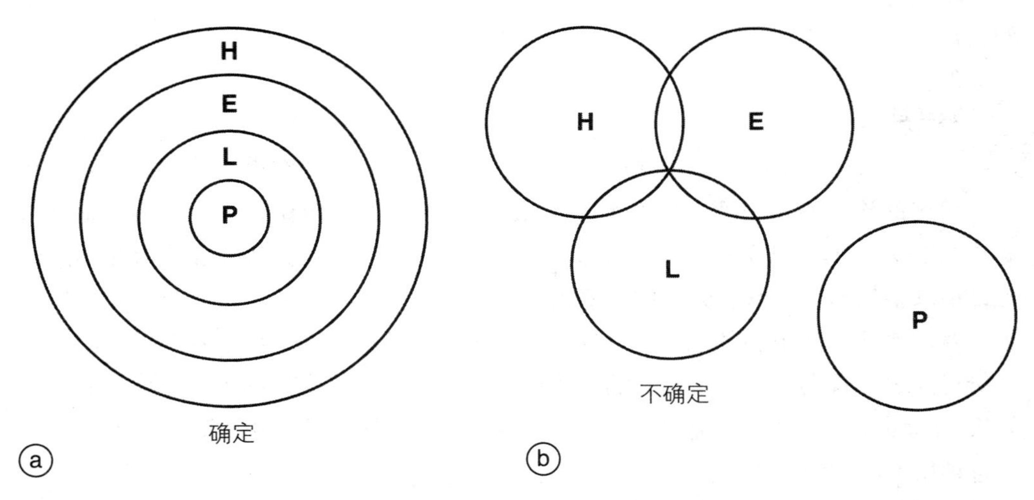

图9.1　（a）病史、查体和实验室检查相符，可以得到有效的治疗处方和好的结果。
（b）病史、查体和实验室检查不相符，治疗效果不好。

实验室检查显示出的病变、椎间盘突出或关节炎符合病史和查体的指征，你就可以确定自己得到了正确的诊断，而且正确的处方也有助于你的恢复。如果病史、查体和实验室检查并不相符或使问题局限化，则治疗结果往往不会很理想（图9.1b）。

因此，仅仅依靠CT和MRI结果做出的诊断可能会对你造成危险，尤其是扫描结果与EMG结果不相符时。如果你的医生只依赖于CT或MRI，那么你被误诊的几率会超过50%。未经了解病史与查体做出的诊断会导致不必要的治疗，也收不到良好的疗效。

如今医生的时间被严格地约束，被“时间短缺综合症”牢牢束缚着。他们被要求在更短的时间内查看更多的检查报告，做更多的文案工作。因此，用来为患者看病的时间变得有限。一些研究表明，时间是做出正确诊断的重要因素。当你遇到问题时，一定要给你的医生足够的时间来判断病情。通常患者会由于另外的理由去看医生，比如呼吸道感染，最后要离开时才提起背部在隐隐作痛。由于没时间去了解病史和查体，许多医生选择一网打尽，安排诸如X射线之类的实验室检查，或是在不知道问题真正出在何处的情况下直接将患者交给治疗师。如果你没办法给医生一份完整的病史以及让他了解病史和进行查体的时间，就不要对良好的健康管理抱有期待。

对于医生来说，开处方的基本原则是无害。作为一名患者，你得知道病史和查体的意义，以及什么时候去征询第二种建议以防伤害到自己。

记住大多数医生都是守门人。他们对疾病进行鉴别分类。腰骶部的疼痛可能是由脊椎引起的，也可能是因为肾脏感染，或是大肠、直肠、睾丸、卵巢的问题。在你的初级保健人员做了深层的检查之后，他/她会判断你是否需要脊柱专家的会诊。

病史

著名的诊断专家威廉·奥斯勒（William Osler）医生曾说过，“不能给出合格病史的患者与不能获取合格病史的医生有可能会接受或给予不适合的治疗”。因此，请准备好与你的医生分享你的病史。

背部疼痛的病史和其他病史一样：有开始也有结束。在你前去看医生之前，写一份时间表。日期不一定是精确的，接近就可以。它可能会有助于检查你的症状，如表9.1所示，或是填一份患者病史调查问卷，如图9.2。填写表9.1时，问问自己这些选项中有哪些符合你的症状。

表 9.1　症状检查

	缓解	加重	无变化
咳嗽或打喷嚏			
紧张			
坐位			
开车			
向前弯腰			
仰卧			
俯卧			
右侧卧			
左侧卧			
步行一条街			
步行两到三条街			
步行四到六条街			
步行六条街以上			
站立			
扭转			
扭转并向前弯腰			
托举			
晨起疼痛			
日间疼痛			
夜间疼痛			
举手过头的活动			
晨僵			
天气			
月经			

患者病史

今天主要的疾病问题（颈部、右上肢、背部、背部和左下肢、腰部等等）

____

疼痛最初是从什么时候开始的？

颈部和上肢____________ 背部和下肢____________ 中背部____________

你的疼痛是逐渐发展的还是突然开始？ ______________________

是否因为损伤？ _____________如果是，损伤是如何发生的？如果颈部和背部均发生过损伤，请详细说明损伤发生的次数和时间。

____

____

你的症状现在是加剧、缓解，还是没有改变？ __________________________

颈部疼痛和上肢疼痛的比例分别是？（例如，100%颈部/0%上肢）（你的颈部比上肢疼痛多多少？）

100/0 90/10 80/20 70/30 60/40 50/50

40/60 30/70 20/80 10/90 0/100

颈部疼痛和下肢疼痛的比例分别是？（例如，100%颈部/0%下肢）（你的颈部比下肢疼痛多多少？）

100/0 90/10 80/20 70/30 60/40 50/50

40/60 30/70 20/80 10/90 0/100

你上肢是否有麻木？ _____是 _____否

如果是，哪里？（颈部、右臂、左臂、手、手指等） ______________________

____

你下肢是否有麻木？ _____是 _____否

如果是，哪里？（上背部、中背部、右腿、左腿、大腿、脚等） ______________

你上肢是否有无力？ _____是 _____否

如果是，哪里？（颈部、右臂、左臂、手、手指等） ______________________

图9.2 患者病史调查问卷

你的下肢是否感到无力？_____是 _____否

如果是，哪里？（上背部、中背部、右腿、左腿、大腿、脚等）__________________哪个动作受限？______________________________

你是否有肠道或膀胱的问题？

_____没有 _____失禁 _____便秘 _____尿潴留 _____漏尿 _____尿频

用1～10评价你的颈部和上肢疼痛，10为最痛。________

用1～10评价你的背部和下肢疼痛，10为最痛。________

你过去接受过何种治疗能够缓解颈部和上肢的疼痛？（冰敷、药物、理疗、针刺疗法等）

你过去接受过何种治疗能够缓解背部和下肢的疼痛？（冰敷、药物、理疗、针刺疗法等）

你过去接受过何种治疗会加重颈部和上肢的疼痛？（冰敷、药物、理疗、针刺疗法等）

你过去接受过何种治疗会加重背部和下肢的疼痛？（冰敷、药物、理疗、针刺疗法等）

针对你的颈部和上肢，你都做过什么诊断学检查（例如CT、MRI、脊髓造影、EMG或NCV、增强CT、骨扫描、椎间盘造影、X线断层照片）？写出你接受这些检查的日期。如果没有做过检查，请写“无”。______________________________

____

你是否接受过脊柱手术？是_____ 否_____

如果是，什么时间？______________________________

做手术的地点是？______________________________

手术的医生是？______________________________

术后疼痛是否消失？是_____ 否_____

如果是，术后疼痛消失了多长时间？______________________________

____

（图9.2续）

发作、定位、放射性和类型

准备好告诉医生疼痛的发作、定位、放射性和类型。例如，疼痛是一点点发展的还是突然发生的？疼痛是持续的还是间断的？疼痛的部位在哪？尽你最大努力，用一根手指指出疼痛的位置。如果疼痛的范围更广泛，需告诉你的医生。疼痛有放射性吗？如果有，是放射到腿部或手臂的后方、侧方、还是前方？会放射到膝关节或肘关节以下吗？

医生应该会让你填一份疼痛图（图9.3）。疼痛图会显示出疼痛的定位、放射性和类型。一张图片有时胜过千言万语。把这个图完整地复印下来带给你的医生。

准备好告诉你的医生什么会诱发疼痛或让疼痛加重。诱发是指引起疼痛的事件或动作。例如，弯腰、提举、扭转和伸手过头顶会引起神经疼痛。加重是指当疼痛已经存在时，什么能让它更疼？

准备好告诉你的医生什么能让疼痛缓解，无论是减轻疼痛还是让疼痛完全消失。通常人们会说休息、侧卧、药物、牵引、理疗或是硬膜外麻醉会有帮助。

准备好告诉医生疼痛的持续时间。一名患者说她的颈部感到剧烈的尖锐的疼痛，几乎让她瘫痪了。当问及这种状况发生了几年以及疼痛的持续时间时，她表示这仅仅是在一周前发生的，而疼痛仅持续几秒。当疼痛来袭，她觉得自己除了站在那等待疼痛过去其他什么也做不了，尽管这过程只有几秒钟。

你需要告诉医生疼痛的性质，不但包括这疼痛是不是深层的钝痛，还包括它是不是一直存在，早晨比较严重，晚上会好一点，又或者当你转身、弯腰、提举、伸手过头顶或扭转时会加剧。

相关的症状

通常症状是与疼痛相关联的。这些症状可能是决定疾病严重性与紧急性的最重要的症状。记住脊柱的声音。这使我们能够把一个好的医生从那些不够格的人中区分开来。你的医生应该时刻准备好问你这些问题以帮助他/她判断你的病情是否严重。

第一，排尿和肠道运动有什么新的困难吗？新是指症状开始发作之后的这段时间。第二，有没有麻木、感觉丧失或感觉过敏，如针刺感或灼烧感、触物痛感、麻刺感或是这片皮肤被触碰时会引起烧灼感？第三，有没有肌力下降的情况出现。这一条看起来简单，但无力会在很多情况下发生。一些患者迅速回答是的，他们有无力感，但是当被问到具体部位时，则会说他们只是在吃早餐前没办法运动。准备好一些细节。例如，你可以说“我不能用我的右腿上楼梯或是从椅子上站起来”。评价肌力的方法还包括你能走多远的路，或者，如果你去健身房，在特定的训练中你所能承受的最大重量。

疼痛的位置、放射性、程度和性质

姓名______ 年龄______ 日期______

你现在疼痛的位置是哪里？用正确的记号在下图分别标记出你身体上感觉到疼痛、麻木、针刺感或灼烧感的部位。用正确的符号标记放射性疼痛的部位，包括所有受累区域。

疼痛	麻木	针刺感	灼烧感	放射痛
^^^^^	OOOOO	++++++	XXXXXX	//////

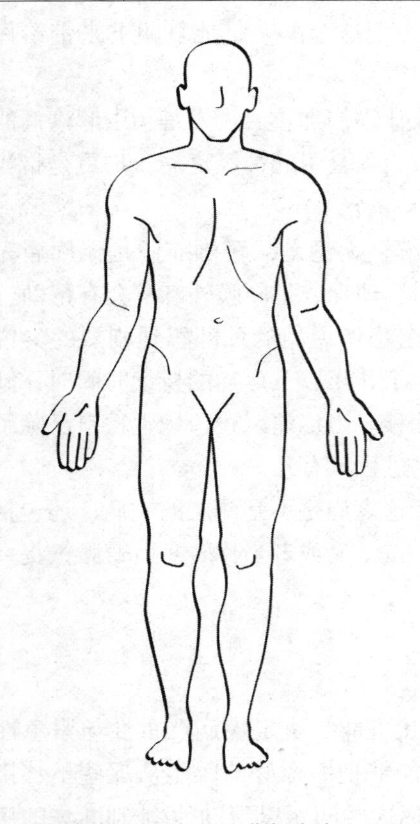

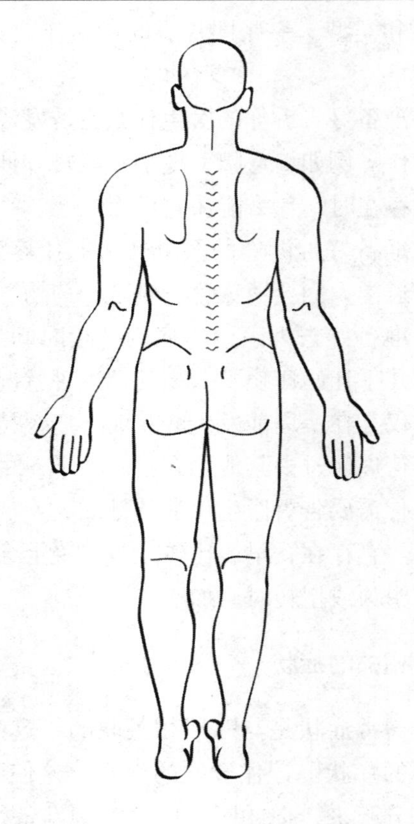

颈部疼痛____% 背部疼痛____%

上肢疼痛____% 下肢疼痛____% 总____%

你的疼痛目前有多剧烈？从1到10评分，1代表没有疼痛，10代表你感觉到的最强烈的疼痛，指出你的等级。

1 2 3 4 5 6 7 8 9 10

你的疼痛是持续性的吗？指出你将如何描述你疼痛的持续性。

持续的 随体位变化 间歇性的 很难说

图 9.3 疼痛图

回答你有无力感而不解释无力感发生的具体情况，会导致你的医生为你安排不必要的测试或让你做你并不需要的治疗。如果你不能明确地说出哪块肌肉力量下降，可以告诉医生你在完成什么动作时有困难。这个无力感是因为疼痛还是与身体的不适无关？当有无力的情况发生时，你需要详细告诉你的医生。如果你觉得医生没有时间，当他/她有时间时再次预约。

告诉医生任何与疼痛相关的肠道、膀胱或性功能的改变。无论这种情况以前有没有出现过都要告诉你的医生。例如，五十岁以上的男性因为前列腺问题通常都会有排尿方面的障碍。对于女性而言，漏尿或尿失禁在上了年纪的女性以及多次生育的女性中很常见。

告诉你的医生任何感觉缺失或感觉过敏。切记感觉的改变并不是疼痛，而是你对外界感知力的改变。与健侧相比，患侧是感觉缺失还是感觉过敏？感觉改变通常被描述为刺麻感、针刺感或灼烧感。可能会出现感觉的完全丧失，但早期的神经刺激往往表现为刺麻感。

体格检查

在患者的满意度调查中，患者表示最重要的两点是医生是否表现出对患者的关心，以及医生是否对患者进行了全面的检查。你上一次见到医生时，对检查满意吗？

在这一节，我们来看看评估颈背疼痛时让人满意的初步检查都包括什么。你可能会想，医生不是应该知道该怎么做吗？问题是不同类型的医生在颈背疼痛领域的水平有所差异。一般从业者、神经外科医生、风湿病学家、泌尿科医师、妇科医生、脊椎指压按摩师、理疗师、运动康复师、神经病专家和脊柱外科医生都受过不同的训练，擅长的领域也不同。疼痛治疗师通常是麻醉师出身。但是不管他们受过何种训练，擅长什么领域，体格检查应该是一样的。不做这个检查，他们的训练也没什么意义。

如果没有进行恰当的检查，极有可能会得不到正确的诊断，需要的测试没有做反而做了没必要的测试。这样你的脊柱疼痛可能就不会得到有效的治疗，因延长疼痛时间或放任病情发展而对你造成伤害。医疗是一个严肃认真的行业。如果哪里出了错误，患者就会付出金钱上和身体上的代价。必须了解全面的体格检查所包含的内容。这个认知能让你知道自己是否需要更多的测试、治疗或寻求其他建议。一个好的医生绝不会认为这种要求是对他的冒犯。

切记，如果没有足够的时间，再好的医生也无法完成全面的查体。你自己要帮助医生获得一份优质的病史。

体格检查包括以下内容

· 望诊
· 触诊
· 手法检查（M）
· 神经学检查（NE）

神经学检查很复杂，包括运动、感觉、反射和步态评估。我们可以用字母nip'm（神经学测试、望诊、触诊、手法检查）来帮助记忆，就好像在说“阻止在萌芽中”。好的检查能够在颈背部问题失控前阻止问题的发展。检查能够给医生提供证据或者确定医生的怀疑。我们从nip'm的I（望诊）开始谈起，到N（神经学检查）结束，因为神经学检查最复杂。

望诊

检查期间，医生会观察你的身体，尤其是有问题的区域。不幸的是，就像约翰的案例，nip'm中的望诊有时会被忽略。检查要求患者不穿衣服，这很花费时间，而且有的时候很不方便，尤其是当你在医生的咨询室内而不是在检查室内时。时间对于医护人员来说很重要，但是检查是正确诊断的关键。

医生应该观察脊柱是否对称。左侧看起来跟右侧是不是一样？是不是某一块肌肉有明显的肌肉体积减小或者萎缩？这是一种严重神经损伤的征兆。在一个病例中，患者已经感觉右手有麻木感。如果检查发现手部的部分肌肉出现萎缩，这就表明了一个严重的问题，建议患者应该立即寻求帮助。

脊柱是否是直的或者呈“S”型曲线（脊柱侧凸）或者曲度过大（脊柱后凸）？背部和颈部所呈现的曲度是否正常？

皮肤检查是脊柱检查中最重要的一部分，也是最常被忽略的一部分。皮肤是否正常或者是否存在感染的征兆，如红热区域或者是周围有边缘的黑痣（黑色素瘤），恶性肿瘤？

望诊能够给医护人员提供诊断线索。通常它能够鉴别诊断，包括实验室测试或肌肉活检，这些能够辅助治疗并且可能会挽救你的生命。胎痣有很重要的意义，因为它能够确定其他部位的骨和神经的问题。例如，神经纤维瘤是一种位于脑或脊椎的神经上或者附近的与肿瘤相关的软痣。咖啡牛奶色斑和浅棕色斑也与其他部位的神经问题有关。你必须向医护人员指出这些胎痣。

触诊

触诊就是用手触摸背部和相关区域。触诊中你的参与至关重要。让医生辨别他触摸的位置有特殊的疼痛并且向医生描述疼痛的类型。触诊棘突附近的肌肉可能会产生深层的钝痛。骨折、有肿瘤或是有感染时，触诊棘突上的肌肉会引发剧痛。

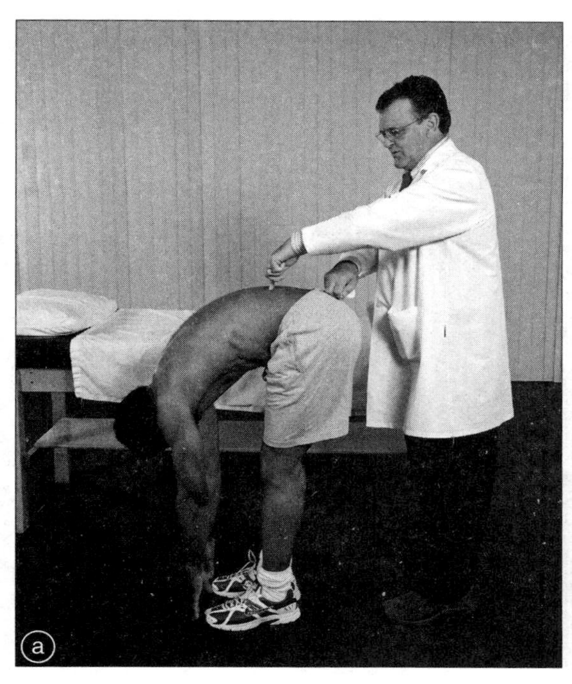

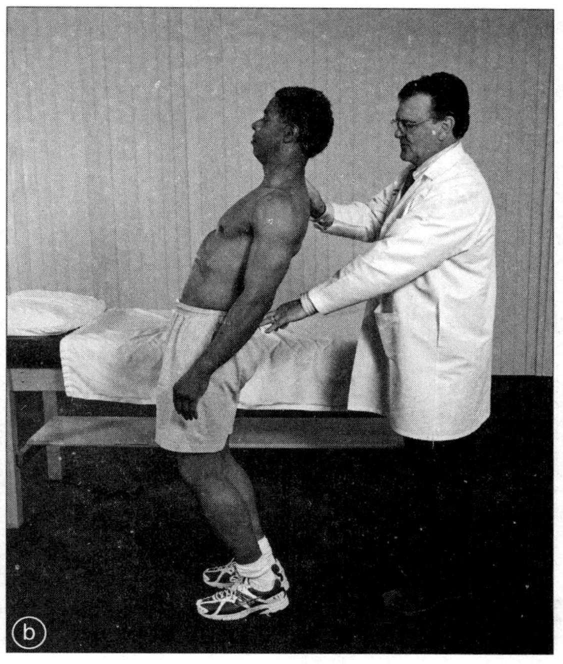

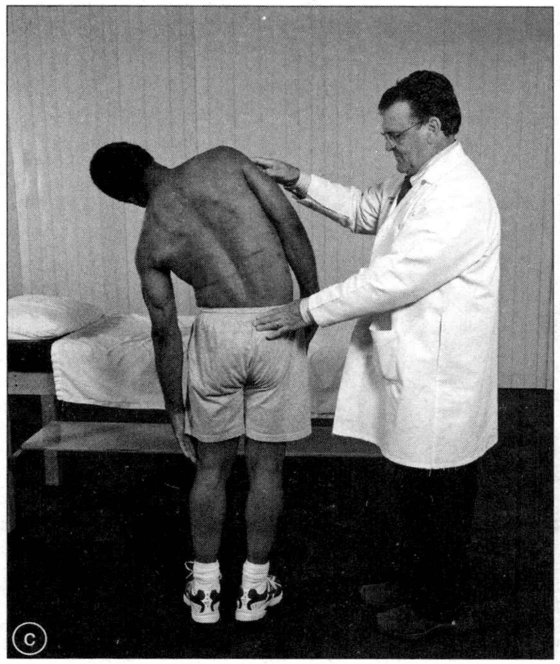

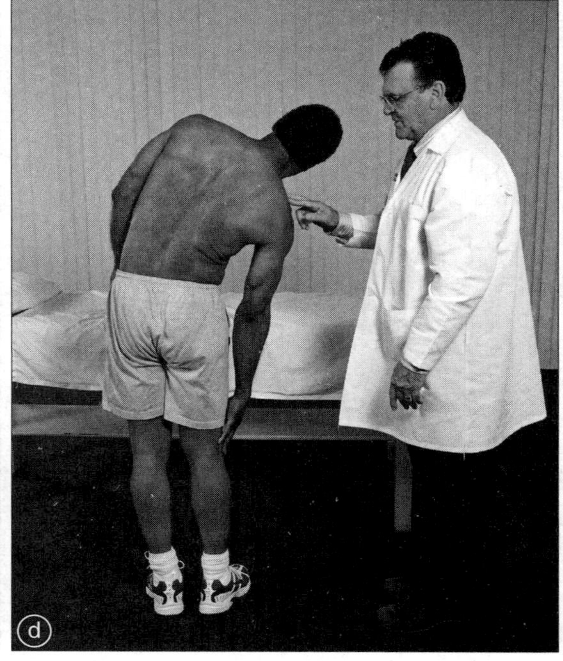

图9.4　腰部活动度：（a）屈曲，（b）伸展，（c）向左侧屈，（d）向右侧屈。

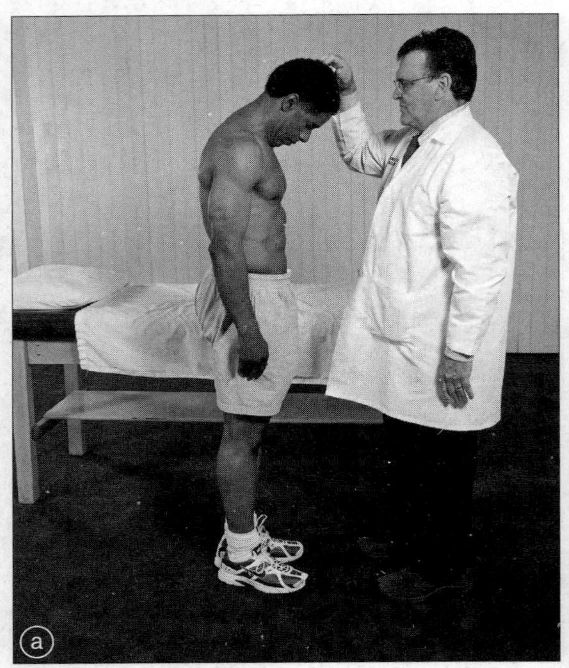

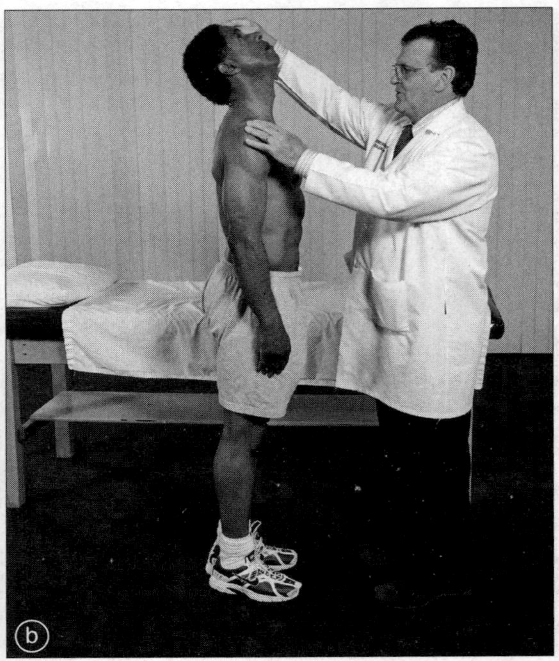

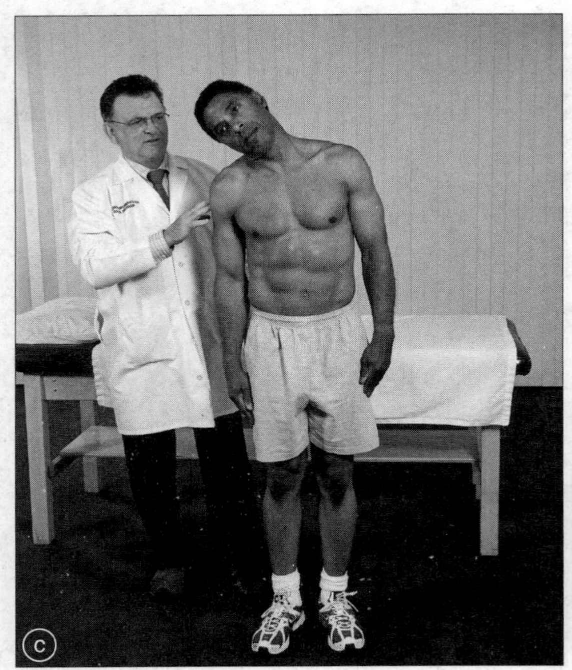

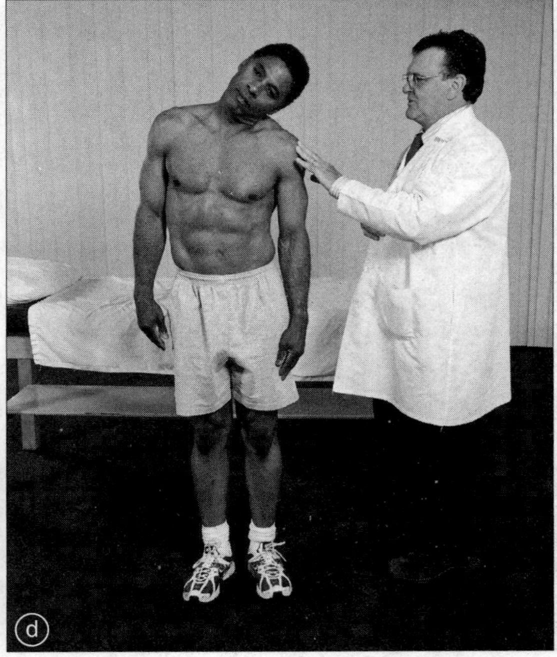

图9.5 颈部活动度：（a）屈曲，（b）伸展，（c）向右侧屈，（d）向左侧屈。

手法检查

这部分检查是必需的。引发疼痛的手法检查能够告诉医生，脊柱的哪一部分——神经、肌肉或者小关节，是引发疼痛的原因。手法检查包括腰部和颈部的活动度（ROM）、关节评估和神经牵拉测试。

只有你自己参与其中，医护人员才能了解哪种手法检查引发了疼痛以及疼痛的准确位置。脊柱检查中患者参与的重要性就像参与到验光师或者眼科医师做视力检查中一样重要。如果你不能告诉眼科医师哪个镜片能够改善你的视力，那么眼科医生几乎没办法为你选择合适的镜片。

关节活动度检查能够告诉医护人员你的脊柱活动度是否受限，以及在什么位置受限。结合望诊和触诊的评估能够帮助定位有问题的区域，有时也能帮助医护人员确定疼痛的潜在原因。

在关节活动度测试中，患者的参与至关重要。当特殊的活动度引发疼痛时应告知医生，并且告诉医生疼痛放射到哪里。有时关节活动度测试会引发麻木和刺痛。

准确记录手臂、大腿、手或者足刺痛的部分能够确定引发刺痛的确切原因和位置。只有你能够提供给医护人员这些信息。医护人员可以通过你的痛苦表情来判断某一操作引发了疼痛，但是如果你不说，医生没有办法了解操作引发的麻木。如果你的医护人员没有询问，确保你自己已经准备好了告知医生。

关节和神经牵拉测试在颈背部疼痛诊断和定位中可能是最重要的。关节和神经牵拉测试能够确定潜在的损伤结构并再次引发你疼痛的声音，有时甚至能够引发感觉异常或者麻木。在关节活动度测试中，你的言语参与是必要的。记住，神经和关节不能说话，需要你自己的解释。这样医护人员才能做出诊断。另外，手法检查能够帮助医生识别适应性短缩综合征，适应性短缩综合征是一些严重问题的前兆，如短缩引起的关节炎。

我们将会覆盖所有医生都要掌握的基本手法检查。专家们使用的其他手法检查方法详见约书亚·克莱兰德（Joshua Cleland）所著的《骨科临床医学检查》。我们将会把本书中涉及的手法检查分为腰部检查和颈部检查。

下位脊柱检查中主要检查的脊柱结构包括：

1. 坐骨神经，通过直腿抬高试验和轻弹试验来检查；
2. 髋关节，通过FABER试验或者4字试验来检查；
3. 梨状肌，通过PECK试验或者外展试验；
4. 股神经，通过股神经牵张试验来检查。

颈部手法检查包括椎间孔挤压试验和Bikele手法检查。许多其他的手法检查也运用于颈背部。无论你的医护人员的专业技能如何，都应该能够进行最基本的直腿抬高试验和FABER试验。表9.2概括了腰部手法检查的方法。

表9.2 腰部手法检查

	手法检查	阳性表现	定位
直腿抬高试验	患者仰卧，双下肢伸直，医生尽可能的抬高一侧下肢到90°	试验引发腿部剧烈的过电般的疼痛	背部的神经根（坐骨神经）
FABER试验	患者仰卧，一侧下肢屈曲，脚后跟放在对侧膝关节上。将屈膝侧的腿向下压	下肢活动受限。测试引发髋部疼痛	髋关节
股神经牵张试验	患者俯卧位。医生抬起一侧大腿	大腿前方或者腹股沟出现疼痛	腹股沟的股神经
PECK试验	患者坐位，医生将手置于患者膝关节的外侧。对抗医生的阻力推开医生的手	引发臀部或者背部的疼痛	有神经走行的梨状肌

腰部手法检查

直腿抬高试验

仰卧位，医生将会抬起你的一侧下肢（图9.6）。在医生向上抬起你的下肢的过程中，协助医生保持自己下肢膝关节伸直，不要屈膝。另一侧下肢在床上保持伸直。在医生缓慢抬起你的下肢的过程中，神经末梢到神经根都受到牵拉。在腿部与床之间呈50° ~60° 的角度时，神经会从它走行的椎管中向下移动到椎间孔，椎间孔是神经根所在的位置，也是大多数腰部病理学发生的位置。当下肢抬高到最大限度后，医生将向下推脚底，使脚趾朝向你。这个动作被称为背屈。如果引发疼痛，就能够诊断神经根疼痛或者神经根病变。

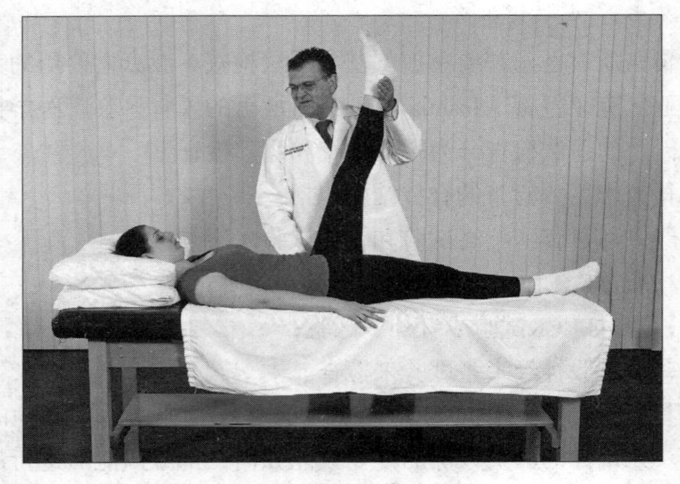

图9.6 直腿抬高试验

如果神经在椎间孔水平受到压迫，神经根会发出“尖叫”，并且你会感觉到背部一阵疼痛，偶尔会引发腿部或足的刺痛。这就称为直腿抬高试验阳性。这是体格检查中重要的一部分，能够告诉你和你的医生出现问题的位置是神经根。因此，这种神经根疼痛就叫作神经根病变。

通常，直腿抬高试验引发疼痛的部位在大腿后面或是腘绳肌。这是非特异性的，并不代表直腿抬高试验阳性。要告知医生疼痛是来自于腰部还是腘绳肌或是两者兼而有之。如果是神经根，神经的反应是一阵疼痛。你可以明确的知道。如果有些模棱两可，有可能是神经根，但不能排除其他可能。许多研究表明，在86%的情况中，直腿抬高试验呈阳性表明神经根受压。

轻弹试验

轻弹试验是直腿抬高试验的一种变形，是在坐位进行的。轻弹试验一般是在对直腿抬高试验的确定性存在疑问时进行的。坐直，一次抬起一侧下肢（图9.7）。如果这个手法检查能够引发和仰卧位一样的疼痛，说明试验呈阳性。

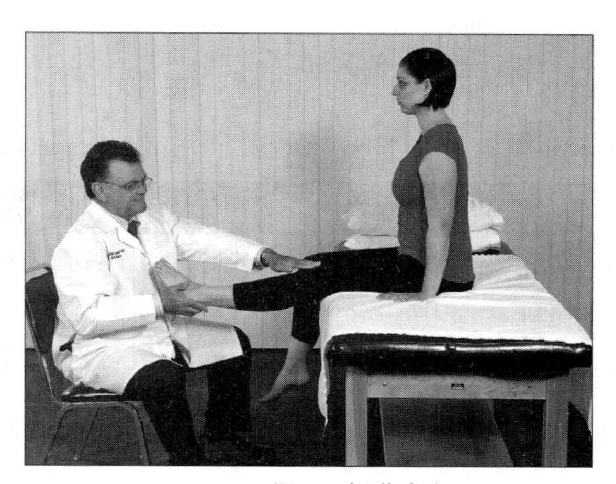

图9.7　轻弹试验

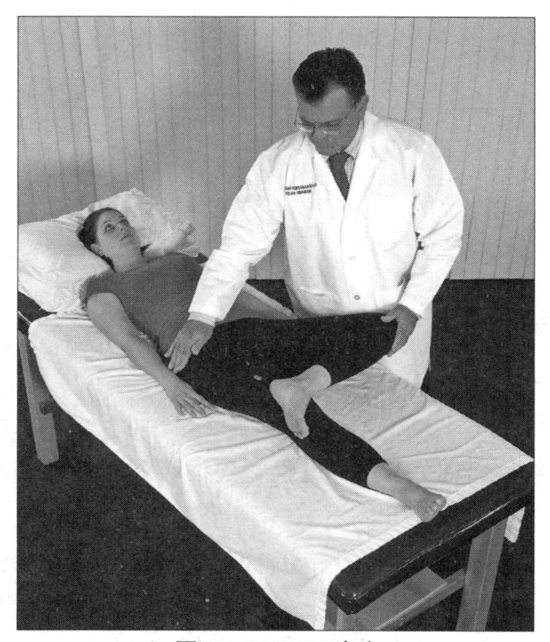

图9.8　FABER试验

FABER试验

第二个操作是FABER测试或者叫作4字测试。FABER代表屈曲（F）、外展（AB）和外旋（ER）。仰卧位，将一侧的足跟放在另一侧直腿的膝关节上，将屈曲的膝关节向下压。如果活动受限或者下压时髋关节区域产生疼痛，则说明疼痛来源于髋关节。有时，这个测试会引发可能源于其他原因的腹股沟疼痛，如疝气、盆腔包块或下腹部的一些问题等。

髋部疼痛意味着试验阳性。FABER测试阳性是髋关节退行性变或者髋关节疾病的前兆。如果发现你的FABER测试是阳性，你的医生会让你躺下，并且让大腿外旋（使足尽可能的外翻）来确定严重疾病的诊断。

通常触诊髋关节时，较大的转子囊肿会引发疼痛或压痛。这一结果告诉医生疼痛可能来源于关节而不是背部。有些情况下，疼痛可能不止由一个问题引起。

在关节活动度测试和触诊之后进行颈椎手法检查。手法检查包括：

1. 关节活动度（ROM）；
2. 椎间孔挤压试验；
3. 毕克（Bikele）手法检查（神经根）；
4. Adson手法检查（颈神经丛损伤）；
5. Tinel's征（外周神经）。

还可进行其他测试。

表9.3 颈部手法检查

	手法检查	阳性表现	特异度	定位
椎间孔挤压试验	伸展颈部或者向神经根走行的位置施压	试验诱发疼痛、麻木或者刺痛	75%	源于颈部的神经根
Adson手法检查	向侧面伸展手臂并且将其举高到肩膀以上	试验诱发沿着手臂的疼痛或者刺痛	50%	锁骨或者腋下附近的神经
Tinel's征	轻叩一侧手腕或者肘关节	试验使轻叩的神经产生电击感	90%	手腕或者肘关节
毕克手法检查	伸展和外展手臂，拇指竖起像搭顺风车时的手势	测试产生沿着手臂的锐痛	50%	神经根

颈部的疼痛可能是神经、关节或者肌肉导致的，也有可能不在脊椎而在胸廓出口，就是在你的颈部和手臂之间的腋下的位置。

颈部手法检查

关节活动度（ROM）

关节活动度测试在确定哪个运动引起疼痛和关节活动度是否受限两个方面都很重要。你的参与很重要，感觉疼痛时应立刻告诉医生。

毕克手法检查

毕克手法检查就像是颈部的直腿抬高试验。手臂从身体的侧面直着向上拉伸。

掌心朝上，拇指像搭顺风车时的手势一样竖起。

试验阳性会引起颈部和沿着手臂的阵痛。虽然测试的特异度低于50%，但是阳性的结果还是很有帮助的。

椎间孔挤压试验

在椎间孔挤压试验中，沿着特定的方向伸展手臂并且触诊从颈椎椎管走行的神经根存在的特定的棘突区域，会引发沿着手臂的电击感同时伴有刺痛。测试具有高度特异性。例外，你必须要告知医生疼痛的位置以及疼痛是怎样的，或你是否感觉到麻木，通过这些来帮助医生获得正确的诊断。

Adson手法检查

Adson手法检查告诉医生问题是不是发生在腋下附近的胸廓出口综合征。如果你向上举起手臂到肩关节以上时引发手臂的刺痛，并且医生注意到你的脉搏消失。这就代表有些结构正在压迫你的神经或者血管。颈部较长的人或是肌肉发达的人容易出现这种症状。典型症状包括手臂举过头时，如梳头发时，出现刺痛和疼痛。这项测试很关键，许多不必要的手术和药物治疗之所以发生，都是由于没有进行这项诊断。EMG能够确诊这项诊断。

Tinel's征

这项试验是轻叩手臂的神经，通常是肘部或腕部掌侧。阳性表现是叩击腕部或手臂特定的区域时产生电击样麻木或蚁走感，这种感觉可能从某一点开始沿着神经放射。肘部的阳性反应高度提示尺神经过敏或损伤，称为肘管综合征。这种肘部的神经应激通常是由于倚靠时肘部支撑或是打电话造成的重复损伤，尤其是手机。神经应激常常会引起第4、5手指的刺痛，并且会在手臂完全伸展时出现。

可能会要求患者手臂充分屈曲模仿使用手机的动作，并且保持这个姿势一分钟看这种行为是否会引发症状，这被称为Fort细胞体征。

最常用的叩击手法检查或Tinel's征的位置是手腕，阳性测试提示腕管综合征。腕管综合征可以概括为夜间腕部频繁疼痛，尤其是拇指和食指麻木，或是早上晃手后疼痛会好转。使用腕管夹板能够缓解这种状况。

神经学检查

神经学检查对于确定腰部和颈部疼痛的关键原因是必须的。神经检查包括运动评估、感觉评估、反射检查和步态评估。

患者的参与对于成功的神经检查是必不可少的。通常答案会包括几种可能。例如，颈部第六颈椎（C6）神经根的问题或者腕部的腕管综合征可能会引起食指麻木。除了尽可能与医生好好合作，你还必须挑战你的医生。如果你的病史中包括肢体感觉或力量减退、膝关节以下或肩关节以上疼痛、或是腰部问题，要确保你的医护人员清楚地明白涉及你的颈部或腰部的哪一部分。如果你的医护人员还没有准备好回答你，那么你可以再找其他医生看看。

感觉障碍 如果在检查过程中医护人员或者你注意到身体某一区域的感觉消失，你要询问医生涉及哪些神经。此外，你的参与是至关重要的。如果你感觉身体某一区域的感觉退化或消失，或是某一区域有不同的感觉，要告诉你的医生。例如，如果你用针刺身体的某一部分，感觉到有电击样或波浪样的疼痛从这一区域扩散，或是相比其他区域这部分过度敏感，这就表明存在神经损害。感觉退化、感觉改变、过度敏感或者感觉消失都可以看作是神经损伤的征兆。如果你的医生不能给你一个确切的答案，可以向专家寻求帮助。大多数的医生都愿意听取更多的意见。一个好的医生通常能够意识到自身的不足。将你的病历转移给其他的专家是好的解决方案。你和你的医护人员——我们都是一个团队。

运动障碍 最常被误判的症状是无力。无力可以代表疲劳，一种普遍的感觉就是没有精力。对于医生来说，无力代表解剖位置明确的身体某一特定部位的力量下降。例如，C7神经根损伤将会引起肱三头肌力量的减弱。腓神经损伤会导致足下垂。抑郁或者其他的身体状况可能会引发疲劳，全身无力可能是服用治疗高胆固醇的他汀类药物的征兆。

如果在检查过程中你认为某一肌肉或者运动较弱，或是注意到某一肌群肌力薄弱，你要询问你的医生是什么神经造成了无力的情况。要确保医生了解无力是否是因为疼痛导致的。例如，网球肘是一种称为肱骨外上髁炎的炎症，由于疼痛可能会造成你无法拿住一盒牛奶或是转动钥匙。当医护人员对你进行伸腕或握力测试时，可能会出现无力，但是这种无力可能就不是因为神经功能的缺失引起的，而是你的身体正在努力避免引发关节或者肌腱的疼痛。

关于医生所了解的神经异常病变的位置的知识，你应知道该向医生询问什么，并且要让医生知道疼痛已经干扰了你进行力量评估的能力。如果你的医护人员不能清晰地定位或确定发生问题的脊柱结构，MRI和CT扫描只会混淆诊断。EMG能够较好地说明问题，通常对于无力和感觉障碍来说EMG是较敏感的测试。

记住，95%的脊柱疼痛会在几周内自行消退，但是84%会复发，44%会在一年内复发。如果进行合适的预防保护，例如第5章讨论的生活方式改变和第6、7章给出的健身操和办公室人体工效学的相关建议，能够避免发生进一步问题。

另外5%的脊柱疼痛情况会不断加重，最终导致终生残疾，32%的情况可能会发展为慢性疼痛。这些患者需要脊柱专家的干预。症状包括麻木、无力和大小便困难。这些患者应该去看神经学专家、神经外科医生或是脊柱外科医生。对于那些脊柱疼痛，但是没有神经病史和症状以及神经检查结果正常的患者，按摩师、物理治疗师、运动生理学专家、全科医生、内科医生等能够提供无创和安全的治疗。

如果出现感觉、运动或者肠道、膀胱功能障碍，一定要请求你的医生为你邀请内科专家进行评估。如果无力或者肠道和膀胱的问题加重，应坚持立即就医。如果你对治疗不满意，急诊室会为你进行专家会诊。

一般来说，在神经根损伤中，四肢的疼痛要比颈背部的疼痛更强烈。表9.4给出了一些发生在神经根水平的疼痛和感觉运动改变的基本指征。

表9.4　辨别颈部和腰部神经根症状

颈神经根				
神经根	疼痛发生在颈部和以下部位	麻木或刺痛	无力	其他原因
颈5	肩部的前面和侧面	肩膀上	肩胛带	胸廓出口，腋神经
颈6	肩部到肱二头肌	大拇指	肱二头肌	胸廓出口，腕管
颈7	肩部的后方和前臂的侧面	第2指和第3指	肱三头肌	周末晚麻痹，腕管
颈8	肩部、手臂的后方，前臂的侧面	第4指和第5指	手	腕尺管综合征或肘管综合征

腰神经根				
神经根	疼痛发生在腰部和以下部位	麻木或刺痛	无力	其他原因
腰3和腰4	大腿前面和侧面	大腿的前面和侧面	上楼，从椅子上起来	腰骶丛或股神经
腰4	胫骨	胫骨	足内旋和屈曲	腰骶丛
腰5	大腿或小腿的后面和侧面	足的顶部或第一个脚趾	足下垂，第一个脚趾无力	腰骶丛
骶1	大腿或足跟的后面	第五个脚趾	小腿无力	梨状肌综合征

实验室测试

实验室测试应该有助于确诊医生在评估过你的病史和体格检查后已经产生的怀疑。要谨防医生没有给你一个好的理由就对你进行实验室测试。

有些测试是高度敏感的，有些测试是高度特异的。高敏感性代表测试几乎不会漏掉任何问题，但常常会包括许多正常情况。一个专家曾说过高敏感性测试就像散弹枪，它会击中所有的东西。特异性测试是只对目标产生阳性结果的测试。

一个高度特异性测试的意思是，如果测试呈阳性，那么在该部位存在问题的可能性很大。但是由于测试不是高度敏感的，就可能会错过一些问题。例如，核磁共振成像（MRI）和电脑断层扫描（CT）是极其敏感的但是通常不够特异。本章只阐述无创测试。创伤性的测试将会在第11章中阐述。

测试可以概括为：

• 实验室测试，例如血液测试和尿液测试；

• 神经和肌肉疾病的电学测试；

• 影像学测试，包括那些暴露在X射线下的测试，如使用放射性同位素的电脑断层扫描（CT）或骨扫描；

• 非X射线测试，如核磁共振或者超声波回声图。

表9.5概括了5种常见的实验室测试。目的：阐述了医生能够从测试中获得的信息。特异性：代表测试的准确性。准备：提醒你在测试前应该要做哪些事情。暴露：这一栏显示了测试中你将接受的辐射的等级。危险性：这一栏解释了你是否要警惕由于测试而引发的可能的损伤。时间：是整个过程需要的时间，不包括等待时间。

在这一部分你将了解到每项测试能够提供给你的医生哪些信息，每项测试潜在的意义、潜在的危险性以及你自己应该为测试做哪些准备。

我们希望能够缓解你对于测试的忧虑。医生可能会告诉你这个测试没什么，但是他们并不需要经历这个测试。最大的恐惧就是不知道将要面临的是什么。

血液测试

以下的血液测试能够帮助医生了解是否存在一些基本的血液问题，例如风湿性关节炎、感染、带状疱疹或者癌症。

1. 红细胞沉降率（ESR）测试和C反应蛋白（CRP）测试是用来检验细菌和微生物感染的。它们也能帮助确定炎症，例如由风湿性疾病引发的强直性脊柱炎或狼疮，前者会造成严重的脊柱畸形，后者是一种导致肌肉和关节像纤维肌痛一样疼痛的炎性血管疾病。漏掉例如感染或是狼疮的诊断是致命的。

表9.5　实验室测试

测试	目的	特异性	准备	辐射暴露	危险性	时间
MRI	软组织成像，例如神经、肌肉、脊髓液和脂肪。也可以看到骨组织	在50岁以上的人群中只有50%	除了幽闭恐惧症患者需要镇定外，其他患者只需保持不动超过20分钟	无。使用电磁和无线电波。患者一定不能携带任何金属	如果需要使用显影剂，会对肾脏有危险。测试前需评估肾功能	20～60分钟
CT扫描	坚硬组织成像，例如骨组织。软组织与在MRI看到的不一样	在50岁以上的人群中只有50%	不需要。患者需保持不动1～5分钟	适度的辐射暴露	如果需要使用显影剂，会对肾脏有危险。测试前需评估肾功能	1～5分钟
肌电测试（EMG）	评估神经和肌肉的电反应	有资质的医生操作时能达到95%	不需要。患者躺在正常的检查床上并且可以自由移动	无	无。极少数发生挫伤	15～30分钟
X射线	骨以及骨连接的成像	判断骨折和骨骼发育能达到98%	不需要。患者保持不动5～20秒	有	X射线暴露	1～5分钟
骨扫描	找到由于关节炎、感染或是肿瘤引发的炎症区域	低于50%，通常无特异性	不同	有。注意碘过敏	X射线暴露	不同

2. 全血细胞计数（CBC）用于排除感染或者贫血引发的失血，可能预示由溃疡引发的结肠问题、肿瘤或者出血。

3. 血尿素氮（BUN）、肌酐和肾小球滤过率（GFR）测试是肾功能测试。如果你需要注射显影剂那就先要进行肾功能测试。对于MRI或者CT扫描来说，如果你服用了止痛药物，如泰诺林或对乙酰氨基酚，这个测试尤其重要。

4. 肿瘤标记物（PSA、CA-125、和CEA）是根据你病史进行的特殊测试。40

岁以上的男性应该每年进行一次PSA测试。40岁以上女性应该规律进行乳房X线检查。记住8%的女性会患上乳腺癌，12%的男性会患上前列腺癌。当癌细胞扩散后，都会朝着脊柱转移。不幸的是，这些癌症最初的征兆可能是脊柱疼痛。

电生理测试

电生理测试（EDT）能够根据你的脊柱疼痛情况来提供最明确的信息，尤其是当有神经疼痛时。肌电测试（EMG）能够确定神经损伤的确切声音。医生能够准确地听到神经的声音并且看到相应的图像。

电生理测试可能是最没被充分利用的测试，但它却能对由于神经引发的脊柱疼痛给出最明确的信息。最常见的电生理测试是肌电测试（EMG）和神经传导速度检查（NCV）。这是两个独立的检查。

肌电测试（EMG） 肌电测试是对神经和肌肉的研究。这项测试具有较高的特异性但是敏感性较低。如果肌电测试呈阳性，98%的可能性是你的神经或者肌肉异常。由于测试的敏感性较低，有时可能即使你存在神经应激，而测试还是显示正常。但是，一个阴性的结果可能说明神经受累并不像表现的那么严重。

肌电测试不同于影像学测试，如MRI或CT扫描。影像学测试能够告诉医生你的脊柱看起来是什么样子。肌电测试会告诉医生你的脊柱是怎样起作用的。

无论神经是否损伤，肌电测试都显示出较高的特异性，能准确定位神经损伤并且显示损伤的严重性。在你开始训练后，肌电能够帮助医护人员了解训练的效果。

进行肌电测试不需要特殊的准备。可以照常服药；抗凝剂也可以。肌电测试中会有轻微疼痛，类似于针灸产生的疼痛。将极细的针刺入每个肌肉肌节组织（每一分布在特定肌肉上的脊神经根）。测试每侧肢体需要10～30分钟。测试不需要麻醉，测试结束后你可以驾车回家，除非你的医护人员建议你不要驾车，这种情况是很少见的。

肌电测试是诊断中不可缺少的一部分。它能够告诉医生是否不止一种状况引发了你的症状。如果出现神经病变，手术预后不良的几率会上升50%。如果预约了手术，那么通常会进行肌电测试。

神经传导速度检查（NCV） 进行神经传导速度检查时，医生会将小的电极片放置在特定的区域来刺激神经经过检查的区域。测试最多会产生轻微到中等的不适，需要2～5分钟。

在急性脊柱疼痛刚发生2～3周时，肌电测试不能给出确切的信息，因为从神经根损伤到损伤引起肌肉改变需要较长的一段时间。但损伤发生后可以立即进行神经传导速度测试，能够获得特殊的信息。神经传导速度测试用来诊断神经病变，包括一般（糖尿病的）神经病变和源于某一神经损伤的神经压迫病变，如腕管综合征（正中神经）。

核磁共振成像（MRI） MRI扫描能够进行脊柱成像，甚至能够显示神经、椎间盘、肌肉等软组织。MRI在评估骨组织方面的诊断性不如CT扫描，但是能够对软组织给出确切的评估。MRI使用的是无线电波和超强磁力，不是X射线。因此，不会让你暴露在X射线下。但是，MRI对于有电子设备的患者来说是危险的，例如起搏器、除颤器和用于医疗的泵。就像你能想象到的一样，如果你的体内有金属，你不会希望有超强磁铁对准你。

MRI适用于急性背部损伤，尤其是当椎间孔有脊髓或神经压迫症状，同时伴有感觉、运动以及膀胱或肠道功能障碍时。如果出现严重的无力和麻木或者瘫痪，情况是很紧急的。

对于慢性腰痛的患者，MRI适用于怀疑有肿瘤、感染或者其他肿块的存在，或是慢性腰痛且伴有感觉和运动障碍病史的情况。对于术后腰痛复发患者来说，进行有造影剂的MRI扫描将能够确定瘢痕或感染。

在进行MRI前，要让你的医护人员了解你是否患有幽闭恐惧症或者是有惊恐发作的历史。在机器中，你的肩膀可能会接触到机器两侧，而且机器的顶部可能离你的鼻子上方只有几英寸。MRI可以打开，最先进的MRI设备比以前的旧设备对患者的限制较少。

做此项检查时，你在机器中的时间20～60分钟不等，技术员全程都在。如果需要，你也可以自己离开机器。技术员都是很随和的，如果你有任何不适，技术员会立即将你从机器中移出来。通常，在你即将进行外科手术前或者是怀疑有感染存在时，才会预约进行造影剂MRI扫描。在进行造影剂MRI扫描前，建议进行肾脏和肝脏功能测试。

如果有惊恐发作的情况或者患有幽闭恐惧症，你可以询问是否可以使用开放式扫描仪进行测试。开放式扫描仪会降低图像的准确性，但是对于医生的需要来说应该还是足够的。可以在测试前半小时服用温和的镇定剂，如苯二氮卓类。极少数情况需要放射科医生或者麻醉医师来使你镇定。

MRI扫描有噪音，可以准备一个播放音乐的耳机。如果进行MRI的过程中没有进行镇定，那么你可以自己驾车回家。

CT扫描 CT扫描也可以进行脊柱成像。它是运用X射线技术和电脑分析来进行的。CT扫描适用于急性骨折或是怀疑有骨组织病理改变，如肿瘤。同时，CT扫描也可以用于不想进行镇定的幽闭恐惧症患者。

除了极少数情况外不需要做任何准备，因为不会将你置于限制活动的机器内。大多数扫描不超过1～5分钟。

有些时候医护人员会要求使用造影剂。在使用造影剂之前，应该先进行肾脏功能评估。如果医生为你预约了使用造影剂的CT扫描，你要询问医生是否需要进行肾脏功能测试。

X射线 X射线对大家来说很熟悉。当怀疑有退行性病变、关节炎、骨折、脊柱失稳、骨质疏松或软组织肿块，或是检查脊柱侧凸和驼背时，这些情况X射线都适用。测试前不需要做准备。对于脊柱失稳，要进行屈曲位和伸展位的测试。屈曲位和伸展位的测试经常被忽略，但是如果你患有类风湿性关节炎，其实这些研究是至关重要的尤其是颈部的研究。

治疗处方

HELP的最后一个字母代表处方或治疗。在分析患者的病史（H），体格检查（E）和实验室测试结果的反馈（L）之后，就应制定治疗的处方（P）。你的医生应能描述你的症状与体格检查和实验室测试结果之间的关系。例如，假设一位患者右腿疼痛，右脚大脚趾麻木，并且步行时足下垂。这些症状表明是右侧第五神经根的问题。如果EMG测试和MRI显示这个神经根出现问题，那么诊断就明确了，可以开始治疗。

处方或治疗可能是无创的，如物理治疗；也可能是有创的，如注射或手术。如果问题仅仅是关节炎，那么应进行整脊治疗、物理治疗、服用抗炎药物和核心训练。如果问题是椎管狭窄或者神经根受损，就可能需要有创的治疗。最重要的是接受针对你的症状和解剖学异常而进行的正确的治疗。正确的治疗能使你更快地恢复，最重要的是预防进一步的损伤。

第 10 章
脊柱疼痛的药物治疗

药物治疗是脊柱治疗的一部分，但其本身并不能称为一种治疗方法。药物治疗必须与其他技术如物理疗法、整脊治疗以及运动疗法相结合来共同预防和改善颈背部疼痛。这些技术才是预防颈背问题、治疗大多数疼痛最重要的方法，我们在第2章已经阐述过了。药物只是作为一种临时的辅助性治疗手段使用，只有在治疗理由充分时才可以使用，但不能作为主要的治疗方法。

在本章中，我们将讨论：

- 药物治疗颈背部疼痛的时机；
- 急性疼痛的最适当药物；
- 慢性疼痛的最适当药物；
- 药物治疗的副作用；
- 哪些药物会使症状恶化或引起新的问题。

到目前为止，治疗颈背痛最常用的方法是药物治疗。事实上，在第一次看病时，医生有92%的可能会为患者开缓解疼痛的处方。但这是最好的治疗方法吗？盲目使用药物就好比只驱烟不灭火。疼痛只是一种症状，我们必须要考虑疼痛症状消失是否会在将来造成更多的问题？损伤导致的疼痛是否会持续存在并且损伤已不可恢复？抑或是药物本身所导致的慢性疼痛？药物带来的潜在副作用与减轻疼痛相比孰轻孰重？

例如，阿片类药物维柯丁和杜冷丁可以导致生理和精神成瘾。任何饱受慢性疼痛困扰以及长期疼痛的人在过量使用这类药物之后都会出现疲劳、抑郁、易怒、职业发展受限、人际关系紧张等后果。

本章提供了药物治疗颈背问题的简单指导。除了缓解疼痛之外，药物治疗还应该有如下三个目的：

1. 治疗疼痛病因（例如，停止或减轻与脊柱损伤有关的炎症过程）。

本章讨论的药物治疗只列举出了一部分目前使用的药物。本章所列出的用药剂量、使用方法以及副作用均参考撰文时的最新资料信息，但药物使用方法和注意事项不断更新，要获取完整的药物副作用及与其他药物作用的信息需咨询你的医生或药剂师。

2. 通过增加激素和神经递质含量、阻断痛觉感受器来提高患者对疼痛的耐受能力。

3. 抑制会导致睡眠障碍和压力的疼痛，这些疼痛能够损害免疫系统，改变疼痛调节激素水平，延缓康复进程。

内科医生和患者必须要了解药物治疗能够带来的好处和问题。内科医生的任务是认识疼痛发生的进程，从而使用适当的药物来改善疼痛。医生必须要帮助患者理解药物治疗的风险和益处，让他们明白如何正确地服药。许多患者承认自己服用了非处方药或者朋友或配偶的药物。不经医生许可而服用非处方药是造成出血性溃疡、肝肾损伤等后果的一个主要原因。

美国疼痛协会和美国内科医师协会的立场声明指出，“药物治疗必须要面对服药所带来的益处与风险”。他们第一次官方随访发现，92%的腰痛患者都会得到医生开出的一种药物，超过50%的患者会得到医生开出两种以上的药物。最常见的药物是非甾体抗炎药（NSAIDs），如阿司匹林、萘普生或布洛芬、肌肉松弛剂或阿片类药物（麻醉剂）。安定（苯二氮卓类）、硬膜外类固醇剂、抗抑郁药、抗癫痫药是常用的处方药。

成功的治疗依赖于正确的诊断。由于背痛可源于很多身体结构——骨骼、韧带、神经及椎间盘——每一种结构都有其独特的声音或疼痛，我们必须要确定出现问题的是哪些结构。还有一些物质——神经递质、多巴胺、5-羟色胺，以及神经系统的其他部分，如丘脑，它们作为音量调节按钮控制着这些声音的大小。因此，在没有搞清楚疼痛产生的原因之前，医生不应进行药物治疗，患者也不可擅自服用非处方药物。要时刻牢记，药物既能帮你也能害你。

玛丽的警示

玛丽（Mary）向她的医生抱怨颈部严重疼痛，医生给她开了肌肉松弛剂和含有对乙酰氨基酚的可待因。由于疼痛并未好转，医生又给她开了10mg的安定和扑热息痛，以及用于缓解可待因型便秘的缓泻药。失眠时，玛丽又服用了一片非处方的安眠药。六周之后，玛丽又来寻求帮助，由于疼痛已经得到控制，她这次并不是因为疼痛来看病，而是因为她深受呕吐困扰，丝毫没有食欲。她的皮肤出现黄疸症状，这意味着肝脏已经出现了严重损伤。玛丽服用了过量的对乙酰氨基酚，这种成分既存在于她的处方药中，同时她所服用的非处方药也含有该物质。如果我们把药物视为解决问题的捷径，那么这种严重情况就会经常出现。

对大多数的颈背问题而言，单纯的药物治疗并不是最佳的治疗方案。多数情况下，最好的方法是学会避开引起疼痛的原因，如不良的身体姿势或者低效的人体力学，要构建核心肌肉系统，接受物理治疗和整脊治疗。要记住，疼痛是一种警告信号。药物治疗的目的永远不是掩盖疼痛症状，相反，应使用药物治疗病因、缓解症状，并使患者参与到治疗中来。

首先，我们对作用于痛觉本身的药物进行了综述（表10.1）。其次，我们考察了用于缓解肌肉痉挛的药物，痉挛其实是机体的一种自我保护机制。第三，我们探讨了影响神经递质的药物，如5-羟色胺、多巴胺、氨酪酸，以及去甲肾上腺素，这些药物可以用于缓解疼痛、提升情绪、减轻抑郁。第四，我们考察了药物治疗的副作用。最后，我们探讨了作用于疼痛传导、调节和稳定神经膜及痛觉感受器受体的药物，这些药物能够缓解神经损伤导致的疼痛，或对神经根损伤（神经受压）继发瘢痕形成有重要作用。

非甾体抗炎药（NSAIDs）

非甾体抗炎药包括萘普生、布洛芬和西乐葆，它们可作用于环加氧酶，抑制前列腺素的释放，而前列腺素会导致炎症反应，增加外周痛觉感受器（产生痛觉的细胞或位点）敏感性。非甾体抗炎药最重要的作用是降低痛觉感受器或痛觉产生细胞的敏感性。研究表明，如果早期使用非甾体抗炎药，后期使用替代止痛药的量就会减少。建议使用非甾体抗炎药不要超过一种，因为这些药物可能会引起胃部不适，如胃灼热。如果在服用布洛芬后的14小时之内同时服用阿司匹林，就会抑制阿司匹林对心脏病和中风的预防作用。如果你因为心脏原因服用阿司匹林，那就要牢记非甾体抗炎药会抑制阿司匹林的效果，增加心脏病发作和中风的风险。

各类药物的服用方法取决于药物的半衰期。一般而言，将半衰期乘以2就可以确定药物在体内存在的时间。遵医嘱服药，同时自己也要注意一下药物的半衰期。

阿司匹林在肝脏内代谢，通过肾脏排出体外，半衰期大约3个小时。它的主要副作用是导致胃部不适和出血，作用主要是预防心脏病发作和中风。

表10.1 作用于痛觉的药物

名称	类属	剂量	半衰期	疼痛缓解级别*	适应症	副作用	其他特性
拜阿司匹林 安乃近	阿司匹林（NSAID）水杨酸盐	325～650mg	3h	1～2	急性轻度到中度疼痛	胃部不适，出血，溃疡	预防心脏病发作和中风
泰诺林	对乙酰氨基酚	500mg	2～4h	2	轻度肌肉骨骼疼痛，轻度慢性疼痛，急性背痛	长期服用会导致肾脏或肝脏损伤。长期使用是导致肾衰竭的首要原因	不能减轻炎症反应，帮助睡眠，或者治疗疼痛病因
艾德维尔 布洛芬	布洛芬（NSAID）	200mg	2h	2.5	关节和肌肉痛，急性背痛；服用7日后效果下降	胃溃疡	增加心脏病发作和中风风险
萘普生	萘普生（NSAID）	220mg	12～24h	3	急性关节和肌肉痛，急性背痛；服用7日后效果下降	高血压 胃溃疡	可能增加心脏病发作和中风风险
西乐葆	塞来昔布（NSAID）	100～200mg	11h	3.5	急性和慢性背痛	较少发生胃部不适	增加心脏病发作和中风风险
环戊噻嗪	曲马多	50mg	5.5～7h	3.7	急性和慢性、中度到重度背痛	便秘，头痛，困倦	癫痫发作，呼吸系统问题，抑郁
维柯丁 氢可酮	氢可酮（H）和对乙氨基酚（A）	5mg（H）和500mg（A）	4h（H）和1.5～3h（A）	4	中度到重度背痛**	便秘，困倦，成瘾，肾脏损伤	成瘾和抑郁
可待因	可待因	15mg，30mg或60mg	2.5～4h	4	中度到重度背痛**	便秘，肝脏损伤	困倦，成瘾，抑郁
芬太尼	芬太尼	50～100mg	肌肉内3～7h，经皮肤7h	4～8	重度疼痛**	便秘，肝脏损伤，恶心，呕吐	困倦，成瘾，抑郁，心率减慢

（续表10.1）

名称	类属	剂量	半衰期	疼痛缓解级别*	适应症	副作用	其他特性
维柯丁西文 氨酚氢可酮	氢可酮（H）和对乙氨基酚（A）	7.5mg（H）和650mg（A）	4h（H）和1.5～3h（A）	4.5	中度到重度背痛**	便秘，困倦，成瘾，肾脏损伤	成瘾，抑郁
杜冷丁	哌替啶	50～100mg	3～5h	4～6	严重急性背痛**	困倦，精神混乱	快速成瘾，欣快症
扑热息痛	盐酸羟考酮（O）和对乙氨基酚（A）	10mg（O）和325mg（A）	3～4.5h（O）和1.5～3h（A）	5～7	中度到重度背痛**	便秘，困倦，成瘾，肾脏损伤	成瘾，抑郁
羟考酮	盐酸羟考酮和阿司匹林（AS）	4.5mg（O）和325mg（AS）	3～4.5h	5～7	中度到重度背痛**	便秘，困倦，成瘾，肾脏损伤	成瘾，抑郁
二氢吗啡酮	二氢吗啡酮	2mg	2～3h	8	中度到重度背痛**	便秘，困倦，成瘾，肾脏损伤	成瘾，抑郁，欣快症；可能与其他药物产生相反作用
奥施康定	盐酸羟考酮	10mg，15mg，20mg，30mg，40mg，60mg，80mg，或160mg	3～4.5h	8.5	中度到重度背痛**	便秘，困倦，成瘾，肾脏损伤	成瘾，抑郁，欣快症
美施康定	硫酸吗啡	10～30mg	2～3h	10	中度到重度背痛**	便秘，困倦，成瘾，肾脏损伤	成瘾，抑郁，欣快症

注：*疼痛缓解级别是指，将疼痛分成1到10级，1级表示症状最轻，10级表示最重。按照医学文献综述及个人经验估计相应级别。

**除非医生建议，否则只在急性期使用，使用时间短于六周。长期使用或许会导致慢性疼痛症状。

对乙酰氨基酚有退热和止痛的作用。它作用于大脑体温调节中枢附近区域。对乙酰氨基酚在肝脏代谢，半衰期为3～4小时，通过肾脏排泄。该药物的主要副作用是肝肾损伤。由于通常与其他止痛药一起服用，许多患者并未意识到，他们在服用对乙酰氨基酚同时又服用其他止痛药如维柯丁和扑热息痛时，实际上是服用了双倍剂量的对乙酰氨基酚。几个月之后，肾脏和肝脏就可能出现损伤。要经常查看你所服用的药物里面是否有对乙酰氨基酚和其他止痛药的成分。同时，由于大多数药物都是在肝脏代谢、由肾脏排出，肝肾功能需要由医生定期检查。

检查你的处方药是否含有对乙酰氨基酚及其他的止痛药成分。当心不要服用双倍剂量的对乙酰氨基酚。如有疑问，咨询医生和药剂师。对乙酰氨基酚是导致美国人肝功能衰竭的主要原因。

阿片类药物

吗啡和其他的阿片类药物与阿片受体结合，可以使疼痛减轻、镇静，导致注意力下降、精神不集中和记忆力下降。阿片类药物也可以干扰通过神经递质调节的正常疼痛阈值，如5–羟色胺。服用阿片类药物两周之后，身体天然的疼痛阈值就会降低，导致停药后机体的痛觉敏感性增加。通过若干机制，人体会对阿片类药物产生耐受性，从而需要增加用药剂量。阿片类药物也会干扰额叶，即大脑中起执行功能的指挥部，使得正处于药物治疗中的人变得无能和消沉。频繁使用阿片类药物会导致抑郁，在家庭和工作中产生一系列问题。出于这些原因，阿片类药物只能用于剧烈疼痛的短期治疗，并且要在医生的严格指导下使用。阿片类药物通过肝脏代谢，然后大部分通过尿液、胆汁和粪便排泄。

长期使用吗啡及其他的阿片类药物会成瘾。成瘾有5个信号：

1. 提前服药（即便没有疼痛感，也会服药来预防疼痛）。
2. 兴趣降低，如性欲下降或者社会化和体力活动下降。
3. 言语不清或声音单调。
4. 记忆力下降。
5. 不注意卫生和穿着。

如果医生长期为你开阿片类药物——多于两个月，请坐下来和医生好好聊聊，讨论下是否能够使用其他的治疗办法代替或者再次慎重考虑这种治疗。因为对阿片类药物成瘾是主要的并发症，同时也是导致慢性背痛的原因，因此只有在医生的密切关注下才能长期服用阿片类药物。

肌肉松弛剂

肌肉松弛剂（表10.2）用于治疗急性脊柱疼痛，改善活动范围，增加肌肉血液供应。肌肉松弛剂同样也会干扰“疼痛—痉挛—疼痛”循环。该类药物能够增加活动范围和活动能力。肌肉松弛剂抑或作用于脊髓的神经细胞，抑或作用于肌梭或肌细胞。还有些药物，例如替扎尼定，也能够抑制前列腺素释放，具有抗炎效果。它们主要在肝肾代谢。一般来说，肌肉松弛剂都会带来困倦感。该类药物，如安定，属于苯二氮卓类药物家族，具有严重的成瘾性质。

表10.2　肌肉松弛剂

名称	类属	剂量	适应症	副作用	其他特性
肌安宁	肌安宁	每日10mg	急性或复发的脊柱痛	困倦（20%）	与NSAIDs合用，缓解疼痛效果更好
巴氯芬	巴氯芬	每日10～80mg	慢性僵直	重度困倦（49%）	最好用于脊髓损伤
安定	地西泮	10mg	不建议	成瘾，困倦	对重度疼痛以及由于紧张所导致的腰痛有益
替扎尼定	替扎尼定	每日4mg，增加到每日3次	急性疼痛症状	困倦	抑制疼痛产生物质白三烯和前列腺素；如果服用时间少于1周，副作用较少
地塞米松强的松美卓乐	糖皮质激素	型号不同，服用的剂量不同	急性的神经和神经根痛	糖尿病，失眠，焦虑	长期使用需谨慎；最好用于关节和肌肉损伤；短期使用时间不超过1～2周

注：这张表只是药物治疗的一部分内容，仅包括剂量、副作用和其他信息。你需要经常咨询你的医师和药剂师获得完整的关于药物副作用及相互作用的信息。

抗抑郁药

抗抑郁药最重要的机制（表10.3）不是它抗抑郁的作用，而是这些药物能够过滤掉疼痛感的影响。大脑能够自行过滤到达皮质即大脑意识区的信息。这就像通过调整花园里水管的管口大小来改变水流，你可以调紧或调松到达脑部的疼痛流，使得仅有较少的疼痛信息到达皮质。

抗抑郁药通过肝脏代谢，随着尿液和粪便排泄，通过增加去甲肾上腺素和5-羟色胺来提高疼痛阈值。刚开始服用时许多患者会感觉到口干和轻度镇静的副作用，接着会感到情绪改善的效果。其他副作用还包括体重增加、性功能受影响。

表10.3 抗抑郁药

名称	类属	剂量	适应症	副作用
三环抗抑郁药				
盐酸阿米替林	阿米替林	25～150mg	增加睡眠，降低抑郁	口干，困倦，尿潴留，心律失常
多虑平	盐酸多虑平	10～100mg	增加睡眠	口干，困倦，尿潴留
选择性5-羟色胺再吸收抑制剂				
郁复伸（文拉法辛制剂）	文拉法辛	37.5～300 mg	慢性腰痛	口干，困倦，尿潴留，失眠，无心脏副作用
欣百达	度洛西汀	20mg，30mg，或60mg	慢性腰痛	癫痫发作（罕见），青光眼，恶心，口干，便秘，失眠，性问题
米那普仑	米那普仑	12.5～100 mg	慢性腰痛	癫痫发作（罕见），恶心，便秘，失眠，出汗，体重下降，性欲低下

注：这张表只是药物治疗的一部分内容，仅包括剂量、副作用和其他信息。你需要经常咨询你的医师和药剂师获得完整的药物副作用及相互作用信息。

神经调节止痛药

神经调节止痛药（表10.4）通过稳定受损的神经细胞膜、降低不同组织痛觉感受器产生的疼痛感起作用。副作用包括痢疾、困倦、体重降低，偶尔也会出现麻刺感和踝关节肿胀。

表10.4 神经调节止痛药

名称	类属	剂量	适应症	副作用
加巴喷丁	加巴喷丁	100 ~ 5000 mg（分剂量）	慢性背痛	痢疾，困倦
乐瑞卡	普瑞巴林	25 ~ 300mg（分剂量）	慢性背痛	麻刺感，烧灼感，类似休克状态；会导致头晕，体重增加，四肢肿胀（使用麻醉剂和酒精时增加）
妥泰	托吡酯	25 ~ 200mg（分剂量）	慢性背痛	困倦，体重严重下降，麻刺感，抑郁

注：这张表只是药物治疗的一部分内容，仅包括剂量、副作用和其他信息。你需要经常咨询你的医师和药剂师获得完整的药物副作用及相互作用信息。

糖皮质激素

强的松、甲基强的松龙和地塞米松等是基本的抗炎药。这些药物可以减轻肿胀，明显减轻神经受压时产生的疼痛，如椎间盘突出。糖皮质激素可以降低肿胀对神经或其他组织的压力，减轻对背部微细神经的损伤。此外，糖皮质激素也可以强烈抑制细胞因子和前列腺素对周围组织造成的损伤。

由于长期服用会对骨、关节和血管产生严重的副作用，包括高血压和糖尿病，因此糖皮质激素只能用于颈背疼痛的短期治疗（一周或两周）。使用糖皮质激素的第一个指征是确诊的脊髓或神经损伤。通常而言，急性神经根压迫（神经根病）只在短期服用（六天）。这是可以诊断出来的。如果药物能够缓解疼痛和症状，就支持神经痛的诊断结果。

药物使用技巧

对于大多数脊柱紊乱而言，单独使用药物并不是最佳的治疗方法。大多数情况下，学习具体的技能是最好的治疗。学会避免一些诱发因素，如不良的身体姿势或不适当的人体力学，制订合适的运动计划来增加核心力量。也可以尝试物理治疗或整脊治疗。

疼痛是一种警示。治疗颈背问题的药物永远不应该是隐藏问题，而应该是消除病因，治疗疾病。

第 4 部分

手术治疗探索

第 11 章
脊柱疼痛注射疗法

没有人喜欢打针，但如果由恰当的人针对适应症进行操作，注射疗法就会成为饱受背痛困扰患者最好的朋友。如果操作正确，注射就像过马路一样安全。本章中我们将会讨论硬膜外类固醇注射和关节突关节注射，进行该操作的内科医生通常都针对该过程接受过额外训练。和扳机点、滑囊或肌肉进行的常规局部注射不同，这项工作并不在普通诊室进行。

硬膜外注射是把类固醇（一种强抗炎剂）注射到硬膜外区域。硬膜外区域是最接近神经根的一层。关节突关节注射使用的也是类固醇，但其作用位点是有炎症的关节囊或关节突关节的感觉神经。这种类型的注射比普通的诊室注射更复杂，它需要在医院或手术室进行，要借助X光来指导进针。注射过程采用轻度镇静以使患者感到舒适。如果是由经验丰富的医生操作，该过程会很安全，出现并发症的风险较小。

注射专家

通常，由疼痛治疗师和脊柱外科医师进行硬膜外和关节突关节注射。疼痛治疗师除了接受注射训练，还要学习开麻醉药和非麻醉药。他们对物理治疗的优势有深入理解，同时也能够进行其他医学专业的治疗，尽管多数情况下这些其他的医学治疗是由脊柱矫形外科医师、麻醉医师或放射科医师执行。

一般来说，脊柱外科医师或麻醉师对患者注射的目的主要是有助于确定疼痛位点。多数情况下，注射是为了确定有问题的神经根或关节突关节的位置。如果医生能够确定痛源，最终就能够成功地进行手术或非手术治疗。

诊断和治疗作用

注射主要有两点优势。首先，它能帮助医生找到患者身体不适的原因；其次，注射可以缓解疼痛。如果注射是为了帮助医生确定病因，就称为检查。如果注射是为了缓解疼痛症状，就称为疗程。注射可以起到诊断和治疗的作用，一次注射便可二者兼得。

为了深入理解这一概念，请看下面这个例子。苏（Sue）今年50岁，是一名办公室职员，有两个孩子，有放射到胫骨前部的疼痛。她告诉医生，由于自己的脚比较弱，平时一直坚持远足。医学检查表明，她的L4或L5椎间盘有病变，MRI也支持这一诊断。但依旧不清楚究竟是L4还是L5的神经根受损。更麻烦的是电生理测试的结果，该检查表明她膝部的腓神经可能有问题，这可能会产生与她腰部病变症状相似的症状。

这个病例展现了脊柱注射的价值。如果L4神经根是疼痛根源，就可以进行L4神经根阻断来缓解苏的所有疼痛，同时，该神经根阻断也体现了诊断价值。这有助于完成L4神经病变的确诊。由于苏的症状得到缓解，注射同时也起到了治疗作用。即使L4神经根阻断没能产生诊断价值，也没能缓解症状，但注射仍然是有用的，因为它使得苏免于经受一次潜在而没必要的L4神经根手术。精确的诊断是成功治疗的关键。注射是一种新技术，具有重要作用。

注射类型

可以将不同药物联合进行注射。最常见的是注射麻醉药如利多卡因或布比卡因，和类固醇药物如甲基氢化泼尼松。麻醉药会立即起效，通过注射药物使组织麻木，这样整个过程的痛苦就会减少。类固醇药物是一种很强的抗炎剂，能够减少注射组织周围的炎症反应。

注射的种类很多。很多人都比较熟悉硬膜这个词。大多数背部注射都是注射到硬膜，当然也有例外。按照脊柱的不同部位可分为颈椎（颈部）注射、胸椎（胸部）注射和腰椎（腰部）注射。按照进针的方向分为层间注射、椎间孔注射（图11.1）或骶管注射（图11.2），这些药物可以进入到关节突关节（图11.3），

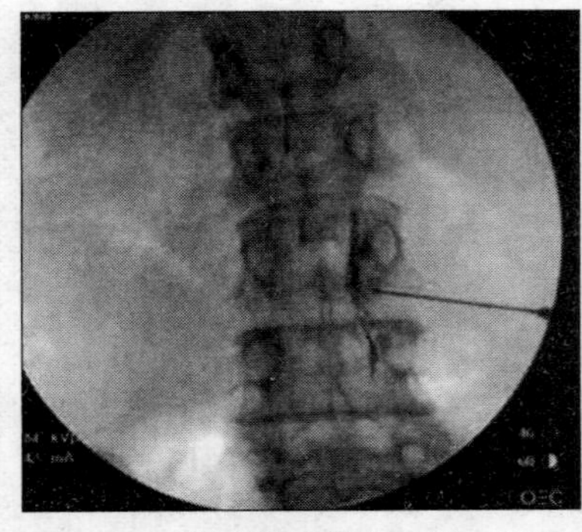

图11.1　椎间孔硬膜外注射。黑线是进入椎间孔的针。

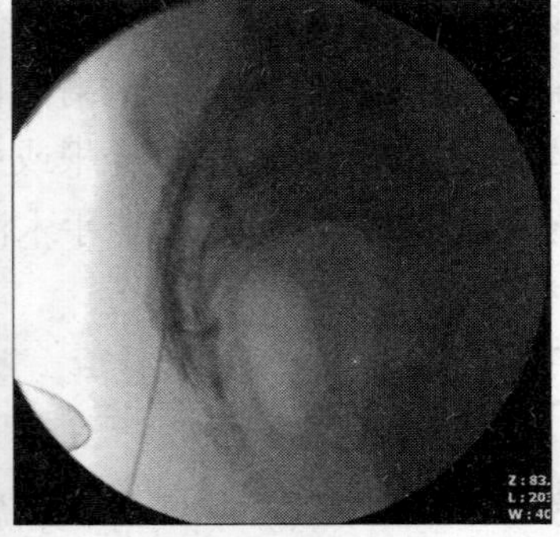

图11.2　骶管硬膜外注射。黑线是进入尾骨附近骶骨裂孔的针。

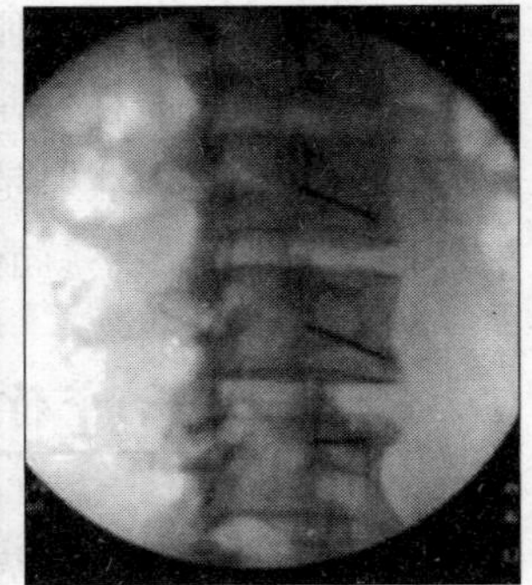

图11.3　单侧小关节注射。黑线是每个小关节上的针尖。

或者可以阻断分布在关节突关节上的神经。关节突关节神经阻断特别有用。如果这些方法能成功缓解患者疼痛，就可采用脊神经根切断术来杀死该神经。不必担心其所带来的后果，没有了这根神经的激惹及相应症状，你的身体就会正常运转。事实上，你会感觉好多了。

准备

在内科医生确定要对你行注射治疗之后，按照下面的指示来做就会使整个过程更容易。有些医生会让你轻度镇静，即半身麻醉，还有些人会只进行局部麻醉。如果医生将对你实施半身麻醉，在注射前夜12点以后你就不能再摄入任何东西。此外，注射结束后你仍然会感到有些眩晕，因此你需要专门安排司机送你到治疗的地方，并接你回来。

如果你正在服用血液稀释剂，如香豆素、肝素、依诺肝素或是氯吡格雷，内科医生就会要求你在注射治疗之前停用5 ~ 10天。如果血液太稀，容易出现凝集困难，就会导致注射区域内部及周围过度出血。

注射当天

注射当天早晨，除了血液稀释剂外可正常服药，但是要尽可能少的摄入水。一定要记得吃降压药，以免在治疗中出现高血压。同时，再核实一下你的出行安排，因为注射之后你可能依然感到眩晕。

到达治疗中心后，你需要注册登记。医护人员会询问和审查你的个人信息及保险情况。根据患者的数量和中心的工作效率不同，这个过程可能需要20 ~ 60分钟。登记之后，护士将会审核一下你的病史，然后让你换上医用罩衣。他们会对你进行一下粗略的检查，然后插入静脉导管（IV）给予液体，并根据需要采集血液或尿液样本。由于注射治疗一般要在X光的帮助下进行，育龄女性在注射之前通常要进行是否怀孕的筛查。

轮到你之后，你就要被带到操作室。一般来说，注射采用俯卧位，但坐位或侧卧位也可以进行操作。体位摆好之后，就通过静脉导管给药，注射也就开始了。有些注射要求患者完全镇静，但是还有些注射需要患者一定程度的反馈，这种情况下通过静脉导管给予的镇静药较少，以便医生能够得到关于你的腿、胳膊、颈部或背部疼痛的口头反馈。实际的注射过程大概需要数分钟到半小时。

注射结束后，你会被带到休息室等待麻醉恢复。护士会监测你的心率、血压和呼吸频率。生命体征稳定之后，你就可以离开了。

注射后康复

注射最常见的副作用是注射区肌肉酸痛。冷敷和抗炎药如萘普生或艾德维尔对这种酸痛和疼痛有效。这种典型的肌肉酸痛几天后就会消失。

由于使用针头进行注射会造成皮肤破损，因此可能存在感染或出血的风险。当然，这些风险较低。感染的常见症状是红、热、痛，注射部位会有渗出或者发热，体温101华氏度（38.3摄氏度）或者更高。如果出现上述任何症状，要立即和你的内科医生联系。发生出血的风险极低，因为注射针头和日常使用的缝衣针大小差不多，仅能带来最小程度的损伤，此外由于机体自身的凝血机制，这一点无需担心。如果你一直在出血，直接按压出血点就会停止出血。如果有疑问，要与你的医生联系。

还有一种潜在的并发症是脊柱性头痛。在椎管内上下穿梭的神经组织浸浴在脑脊液中。神经和脑脊液容纳在一个长长的、有弹性的管状囊内，这个器官也跨越了整个椎管。如果该囊被刺伤，脑脊液可能会漏出。脑脊液减少可能会导致头痛，而且处于站立位时头痛会加重因为会有更多液体流出。而当完全平躺时，头痛可能会消失。平躺能够降低压力，限制液体从注射孔内流出的量。90%的患者可以通过平躺24小时解决头痛问题。如果头痛持续，可能需要输入自体静脉血进行治疗。

有时你可能会感到腿部有麻木或麻刺感。这与所注射麻醉药的成分有关，通常是利多卡因或布比卡因。少数情况下，你可能会感到腿部肌力较弱，类似轻度麻痹的症状。注射后的第一次站立一定要缓慢，椅子或担架要在你的一臂范围之内。如果双腿无力不足以支撑体重，你可能需要附近的东西加以辅助。麻木或肌力减退的症状是很常见的，这与你对麻醉药的敏感程度有关，这些药物的药力会持续数分钟到数小时。不过别担心，在离开医院之前，你就能再次行走了。

硬膜外注射出现严重并发症的情况很罕见，但是也可能发生。需要立即处理的副作用包括神经病变、出血和感染。如果出现上述任何一种副作用，都要和医生联系。表11.1综述了更多的常见相关副作用，并且提供了详细的处理办法。如有疑问，请与医生联系。如果你不把症状告诉医生，她/他就无法为你提供帮助。

硬膜外注射即刻，不适感会立刻缓解，但是这种感觉仅持续数小时。这种短期效果是意料之中的，并与麻醉药的多种成分有关。根据不同人的身体反应，2～7天之后，所注射药物中的抗炎成分开始起作用。随着类固醇使神经周围的炎症和激惹程度降低，疼痛开始减弱。这种姗姗来迟的效果很重要，需要记下来并在复诊时告诉医生。美国神经协会声称，腰骶部硬膜注射会使疼痛缓解1~6周。

表11.1　注射治疗颈背疼痛的常见副作用

副作用	治疗	就医时机
姿势性疼痛（例如，站立时疼痛加剧，躺下时疼痛缓解）	平躺在床上休息；可能需要输入自体静脉血	立即；头痛或许与硬脑膜穿刺有关，并且可能需要输入自体静脉血
华氏体温升高10°（38.3℃）	服用扑热息痛	立即；发热可能是感染的症状
肠道或膀胱功能障碍（例如无法排便或排尿）	可能需要进行MRI检查，以进一步确定功能障碍原因	立即；肠道和膀胱功能障碍可能是神经压迫的标志
肌力极度下降	可能需要进行MRI检查，以进一步确定肌力减退的原因	立即；肌力下降可能是神经压迫的标志
出血	局部按压	立即；出血通常会减轻，除非患者存在潜在的出血性疾病，或服用血液稀释药物如香豆素
麻木，麻刺伴有剧痛	初期观察	72h内；不是很紧急
注射位点疼痛	扑热息痛，NSAIDs，冰敷，初期观察	72h内；不是很紧急
非姿势性头痛	扑热息痛，NSAIDs	72h内；不是很紧急

随访

注射之后，医生会询问你治疗的效果，你可以简单地告诉他/她你的感受，这只有你自己知道。如果注射一点儿效果也没有，也要说出来。这些信息会给医生提供线索以帮助寻找其他的疼痛原因。另一方面，如果注射有效，是部分有效还是完全有效、暂时有效还是长期有效，都要告诉医生。这些信息能够让医生确定注射位点是否是潜在的疼痛根源，这将会对治疗提供指导。无论什么结果，都要告诉医生你的确切感受。提供一个你自认为医生想听但如果不真实的答案其实是一种误导。简单地告诉他/她你的感受，将更有利于减轻你的脊柱不适。

虽然医生和患者都希望注射的效果永远存在，但往往事与愿违。事实上，疼痛症状的缓解可以持续数小时到几年，最常见的情况是2~6周。对注射的反应时间与很多变量有关，最重要的因素是疾病的严重程度、你对类固醇的反应以及注射之后物理治疗的进程。很多研究都报告了硬膜外或小关节注射的好处。对治疗成功的一个合理预期是：连续注射三次之后，70%以上患者的疼痛将至少缓解一半。

为了取得最佳效果，通常要连续注射三次。如果第三次注射之后只出现了轻微的改善，那第四次或第五次注射也很难出现好转。在这种情况下，你和你的医生就要考虑是否需要进行外科手术治疗（更多的手术干预见第12章）。

经典的医学教科书规定，每年可针对一种问题进行三次硬膜外注射治疗，但医生会根据患者的医学状况、症状和结构异常的严重程度推荐不同次数的治疗。例如，如果一个患者患有严重的腰椎间盘突出症，造成了重度疼痛和肌力减退，医生可能就会推荐患者进行一个简单的手术来改善椎间盘突出，而不是让患者每两周进行一次阶段性的硬膜外注射，6 ~ 12周之后才能进行手术。相反，如果是老年人，身体虚弱可能无法承受手术，如果注射一直有效，那么每年注射超过三次也是可以的。这就是一些医生可以违背每年三次的原则的特殊情况。

由于治疗过程中类固醇的总用量可能会引起并发症，因此一年注射超过三次可能会带来问题。同时，任何人都无法预测多大剂量的类固醇会导致并发症的出现，所以通常情况下还是应该遵守每年注射三次的原则。

硬膜外注射是一种安全而有效的办法，在症状缓解的同时，医生也可以定位症状产生的位点。如果操作恰当，注射产生并发症的可能性会降到最小。要按照医生的要求，切实地告诉他你的准确感受。即便你告诉医生症状尚未好转，这也是很有价值的，因为这样的结果会提示医生去其他部位寻找导致疼痛的原因。除了减轻症状，硬膜外和关节突关节注射也具有诊断价值。有时候，尽管采用了正确的治疗手段、人体工效学和自行实施的急救措施，身体也需要一些外部干预来促进恢复。我们希望这些关于注射的信息将会让你心安，将会让你重新审视注射是否适合你。

第12章 考虑手术

大多数患者，无论他们是奥运选手、职业运动员或是周末勇士、商人、秘书、爷爷奶奶们，都会问两个问题：我哪里出问题了，如何才能修正？第二个问题：不管能否修正，可能需要手术这一点就会导致最严重的焦虑。手术通常是患者的最后考虑，这确实也应该是最后的解决办法，而且手术必须要在认真的咨询和安全保障下进行。同脊柱外科医生的讨论要按照HELP模型进行（见第9章），包括病史回顾、体格检查、实验室检查和处方。处方即治疗建议，是采用药物治疗还是手术治疗。

本章中，我们会提到手术绝对适应症、一般手术适应症及手术相对适应症。如果需要进行手术，你要学会如何同医生讨论手术及手术的风险、并发症，以及你所能期待的手术的好处。我们谈过了手术的替代疗法，这些方法可能是需要率先尝试的、最佳的解决你问题的办法。要记住，手术并不适用于所有情况。我们也会讨论信任和评价脊柱医生的方法。你的医生是不是有一个团队在术中和术后帮助他随访？是不是有一个最好的专家队伍在现场随时准备帮助你？无论结果如何，你的医生都会在吗？手术本身当然很关键，但包括术前和术后护理的整个过程也相当重要。手术过程并不轻松，但必要时也不能排除手术。

我们首先来讨论最重要的问题。什么时候需要手术？手术适用于什么标准？

考虑手术

手术适应症分为绝对适应症、一般适应症或相对适应症。绝对适应症意味着如果不进行手术，你将会有永久性功能丧失、疼痛或二者兼有。一般适应症意味着如果不进行手术你可能要面临显著性的功能丧失或持续性的严重疼痛。相对适应症是指由于生活需要或要提高生活质量，当其他的替代疗法如物理治疗和脊柱注射无效时，可能需要进行手术。这条理由可能适用于职业运动员、职场母亲、建筑工人或由于要提高生活质量而不得不选择手术的人。

手术作为一种探索性选择并不属于相对适应症。如果医生这样建议，你需要寻求其他医生的意见。

绝对适应症

手术绝对适应症可能会突然发作或逐渐显现，脊柱特定部位的病变如椎间盘突出或椎管狭窄引起的肌力减退即属此类。椎间盘从多层的弹性纤维组织（纤维环）内部突出进入椎管，而椎管中有神经存在。椎管内容纳脊髓或马尾（脊髓末端），椎管狭窄的表现为椎管内径缩窄。此时可能会伴随脊柱问题出现膀胱或肠道功能丧失或功能障碍。你可能会出现持续存在的感觉症状，如针刺感或灼烧感，你也可能会出现与肌力减弱、大小便失禁相关的感觉丧失。疼痛经常是强烈的、刺骨的、触电般的，向下放射到手臂或腿部。手臂或腿部的疼痛通常比颈背部更剧烈。当你向前弯腰（屈）或向后弯腰（伸）时脊柱节段不稳是一个手术绝对适应症，不稳定的脊柱会导致身体活动时骨骼和韧带损伤到神经。

爱丽丝（Alice）就是一个手术绝对适应症案例。爱丽丝今年42岁，是一名行政秘书。她在手臂疼痛8周之后去看医生，手臂疼痛比颈部疼痛更剧烈。疼痛沿着她的手臂后侧下行，伴随着麻刺感到达双侧第三、四、五手指。而抬头仰视天花板就会引发疼痛和麻木。抬头看前方的显示器同时偶尔抬起手臂的动作就会引发沿手臂向下的同样的疼痛和麻木感。医生为她开的处方是肌肉松弛剂和物理治疗，但是却毫无效果。在过去的一个月中，她感到腿很沉重，手臂疲累，日常打字都很困难。当她发现自己的手指已经笨拙到无法打字时，她进行了有关手术治疗的咨询。另外，在两周前，她出现了排尿困难，尤其是排尿启动困难，同时还伴有平衡能力丧失无法走直线的症状。

医生检查时发现，爱丽丝的反射活动极其敏感，抬头仰视天花板就会导致双臂疼痛和麻木。她自己也说，洗澡时感觉颈部以下的水不像颈部以上一样热。MRI扫描显示她的颈部有一大块结节压迫脊髓，造成脊髓中央管狭窄，即脊髓通过椎管的通道变窄。医生告诉爱丽丝诊断结果，并且告诉她手术的风险和益处。风险是存在的；但如果不减轻对脊髓的压迫，她可能会瘫痪。手术四周后，爱丽丝完全康复，又重新回到了工作中。

不幸的是，一些人等的时间太久了。如果在活动后出现四肢沉重无力，以及沿肢体远端走行的麻木感、放射性痛或刺痛，尤其是当四肢的痛感比颈背部更强时，这些都是绝对的手术适应症。如果等到出现肠道和膀胱问题时，就不能再等了，让你的医生立刻考虑为你安排脊柱外科手术。你需要立即进行术前评估，不要再等到三四周或数月之后。可以要求你的医生进行转诊，告诉对方手术的紧迫性。如果肌肉无力的进展突然加快，就要立即进入急诊科，那里的医生会进行紧急评估。

一般适应症

一般手术适应症包括单侧手臂或腿部疼痛。你可能已经尝试了药物治疗和其他治疗，但是症状仍旧继续发展或反复。疼痛已让你不得不远离工作或不能进行正常的日常活动。

来看一下弗雷德（Fred）的案例。弗雷德今年66岁。过去两年中，他饱受腰部钝痛的困扰。六个月前，疼痛开始向下放射到双腿的前后侧。站立超过5分钟或步行后，弗雷德就会明显感到疼痛，坐位时疼痛缓解。步行一个街区之后，弗雷德的腿部尤其是他的脚就会出现刺痛感，同时还伴有进行性排尿困难，但是他自认为这是因为他的前列腺疾病所致。弗雷德还存在后伸活动受限，后伸会加剧他的疼痛症状。MRI结果显示第4、5腰椎椎管出现严重狭窄。弗雷德患有的是腰骶椎管狭窄，这一情况在60岁以上人群中容易发生，发病率已增至6%。他无法和妻子一起劳动，无法站立，也无法和他的商业伙伴进行交流。他甚至找不到一个舒适的姿势睡觉。8个月的保守治疗并没有效果，弗雷德最终同意进行手术。两个月之后，他说："要是我知道手术让我感觉如此之好，我早就应该做手术了。" 弗雷德同时具备了手术绝对适应症和一般适应症，手术干预也最终成功了。

弗雷德是幸运的。他早期的背痛症状只是一般手术适应症，但是膀胱问题的出现和行走不能使他的症状成为了手术绝对适应症。但并不是所有的病程发展都和弗雷德一样。甚至当该进程尚未出现，一些患者也会由于要提高生活质量而选择手术治疗。

有时患者等得太久，神经损伤可能会发展到即使手术治疗也难以完全恢复其功能的程度。EMG或电生理学测试能够揭示神经损伤的严重程度，并且可以评估预后情况。同时，等待的时间太久可能导致神经髓鞘损伤，导致长期疼痛，甚至术后也会存在。

同你的脊柱外科医生或神经学家进行良好沟通是帮助你做出正确决策的关键。什么时候该做手术，什么时候该等待，脊柱外科医生和神经——矫形外科医生会帮你做决定。

山姆（Sam）的例子包括了一般手术指征的情况。山姆是一个45岁的经理。一次，在他从地上搬起重箱子后出现了突然的腰腿痛，腿痛比腰痛剧烈。这次他感到背部和腿部的疼痛比以往任何时候都严重。现在，连他的小腿侧面也出现了深层的疼痛。弯腰、提举或扭转时疼痛加剧。他的脚踝和脚掌出现麻木感和无力感。他无法把左脚抬离地面。在服用类固醇和接受8周的物理治疗后，症状并未改善。虽然休息后有所好转，但他已经几乎不能熬过一个工作日。MRI显示L5和S1之间的椎间盘突出严重。EMG显示神经出现损伤。在山姆的病例中，病史、检查和测试都提示，切除突出的椎间盘会让山姆完全恢复。

对具有一般手术指征的病例如弗雷德和山姆而言，药物通常用于减轻神经肿胀。如果病情没有迅速发展、肌力丧失或剧烈疼痛，可以首先尝试使用6天的强的松或甲基强的松龙或硬膜外注射。药物常常可以缓解症状，但是症状也会经常复发。如果接受一段时间物理治疗后，症状并未改善或又再次复发，应该建议手术以避免永久的神经损伤和残疾。

相对适应症

相对适应症包括疼痛但没有神经损伤，例如肌力减退或麻木，但是病因明确，如脊柱节段不稳、椎管狭窄、椎间盘突出或脊椎滑脱。在之前可能你已经做过手术，对先前手术的修正可能会减轻疼痛或症状。你认为手术是必要的，以便恢复工作和生活所需要的较高水平的活动。

尼克（Nick）是一个35岁的职业高尔夫运动员。近两年来，他出现了放射到腿部的间歇性背痛以及麻木、无力感，这常常由高尔夫挥杆动作引起。在核心训练的帮助下，他能在暂时困难的情况下完成比赛，但是疼痛却变得更加剧烈，并且已经严重影响了他的职业生涯。X光和MRI扫描显示他的脊柱有陈旧的应力性骨折存在，且另一侧的脊椎有滑脱，但是程度非常轻。EMG显示没有神经损伤。在仔细考虑手术的风险和益处以及对他职业生涯的潜在影响之后，尼克选择了手术治疗。如果不是职业高尔夫运动员，他很可能不需要手术，但是手术能够使他恢复到赛前的完全无痛状态。这个例子展示了手术的相对必要性。

其他还有木工或警察的例子，他们的工作要求高强度活动。有时，可能由于要缓解慢性伤残性疼痛而做出手术决定。在这些相对手术适应症的例子中，你需要了解所有益处和手术的风险。医生并不是奇迹制造者。为了做出正确决策，你需要交流和信任。

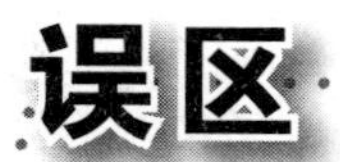

治疗效果不佳，我可能要手术

这个论点可能是对的也可能是错的。对于有很多选择的人而言，手术是一个可行的选择。在做这个决定的过程中，要扪心自问，到目前为止，你是否已经得到了不错的治疗。同其他工作一样，医护人员水平也参差不齐。在医疗行业中，治疗方法、护理质量和费用考量上都有很大不同，这些因素连同你的参与情况会共同影响疗效。

没有任何一种方法对所有人都有效。不同的医护人员会根据他们自己所接受的专业训练、职业经验以及他的专长而采用不同的方法来治疗你的颈背疼痛。一名治疗师认为正确的治疗疼痛的方法可能与另一名治疗师截然不同。如果一段时间的康复治疗没有帮助，换另一种方法可能有效。

不幸的是，治疗质量也存在差异。你的治疗是由治疗师来进行的，还是由一名仅仅接受过职业培训但尚未取得职业执照的技术员执行的呢？治疗师的双手是价值连城的工具。他们对你的脊柱是进行牵拉、加强，还是只简单地在脊柱上放一块热敷包、对疼痛区域进行按摩？你的治疗计划中是否包括锻炼、牵拉，以及教育你如何采用恰当姿势的内容，还是只在治疗室里呆30分钟？一个好的治疗计划需要时间——治疗师和你共同评定病情、选择治疗方案以及学习如何去做都需要时间。

事实上，金钱和医疗水平一样都会影响你治疗成功的几率。如果你已接受的治疗没有效果，是什么来决定你的治疗时间？你所参加的保险计划掌控着你的治疗方案吗？它是要求你每几周见一次治疗师还是一共只有8次治疗的限制？前两周之后，如果效果没有预想的好你会停止治疗吗？对于不同的治疗方案，多数情况都会反响良好，病情出现平稳改善。但如果没有改善，你当然会问为什么。有些情况需要数月甚至数年才好转；认为3～4周的训练已经足够长的想法并不总是合理的。也许治疗的效果没有那么好的原因是因为治疗时间还不够。

世界上没有灵丹妙药。为了好起来，你必须要做些什么。在选择手术之前，和你的医生商量并且要扪心自问是否真的遵循了医生和治疗师的建议。这只有你知道答案。

交流和信任

你和医生之间的交流相当关键，这直接决定了能否做出恰当的诊断和治疗方案，并且能够帮助你决定是否需要进行手术。一个治疗方案制定之后，你必须要最后决定是否按其执行。决定是你自己的，因此你必须要了解情况以便正确决策。对图12.1中问题的回答有助于你做出决策。这些问题能够帮助你评估手术的风险和潜在并发症以及手术的好处。另外，你也将能对手术效果产生切实的预期。有些问题严重的患者，如肌力明显减退的情况已长达数月甚至数年，仍然期待手术能够使其恢复如初。一般情况下，手术仅仅只是阻止病程继续发展，减轻相关疼痛。如果有些患者知道手术并不能逆转其所有问题的话，他们可能就不再选择手术，但另一些患者或许并未意识到他们病情的严重程度。所以，交流是关键。

1. 造成我疼痛、麻木或肌力减弱的原因是什么？
2. 在我的现病史、体格检查和实验室测试中的哪些结果支持这个诊断？
3. 你的治疗建议是什么，手术、药物或是其他？
4. 每一种治疗方法的益处和风险有哪些？
5. 你认为解决这个问题最好的手术方法是什么？
6. 每一种方法和技术的风险和并发症是什么？
7. 这种方法和其他方法相比，它的优势在哪里？
8. 我应该期待疼痛减轻或改善到什么程度？
9. 我们是否应该尝试替代疗法，例如注射或是物理治疗？
10. 等待或推迟手术的风险是什么？手术很紧急吗，如果这样的话原因又是什么呢？
11. 如果是你自己背部出现问题，你还会咨询谁以获得其他的建议？
12. 在我能够行走、驾车、重返工作岗位、玩高尔夫等之前这将需要多久？
13. 像这样的手术你做过几次？
14. 在手术前、中、后，什么样的医生团队会为我做出评估？
15. 术后的护理计划是什么？
16. 还可以做什么样的替代手术？

图12.1　要询问你的外科医生的问题

在建议患者进行手术之前，医生需要考虑很多因素。首先，应该考虑哪些问题不是由脊柱所引起的。例如，由于神经疾病如多发性硬化而带来的日益严重的麻木感和肌力下降就必须同脊柱病变产生的麻木和肌力下降区分开来。外科医生是手术前进行这种区分的最后决策者。

第二，医生必须要量化你的个人风险因素并且确定它们将如何影响手术结果。糖尿病或者严重的心脏、肾脏、肺部疾病都会影响手术的预后。

第三，医生应该意识到可能影响你术后护理的所有心理或社会问题。你是否独自一人生活？是否有孩子？你必须要走三层楼梯吗？你的家庭成员里最近发生过死亡吗？

最后，医生需要了解你所服用的药物。如果你在服用阿片类药物，如氢可酮、羟考酮、扑热息痛或二氢吗啡酮，一定要告诉你的医生。也别忘了其他的药物，包括酒精。戒酒（谵妄）会导致混乱和好斗行为，并且在术后可能会有生命危险。药物依赖会对神经末梢的疼痛极度敏感。另外，大量吗啡暴露也会增加疼痛抵抗力。医生必须要了解你的身体在哪些物质暴露过。如果药物依赖确实是一个问题，适当的戒毒计划可能会比脊柱手术的效果更好。有时，只有在戒毒计划完成之后，脊柱手术才能完全起效。药物依赖是导致手术失败的常见因素。

手术计划和预期

外科医生必须要能够用非专业术语解释手术方案并且要能够说出选择该方案的原因。该解释不仅要让患者了解手术、同意手术，并且也向患者灌输其最终康复的信心。如果不能解释手术方案，说明医生可能不了解该方案，甚至根本没有具体方案。只有方案明晰时，才能得到最佳的手术效果。诊断性检查要能明确指出疾病的病理变化。做手术时，外科医生的经验能够帮助他/她把风险降到最低。医生应该熟练掌握多种类型的手术而不只是简单的几种。为此，你可能想要征求更多的意见。

如果手术顺利，你会感觉到脊柱疼痛或功能障碍的程度下降。你应将术后预期与不做手术的预期进行对比。如果手术有70%的把握能使你症状缓解，而只有5%的可能使症状加剧的话，你就可以对是否进行手术做出满意的决定。你应该问医生对手术的预期，询问他/她对预后情况的把握，以及最可能出现的手术结果。外科医生可能并不知道确切的结果，但是一名经验丰富的医生能够对你的问题提供一个合理准确的答案。

很多因素构成了外科医生的知识体系：

- 对有类似情况患者的手术经验
- 亲自做这类手术的结果和技术

● 做过这种手术的其他医生的统计数字和预期

慎重考虑各种统计数字。有很多统计数字，而且有很多糟糕的统计数字。根据你从医生处获得的所有信息谨慎做出决定。尤其要谨慎对待从网络上获得的信息。核实网络信息的真实性很困难，但也不是不可能的。要从你的外科医生那里获取尽量多的信息，并且要考虑获得一个好的第二建议。

内科医生和患者之间必须要彼此信任，当然外科医生和患者也要如此。你应该相信，你的医生不会置你于不顾。术后，医生也将会尽其所能帮你康复，依照你的病情，医生会为你提供最好的治疗。你必须要相信，医生会执行一套连续的方案来帮助你康复。即使拥有最佳的手术方案、最美好的愿望、最完善的术后随访，并发症和不好的结果也有可能发生。你的医生应该有应对这些问题的措施。时刻牢记，你对外科医生的信任至关重要。

要多问“如果……怎么办”的问题。如果我仍然存在症状怎么办？如果一年后症状复发怎么办？如果出现并发症怎么办？医患关系中，沟通是最关键的部分。沟通是两方面的。你必须要尽可能详尽的告诉医生所有造成你发病的原因和症状，告诉医生你对手术的感觉，例如恐惧。而医生也必须要告诉患者他/她对手术的理解，要明确说明他/她将在你的治疗过程中担任怎样的角色。

你的外科医生需要确保你已经了解了出现问题部位的解剖结构、手术所要采用的方法以及用于治好你的疾病所需的技术。

脊柱解剖

你的外科医生应该确保你对脊柱解剖结构有一个基本的把握，这样你才能够理解他/她对手术过程的描述。为了理解脊柱医生所说的话，你应该熟悉脊柱的解剖。你应该知道医生所用的术语，例如椎板切除术和神经根疾病。

脊柱就像一个大房子。感受一下你颈部后方到腰部的骨骼。这些骨骼称为棘突，它们就像房子的尖顶。棘突和椎板相接，位于脊柱的屋顶部。椎板切除术就是要移除椎板即屋顶的手术。椎板切除术只切除椎板的部分。脊柱并不是一块固定不动的骨头，它是一个可以活动的结构。每一节椎骨的椎板间都有韧带相连。填充于椎板之间，构成椎管后壁的最常见的韧带叫黄韧带。这个大房子的墙壁由柱子构成，即椎弓根。而窗户椎间孔是神经穿出脊髓抵达手臂或腿的通道。连接相邻两椎体的关节称为小关节。可以把脊柱看作是连续多个关节的集合体。椎体计数为：颈椎C1，C2，C3，C4，C5，C6，C7，腰椎L1，L2，L3，L4，L5。两椎体间含有关节、椎间盘和韧带（例如，椎体L4和L5之间就包含L4–L5关节、L4–L5椎间盘以及L4–L5韧带）。房子的地板由椎体构成，椎体上连有椎弓根和椎间盘。椎间盘由多层韧带组成，它看起来就像一个编织的篮子。很多层韧带层层叠加，就像是卡车轮胎内部的多层结构。椎间盘将上下两个椎体相连，使椎体间存在一定的活动度。位于椎间盘后方的两个小关节组成一个关节。L4–L5有一个椎间盘和两个小关节。椎体间的关节有自己的神经支配。如果关节发生扭伤或损伤，就会出现疼痛。像其他任何关节一样，它也会肿胀发炎。房子的内部含有椎管。脊髓在颈部，马尾在背部。

如果在椎间盘的层间出现撕裂，其中央致密的黏液层（髓核）膨出，椎间盘突出症就发生了。突出到颈部椎管内的椎间盘碎片非常危险，可能会导致瘫痪。更常见的是椎间盘突出、韧带折皱和关节炎症合并出现，这可以导致严重的椎管狭窄，脊髓或马尾所在空间减小。进一步可能导致缓慢发生或突发的肌力丧失、尿失禁和感觉消失。这一结果使得手术势在必行。

神经穿过房子，从大脑发出，一直走行到脚趾。基于现病史和体格检查，神经能够帮助医生确定问题所在、受累神经以及相应节段的病理变化。

还需要考虑的因素是脊柱运动。脊柱能够前屈、后伸、侧屈和旋转。这些运动会改变脊柱的解剖学关系。有颈背痛的人都知道哪些动作会激惹或加重疼痛。我们就利用这种生物力学的特性进行手法检查，来帮助诊断疼痛或其他症状的病因。当你向前屈曲时，椎管和椎间孔打开，神经拉紧。头部后仰或背部向后运动（后伸）时，椎管变窄，挤压神经，但是神经放松。由于不同的脊柱运动产生不同的生物力学效应，患者出现的症状也不同。医生根据其在脊柱解剖、神经分布和脊柱运动生物力学方面的知识来确定产生某种症状的根源，并设计手术方案解决问题。

手术入路

由于关键技术的进步，脊柱手术在过去20年中得到了极大的发展。你可能会对若干种脊柱手术的入路方法和技术惊叹不已。

手术入路是指医生穿过皮肤到达脊柱的路径。例如，到达椎间盘的手术其入路方式就同要治疗小关节、棘突或椎体疾病的路径不同。三种主要的入路方式有后侧入路、前侧入路和侧方入路。

要让你的医生描述最安全的手术入路方法。你可以选择征求其他意见或找一个熟悉该种入路方法的医生进行手术，因为，并不是所有的医生都接受了相同的训练。

手术技术

每种入路都有一种技术。三种技术为显微镜手术、内窥镜手术和体外循环辅助直视手术。要问清楚你的医生将采用哪种技术。显微技术指医生将透过显微镜到达脊柱。内窥镜手术使用一些可视化的资源，例如将光导纤维置入切口内，医生看着显示器操作手术。穿过椎间孔的手术入路使用内窥镜。使用显微镜的手术可能会选择后侧入路达到椎体壁，或者使用内窥镜从前侧入路穿过胸腔到达脊柱。体外循环辅助直视手术是另外一种技术。要问医生将采用哪种技术。同时，术前的MRI扫描或CAT扫描能帮助医生定位病变，例如是突出的椎间盘还是肿瘤抑或是动脉瘤。

一种全新的激动人心的手术方法是计算机图像辅助技术。在手术室内，当你处于麻醉状态时，计算机捕捉你实时状态的多个脊柱图像，这使得医生能够确定异常情况。手术器械上带有传感器，当螺钉或探头穿过机体到达异常部位时，传感器能够产生该器械的运动图像。这项技术要求非常高的准确性。

神经监测通常用于向医生发出神经受累及或受损的警告。这一警告说明医生有地方可能出现了错误，从而有助于使神经免受损害。同时，监测神经、移除障碍可有助于医生了解他/她是否已经切除了受损的神经，确认手术成功。神经监测也可以帮助医生判断手术能否使患者完全康复。

术中的神经监测是在手术区域使用电子设备对神经进行监测。这一重要而又复杂的过程要求神经监测技师和外科医生具有丰富的经验和良好的交流。外科医生就或许可以确定手术开始时哪些神经存在异常，术中哪些神经改善或者恶化以及术后神经的情况。在复杂病例中，这一技术通常很有帮助。要询问你是否会用到该技术。

你的手术团队

要问你的外科医生手术团队里都有谁。我们建议，术前所有的外科医生要与内科医生合作，术中与麻醉科医生合作，有必要的话，使用术中神经监测，术后与护士和医生合作。

你的医生有团队吗？这个团队的成员总是固定的吗？随着合作时间的积累，是否建立起完善的沟通方式？这一点和外科医生的经验技术同样重要。

脊柱手术的类型

三种主要类型的手术是减压手术、脊柱固定融合术、活动度保留术如人工椎间盘。

减压手术

当有异常组织压迫神经，产生疼痛、肌力减退、麻木或神经功能障碍，此时可实施减压手术。当有突出的椎间盘压迫神经，就需要进行椎间盘切除手术，以切除压迫神经的那部分椎间盘。如果椎板或“屋顶”压迫神经，就要行椎板切除术移除全部或部分椎板。椎骨关节面切除术是切除压迫神经的那部分关节。减压手术通常用于缓解四肢疼痛，而不是背部疼痛。

脊柱固定融合术

该类手术用于治疗活动所诱发的颈背痛。脊柱融合术为那些减压手术失败的患者带来了曙光。神经瘢痕、关节退行性变、椎体错位、椎体滑脱以及严重的椎间盘炎症反应在关节活动时都可能会导致剧烈疼痛。通过脊柱融合术阻止关节活动，通常能完全解除患者的痛苦。

通常，治疗颈背痛的手术都是通过阻止导致疼痛的关节活动来实现的。如果能够阻止关节活动，那么由于关节活动所导致的严重疼痛就能够得以解除。脊柱融合术在治疗关节疼痛方面非常成功。而要想获得好的长期效果，融合的技术相当关键。

椎间盘负责关节中80%的生物力学动作和活动，小关节负责其余20%的活动。阻止椎间盘移动的最好方法是切除椎间盘，用骨或骨样材料取代，使得骨能够跨过椎间盘从一个椎体生长到另一个椎体。这一过程称为椎间盘融合，即将两椎体融合在一起，椎体之间通过骨联系在一起。

需要专门的技术打开椎间盘和关节来进行融椎。刺激骨骼生长的材料如骨生长蛋白能够通过刺激骨细胞跨过间隔生长来促进融合。使用患者自体骨、骨库中的骨、骨生长蛋白或某些聚合物如PEAK或钛能够促进融合。要使用正确的入路将这些促进融合的物质放入椎间隙，这是该手术的关键步骤。医生应该采用能够安全进入椎间隙而不影响正常结构的入路技术来操作。

脊柱融合术还包括内固定——使用螺钉、接骨板和其他机械材料固定两椎体直至融合完全。移动会影响脊柱融合，因此这些设备可以刚性地或半刚性地抓住脊柱，从而在愈合和骨的生长过程中保护融合。使用螺钉，如椎弓根螺钉可以加快融合速度，使融合更容易成功。但是在患者背部使用螺钉和接骨板仍然有一些争议。有些患者不愿意让硬件插入到他们的脊柱内。有些在脊柱融合后出现问题的人会把并发症归因于背部的螺钉。

患者常常会担心，如果在某一节椎骨进行了融椎，那么还将需要在下一节椎体上再次融椎。请考虑以下这些因素。

• 某一节椎体发生过病变的人都可能比普通人更容易出现下一节椎体的病变。许多患者患有退行性椎间盘病变，这会影响整个脊柱。在整个脊柱都患有退行性病变的患者身上很难证明是椎体融合导致了相邻节段的椎体退化。假设你现在35岁，如果由于脊柱某个关节的疼痛和功能障碍已经严重到使你的主要活动能力受损，而已知到55岁时你可能还需要一次手术，你会选择拥有可以工作的20年，即使以后可能还需要手术吗?

• 对一节椎体进行融合的方法和技术能够影响将来另一节椎体是否需要融合。如果关节融合的位置不良，就将对其相邻节段产生异常的张力。脊柱存在天然的曲度和活动度。腰椎和腰部正常天然的曲度使得人们在举物体过头时能够保持恰当的身体姿势。如果在脊柱生理曲度的节段进行融合，会导致自然曲度消失，造成腰椎后凸畸形。这种情况下，相邻节段会承受巨大的应力，造成相邻节段的椎间盘发生过早退化。因此，脊柱融合技术应该强化合适的腰椎曲度。例如，椎体间融合更适于纠正腰椎生理曲度丧失，为融椎创造合适的姿势。椎弓根螺钉植入能够固定融合位置直至融合愈合。

• 脊柱融合的方法不应该对与融合节段相邻的节段带来直接损伤。因此，外科医生应该避免任何损伤相邻节段关节囊或椎间盘的入路或技术。脊柱重建手术包括活动度保留或人工椎间盘置换。应用同样的原则，入路应该是安全而有效的，不能造成额外伤害。人工椎间盘植入的技术是成功的关键，要让假体完成其本身的使命。

• 假体的力学特征和材料很重要。是聚乙烯的吗?还是金属的?这些材料的生物相容性怎么样?材料的力学测试显示其具有良好性能，足以使假体保持所需的时长吗?你应该相信你的内科医生和外科医生所选用的技术和材料。同你的外科医生尽情讨论这些选择。图12.2列举了一些问题，在你决定进行融合手术或人工椎间盘置换术之前，需要向你的外科医生请教答案。

1. 使用这些技术所做的手术效果怎样?
2. 手术将采用哪种入路方法?外科医生对这种方法的经验如何?
3. 融合术或人工椎间盘置换术将会采用什么材料?
4. 原先脊柱的韧带是什么样的?现在有不稳定现象吗?
5. 手术后，与手术节段相邻的椎间盘会怎样?
6. 就我现在的状况而言（脊柱不稳、疼痛根源、神经根损伤或激惹），有哪些现有的科学证据表明所推荐的手术有效?

图12.2 关于手术融合或人工椎间盘置换术的问题

活动度保留技术

人工椎间盘置换术的最初思路是人工椎间盘将会重新恢复椎间隙的正常活动，保留的活动度将预防相邻节段问题的出现。也就是说，这项技术将能够更好的保护上下两个椎间盘。

近些年来，美国的人工椎间盘置换术已经表现出和脊柱融合术一样的效果，帮助患者更快地恢复活动。正如任何一种医疗手段一样，人工椎间盘置换术有利也有弊。有利的一面是，人工椎间盘可以恢复椎间隙正常的活动，保留的活动度可以预防受损椎间盘的上下关节出现问题。在融合术中，融合的椎体原本所应承受的压力会由其上下关节来承担，将来这可能会带来问题。人工关节或许可以预防这种情况的发生。

不利的一面是，确定具体每一名患者的正常活动度是很难的。术后，患者的身体可能会建立这个参数。针对这一技术，大家存在的疑问是，是否人工关节真的能够预防相邻关节的问题。一些患者会发展成进行性多水平椎间盘退行性病变，该疾病不能进行手术治疗。最后，一个成功的人工椎间盘置换术要求其相连的两个关节不能有滑脱、不稳或位置异常。位置异常或滑脱会导致假体中的金属和塑料成分过度磨损和撕裂，造成被融合的两节椎体间更大程度的错位、脊椎滑脱或位置异常。

这是为你准备的手术吗?

决定是否进行手术相当关键，你需要根据从外科医生那里获得的所有信息做决定。令人信服的理由或许支持执行手术的决定，不过可能你会希望首先尝试其他治疗。如果其他治疗失败，症状一直存在，那么手术可能是唯一的替代方法。一般手术适应症、相对手术适应症是指那些没有必要进行手术，但是你可能会选择手术以维持你原本的生活方式的情况。要考虑手术的益处是否超过风险。

要做出手术的决定，你必须同你的医生、外科医生或神经—矫形外科医生交流。通过病史、检查和测试（HELP），你必须要了解导致现有症状的确切病因。比较医生开出的药物处方和手术方案。病因决定了你的问题的紧迫性。如果等待太久，也可能出现不好的后果。

如果医生建议手术，则要评估下外科医生的经验和能力。咨询相关问题并仔细考虑医生的回答。和你的外科医生一起，选择合适的技术和入路，使成功的可能性达到最大，而把并发症的可能性降到最小。医疗团队在术前和术后的处理非常重要。信任你的医生是最基本的要素。当你需要的时候，他/她会在吗?

手术的艺术不仅仅是开刀。通过认真评估病情，同患者交流，才能知道何时手术而何时可以等待。

索 引

注：页码后的英文斜体字 f 或 t 分别表示这一页上附有图或表。

A

B

D

F

J

K

L

M

N

O

P

R

S

T

U

V

W

X

Y

Z

作者简介

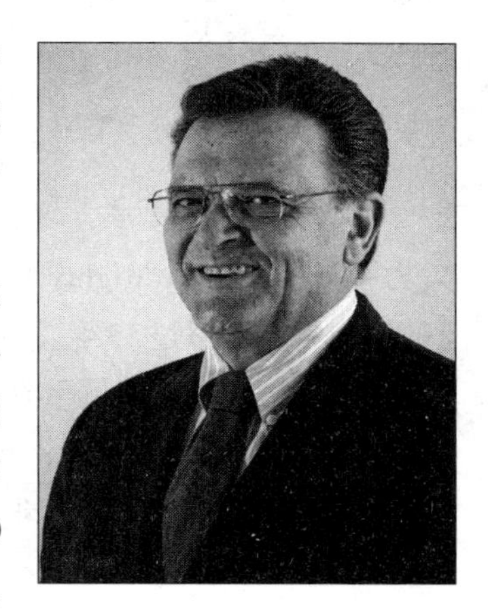

文森特·福坦纳斯（Vincent Fortanasce），医学博士，是南加利福尼亚大学神经和物理治疗学院临床神经学副教授。作为北美最优秀的医学专家之一，他曾经为很多名人治疗过，如教皇约翰·保罗（John Paul）二世、美国职业棒球大联盟名人堂成员汤米·拉索达（Tommy Lasorda）等。在将近40年里，作为闻名世界的神经学家、神经-矫形外科专家以及康复专家，福坦纳斯医生也为奥运选手和职业运动员提供治疗。作为医学专家，他出现在了众多节目中，如60分钟（60 Minutes），今日秀（The Today show），菲尔博士（Dr. Phil），日界线（Dateline），美国有线电视新闻网的保拉时刻（CNN’s Paula Zahn Now），克里斯·马修斯与硬球（Hard Ball with Chris Mathews），XM 卫星广播，以及许多的国家和地方电视广播节目中。福坦纳斯是南加州大学瑞秋洛斯阿米哥斯（USC Rancho Los Amigos）医院神经-矫形外科主任，同时也是圣文森特（St. Vincent）医学中心脊椎治疗中心和卡萨科利纳（Casa Colina）医院的神经科顾问。《纽约时报》（New York Times）、《体育画报》（Sports Illustrated）、《今日美国》（USA Today）、《美国新闻与世界报道》（U.S. News &World Report）、《时代周刊》（Time）等杂志及许多著名的出版商都曾报道过他的事迹。他也主持了他自己的辛迪加广播节目：圣约瑟夫的广播礼物（St. Joseph’s Radio Presents）。

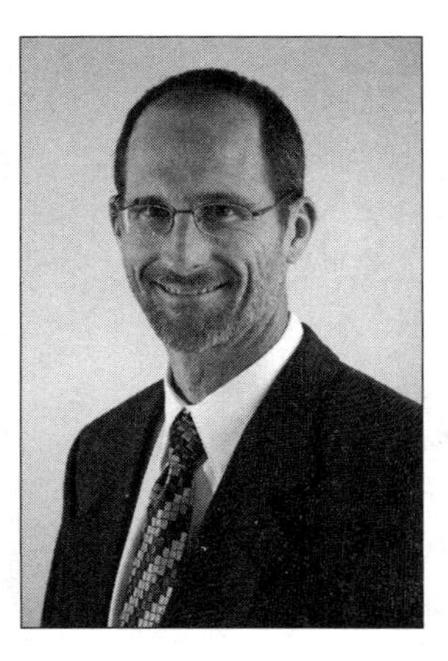

大卫·葛金（David Gutkind），物理治疗博士，是一名物理治疗师和一名临床矫形外科专家。在他的职业生涯中，他擅长用人体工效学的手段纠正脊柱骨骼肌肉损伤的病因和预防疾病。他在大学中教授人类工效学，为公司职员提供以脊柱保护和损伤预防为主题的现场培训，为个人和团体开办了数百节关于举起和人体力学技术的训练课。葛金居住在南加利福尼亚，将继续使用人体工效学的技术为患者进行矫形物理治疗。

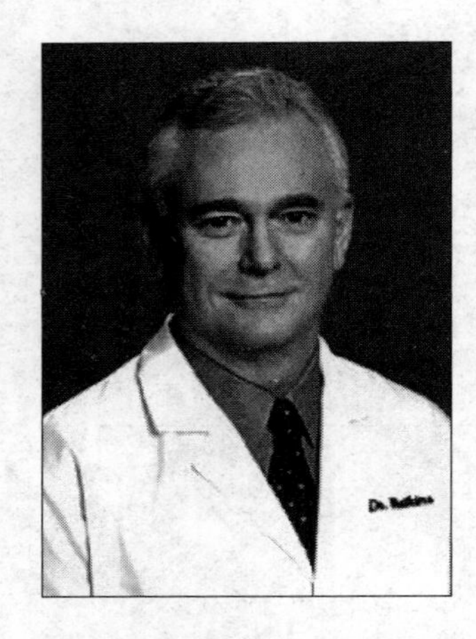

罗伯特·沃特金斯（Robert Watkins），医学博士，是一名脊柱外科医生，加利福尼亚州玛丽安德尔湾玛丽娜医院玛丽娜脊柱治疗中心（Marina Spine Center，Marina Hospital，Marina del Rey）主任。他是南加州大学脊柱手术室的前任主任。从创新的脊柱手术到运动相关损伤的治疗，他都擅长。在他的职业生涯中，他为全美的大学生运动员、职业运动员和奥运会选手都做治疗。他为洛杉矶道奇队（Los Angeles Dodgers）、洛杉矶国王队（Los Angeles Kings）、洛杉矶天使队（Los Angeles Angels）、洛杉矶湖人队（Los Angeles Lakers）、安那罕大力鸭（Anaheim Mighty Ducks）以及美国职业高尔夫球协会锦标赛的高尔夫队员们做脊柱顾问超过25年。在脊柱手术和职业运动员术后康复方面他具有丰富的经验，使得大多数运动员重新返回巅峰状态。作为一名外科医生，30年间他已经参与了超过11000例脊柱手术，现在他一年要完成将近250例手术。同时，他也发展了广泛的核心协调方法，作为非手术治疗的康复方案。

主译简介

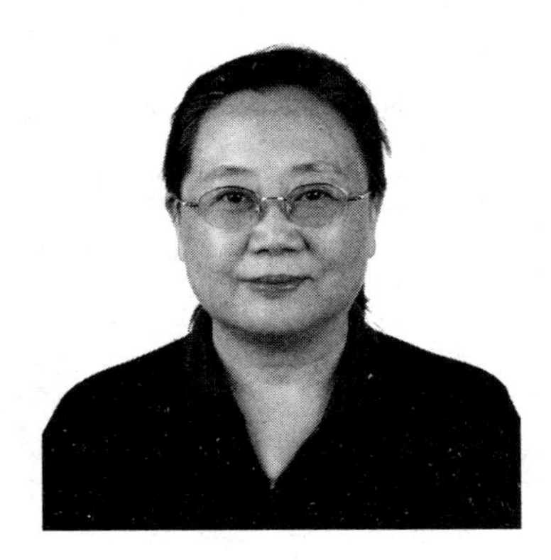

王正珍，北京体育大学运动康复系教授，博士生导师。现任北京体育大学学术期刊部主任、《北京体育大学学报》副主编、中国高校体育科技期刊专业委员会副主任委员、北京健康教育协会科学健身专业委员会主任委员、北京康复医学会理事、中华医学会运动医疗专业委员会委员、中国体育科学学会运动医学分会常委等职。

王正珍的主要研究方向是大众健身理论与应用、慢性疾病运动干预。1983年毕业于原山东医学院临床医疗系，后在北京体育大学获硕士及博士学位。1995年和2002年分别在美国和澳大利亚做访问学者。从事医学教学、运动医学教学、科研工作30余年。先后主持和参加多项国家级和多项省部级课题。10多年来，主要从事科学健身方面研究，是科技支撑计划“十五”课题、“十一五”课题的主要研究者，是“十二五”课题的负责人之一，是我国科学健身研究领域的主要学术带头人。研究成果获中国体育科学学会一等奖。在国内外学术期刊发表论文60余篇，主编学术专著《糖尿病前期人群运动处方研究与应用》《高血压病人群运动指南》两部，主译《ACSM运动测试及运动处方指南》（第八版、第九版）、《运动损伤预防——国际奥委会医学手册》两部，编写、翻译各类教材180余万字，是全国体育院校通用教材《运动医学》副主编。北京体育大学精品课程《运动营养学》和《运动处方》负责人，承担《运动处方》和《慢性疾病运动干预》等课程的本科、硕士研究生和博士研究生的教学工作。

版权声明

书名：End back and neck pain

作者：Vincent Fortanasce，David Gutkind，Robert G. Watkins，III

图字：01—2013—2837

本书中文版由美国Human Kinetics出版公司授权出版